実用
再生医療新法

「再生医療等の安全性の確保等に関する法律」等の
一覧と解説

日本再生医療学会 監修
岡田 潔 編集

医歯薬出版株式会社

CONTENTS

序文 1

再生医療等の安全性の確保等に
関する法律イラストガイダンス 3

凡例 15

再生医療等の安全性の確保等に関する法律 17
※法律/政令/省令/様式/通知様式の詳細目次は下段を参照ください.

　総則 18
　再生医療等の提供 27
　認定再生医療等委員会 100
　特定細胞加工物の製造 149
　雑則 249
　罰則 256
　経過措置 260

法律

条	頁
第 1 条	18
第 2 条	18, 20, 21
第 3 条	27
第 4 条	48
第 5 条	63
第 6 条	68
第 7 条	70
第 8 条	70
第 9 条	70
第 10 条	71
第 11 条	73
第 12 条	73
第 13 条	73
第 14 条	74
第 15 条	76
第 16 条	76
第 17 条	78
第 18 条	82
第 19 条	85
第 20 条	85
第 21 条	89
第 22 条	92
第 23 条	92
第 24 条	92
第 25 条	97
第 26 条	100
第 27 条	120
第 28 条	129
第 29 条	135
第 30 条	135
第 31 条	137
第 32 条	138
第 33 条	138
第 34 条	139
第 35 条	149
第 36 条	159
第 37 条	161
第 38 条	169
第 39 条	173
第 40 条	190
第 41 条	196
第 42 条	198
第 43 条	205
第 44 条	206
第 45 条	232
第 46 条	233
第 47 条	234
第 48 条	237
第 49 条	237
第 50 条	239
第 51 条	242
第 52 条	242
第 53 条	243
第 54 条	248
第 55 条	249
第 56 条	249
第 57 条	251
第 58 条	255
第 59 条	256
第 60 条	256
第 61 条	257
第 62 条	257
第 63 条	258
第 64 条	258
法律附則第 1 条	259
法律附則第 3 条	260
法律附則第 4 条	260
法律附則第 5 条	261

政令

条	頁
第 1 条	19
第 2 条	72
第 3 条	158
第 4 条	159
第 5 条	173
第 6 条	238
第 7 条	251
第 8 条	251

省令

条	頁
第 1 条	22
第 2 条	23
第 3 条	24
第 4 条	27
第 5 条	28
第 6 条	29
第 7 条	29, 30, 32, 34, 36
第 8 条	37
第 9 条	38
第 10 条	38
第 11 条	39
第 12 条	40
第 13 条	40
第 14 条	41
第 15 条	41
第 16 条	42
第 17 条	43
第 18 条	44
第 19 条	44
第 20 条	45
第 21 条	45
第 22 条	46
第 23 条	46
第 24 条	46
第 25 条	47
第 26 条	48
第 27 条	49
第 28 条	63
第 29 条	65
第 30 条	66
第 31 条	68
第 32 条	74
第 33 条	75
第 34 条	77
第 35 条	79
第 36 条	82
第 37 条	85
第 38 条	89
第 39 条	98
第 40 条	98
第 41 条	99

チェックリスト……263
- 詳説版提供基準チェックリスト……264
- 提供計画添付文書簡易チェックリスト……271
- 再生医療等提供基準チェックリスト……275
- 再生医療等提供基準チェックリスト補足資料……285

再生医療等臨床研究における健康被害補償に関するガイドライン……319

特定細胞加工物製造に関する文書雛形……331

		様式		通知様式	
第42条	102	第84条	176	様式第一	53	別紙様式第一	80
第43条	106	第85条	190	様式第二	64	別紙様式第二	83
第44条	111	第86条	196	様式第三	67	別紙様式第三	87
第45条	113	第87条	196	様式第四	69	別紙様式第四	90
第46条	114	第88条	198	様式第五	107	別紙様式第五	103
第47条	115	第89条	198, 201, 203	様式第六	119	別紙様式第六	145
第48条	116			様式第七	121	別紙様式第七	229
第49条	117	第90条	205	様式第八	124	別紙様式第八	235
第50条	118	第91条	206	様式第九	126		
第51条	120	第92条	207	様式第十	128		
第52条	122	第93条	208	様式第十一	130		
第53条	123	第94条	208	様式第十二	132		
第54条	123	第95条	209	様式第十三	136		
第55条	125	第96条	210	様式第十四	154		
第56条	127	第97条	211	様式第十五	160		
第57条	129	第98条	214	様式第十六	163		
第58条	131	第99条	214, 216	様式第十七	164		
第59条	135	第100条	219	様式第十八	165		
第60条	137	第101条	222	様式第十九	167		
第61条	139	第102条	223	様式第二十	171		
第62条	139	第103条	224	様式第二十一	174		
第63条	140	第104条	225	様式第二十二	177		
第64条	142	第105条	226	様式第二十三	182		
第65条	143	第106条	227	様式第二十四	183		
第66条	144	第107条	228	様式第二十五	185		
第67条	144	第108条	228	様式第二十六	188		
第68条	146	第109条	230	様式第二十七	192		
第69条	147	第110条	231	様式第二十八	197		
第70条	147	第111条	232	様式第二十九	199		
第71条	148	第112条	233	様式第三十	95		
第72条	150	第113条	93	様式第三十一	241		
第73条	159	第114条	97	様式第三十二	244		
第74条	161	第115条	240	様式第三十三	246		
第75条	161	第116条	243				
第76条	162	第117条	245				
第77条	162	第118条	249				
第78条	166	第119条	253				
第79条	166	第120条	253				
第80条	169	第121条	254				
第81条	170	第122条	254				
第82条	173	第123条	254				
第83条	176	第124条	255				

序文
Introduction

　平成26年11月25日より施行された「再生医療等の安全性の確保等に関する法律」（平成25年法律第85号）は，日本の医療においてその提供計画の段階から国への届出を義務付けるある意味革新的な法律であり，新たに細胞培養加工業という業種を想定し，再生医療を国家単位で推進して行こうとする姿勢が感じられるものとなっている．しかし，法律では届出以外にも様々な義務が課せられており，再生医療等の提供に係る医療関係者や業者にとっては，その適切な実施において注意するべき点が多々見受けられる．また，本法に関しては，短期間の間に，同法施行令，同法施行規則並びに関連通知が発出，施行されており，再生医療等の実施を志す方々にとっては，その内容を全て把握することが困難となっており，これらの法令を体系的に解説する出版物を期待する声が大きくなってきた．これらの背景を受けて，著者らは，一般社団法人日本再生医療学会の監修の下，法令等の専門家の助力を得ながら，本書を作成，出版するに至った．本書は法令並びに関連通知，学会が発表するガイドラインや雛形を体系的に取りまとめ，その条文等に著者らによる解説を加えた内容となっている．これらの内容は，時代と科学の進歩に伴って見直されるべきものであり，あくまでこの本が出版される段階における内容と解説と考えていただきたい．また，著者らは主に医学の専門家であり，本書も再生医療を実施する者としての観点からその解説や注意点が記述されている．よって，本法の各条文の意義や法解釈は，それらの専門家に委ねたいと思う．

「再生医療等の安全性の確保等に関する法律」について
1．再生医療への期待の向上と国の動き
　再生医療は，細胞を用いて疾病や外傷によって失われた臓器や身体の構造や機能を再建，代替することを目的とする医療であり，これにがん等の疾病の治療を目的として細胞を用いる細胞治療を含めて，平成28年現在の法律用語では再生医療等と呼ばれている（よって以下「再生医療等」と呼ぶ）．この再生医療等に対する期待の高まりと，国としての在り方について議論しようとする気運は，おそらくヒト幹細胞を用いる臨床研究に関しての議論（厚生科学審議会科学技術部会ヒト幹細胞を用いた臨床研究の在り方に関する専門委員会）が始まった平成14年頃にはその端緒を求めることができるのではないかと考えられる．さらに，平成18〜19年に京都大学の山中伸弥教授によるiPS細胞の発見を受けて，その期待は一般国民にも広がるようになり，厚生労働省ではこれらの気運の高まりを受け，平成21年4月には再生医療等における制度的枠組みに関する検討会が開始された．平成

21年度，平成22年度にそれぞれ一定の取りまとめが行われ，再生医療等推進のための国家的枠組みと基本的考え方に関する提言が示されたが，再生医療等に関してその安易な実施への危惧を抱かせる事例が発生したことも受けて，より具体的な枠組みを求める声が大きくなっていった．以上の背景を踏まえて，平成24年9月には再生医療の安全性確保と推進に関する専門委員会が厚生労働省厚生科学審議会科学技術部会の下に設置され，再生医療等に関する具体的な国としての枠組みの検討が開始されることとなった．

2．再生医療等安全性確保法の成立と施行

　上述の専門委員会での検討が始まった翌10月には京都大学山中伸弥教授がノーベル生理学・医学賞を受賞され，国民の再生医療への期待はさらに上昇し，同時にこれまで以上に適切な再生医療の推進が望まれることとなった．平成25年に日本経済再生に向けた緊急経済対策（平成25年1月11日閣議決定）の中で再生医療の安全性を確保しつつ，適切に推進していく枠組みを作ることが明言され，前述の専門委員会では，この枠組みに関して，具体的に検討が重ねられた．これら専門委員会の検討を踏まえて，この枠組みに関する法案を平成25年国会中に提出するようにとの総理の指示があったことも受けて，平成25年5月の通常国会に「再生医療等の安全性の確保等に関する法律案」が提出されるに至った．残された審議期間の関係から，審議自体は，同年の臨時国会に持ち越されたが，結果として平成25年11月27日，「再生医療等の安全性の確保等に関する法律」（再生医療等安全性確保法）の公布となった．同法の公布を受けて，各地方厚生局にはこの法律の窓口となる専門官が翌年より配置され，1年間の周知期間を以て平成26年11月25日より同法は施行となった．この間，アカデミア側でも，同法に対応した動きがみられ，一般社団法人日本再生医療学会では，周知を促すためのセミナーの開催や，健康被害の補償への対応のためのガイドラインの検討などを並行して実施した．同法は平成27年11月24日までを移行期間と定めており，移行期間以後は，同法の施行以前から実施していた再生医療に関しても，新たに新法下での届出が必要となるため，医療界でも同法への対応が広く求められることとなった．同法では，再生医療等を第一〜三種に区別し，それに応じた届出の手順を求めている．また，届出には（特定）認定再生医療等委員会と呼ばれる委員会の意見を受けることが必要で，この委員会の設置に関しても国の認定を受ける必要があり，再生医療等の提供には，多くの労力と様々な注意が必要であることが明らかとなってきた．本書の以下の章では，これらの詳細について，項目ごとに法律，政令（同法施行令），省令（同法施行規則），通知，Q&Aをまとめ，解説を行っていく．

再生医療等の安全性の確保等に関する法律
イラストガイダンス

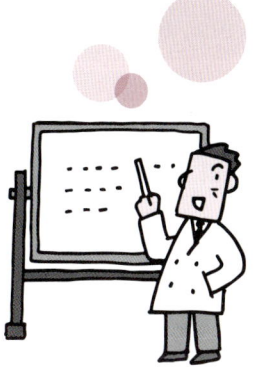

注：本ガイダンスは法律の理解の助けになるよう法律から特に特徴的な事項を抜粋している．ただし，法律の全体を網羅するものではないので，詳細は次項以降の本文，解説を適切に参照していただきたい．

1. 再生医療等の安全性の確保等に関する法律

趣旨
再生医療等の迅速かつ安全な提供等を図るため，再生医療等を提供しようとする者が講ずべき措置を明らかにするとともに，特定細胞加工物の製造の許可等の制度等を定める．

1．再生医療等の分類
再生医療等について，人の生命及び健康に与える影響の程度に応じ，「第1種再生医療等」「第2種再生医療等」「第3種再生医療等」に3分類して，それぞれ必要な手続を定める．

2．再生医療等の提供に係る手続
- 第1種再生医療等提供計画について，特定認定再生医療等委員会の意見を聴いた上で，厚生労働大臣に提出して実施．一定期間の実施制限期間を設け，その期間内に，厚生労働大臣が厚生科学審議会の意見を聴いて，安全性等について確認．安全性等の基準に適合していないときは，計画の変更を命令．
- 第2種再生医療等提供計画について，特定認定再生医療等委員会の意見を聴いた上で，厚生労働大臣に提出して実施．
- 第3種再生医療等提供計画について，認定再生医療等委員会の意見を聴いた上で，厚生労働大臣に提出して実施．

3．適正な提供のための措置等
- インフォームド・コンセント，個人情報保護のための措置等について定める．
- 疾病等の発生は，厚生労働大臣へ報告．厚生労働大臣は，厚生科学審議会の意見を聴いて，必要な措置をとる．
- 安全性確保等のため必要なときは，改善命令を実施．改善命令違反の場合は再生医療等の提供を制限．保健衛生上の危害の発生拡大防止のため必要なときは，再生医療等の提供の一時停止など応急措置を命令．
- 厚生労働大臣は，定期的に再生医療等の実施状況について把握し，その概要について公表する．

4．特定細胞加工物の製造の許可等
- 特定細胞加工物の製造を許可制（医療機関等の場合には届出）とし，医療機関が特定細胞加工物の製造を委託する場合には，許可等を受けた者又は届出をした者に委託しなければならないこととする．

再生医療等の安全性の確保等の法律は平成26年11月25日より施行された法律で，その趣旨は再生医療等の迅速かつ安全な提供等を図るため，再生医療等を提供しようとする者が講ずべき措置を明らかにするとともに，特定細胞加工物の製造の許可等の制度等を定めることとされている．法律では，再生医療等を人の生命及び健康に与える影響の程度に応じて，3分類し，それぞれの必要な手続きを定めている．提供計画の届出に当たり，第一種，第二種に関しては，特定認定再生医療等委員会と呼ばれる国の認定を受けた委員会，第三種に関しては，第三種のみを取り扱う認定再生医療等委員会と呼ばれる同じく国の認定を受けた委員会の意見を受ける必要がある．その他，患者に対して文書での説明と同意を得ること（インフォームド・コンセント），個人情報保護，疾病等の発生時の報告義務等を定めている．また，厚生労働大臣は本法律に基づき，必要に応じて改善命令を出すことができることとなっている．加えて，特定細胞加工物に関して，医療機関がその製造を外部に委託できる制度ができたことが，本法律の大きな特徴となる．

2. 再生治療等の安全性の確保等に関する法律の枠組み

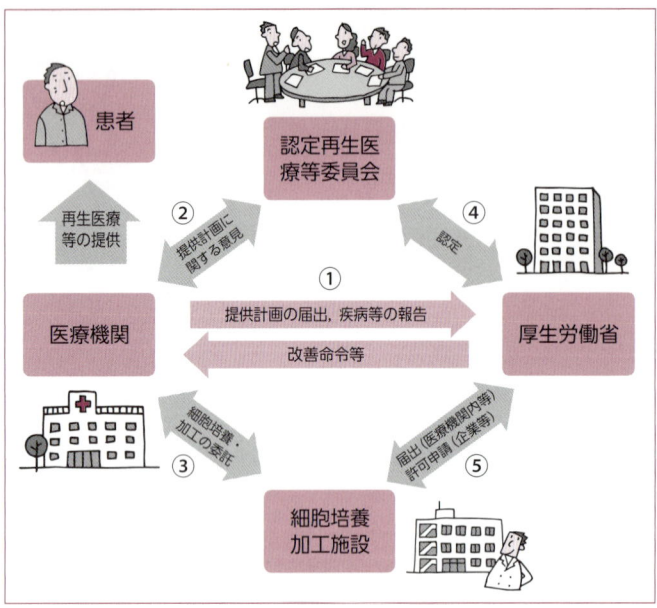

　再生医療等の安全性の確保等に関する法律の枠組みを図示する．再生医療等の提供を実施する機関は，①提供計画を厚生労働省へ届け出て，必要に応じて改善命令等に対応すること，②提供計画に関して，認定再生医療等委員会に意見を求めること，③細胞培養・加工を外部に委託する際には基準を満たした施設に委託することが必要となる．また，④認定委員会は厚生労働省から認定を受ける必要がある事，⑤細胞培養加工施設は医療機関から委託を受ける場合は，あらかじめ届出又は許可申請を行ない，基準を満たすことが求められている．

3. 法律の対象となるもの

次のいずれかを目的とするもの
ア 人の身体の構造又は機能の再建，修復又は形成
イ 人の疾病の治療又は予防

法律の対象*

細胞加工物を用いるもの

「加工」
疾患の治療や組織の修復又は再建を目的として，細胞・組織の人為的な増殖・分化，細胞の株化，細胞の活性化等を目的とした薬剤処理，生物学的特性改変，非細胞成分との組み合わせ又は遺伝子工学的改変等を施すことをいう．なお，組織の分離，組織の細切，細胞の分離，特定細胞の単離（薬剤等による生物学的・化学的な処理により分離するものを除く.），抗生物質による処理，洗浄，ガンマ線等による滅菌，冷凍，解凍等は「加工」とみなさない（ただし，本来の細胞と異なる構造・機能を発揮することを目的として細胞を使用するものについてはこの限りでない.）．

*：以下は対象外．① 治験に該当するもの，② 再生医療等製品のみを医薬品医療機器等法の承認に従い用いるもの，③ 細胞加工物を用いる輸血，④ 造血幹細胞移植，⑤ 生殖補助医療：人の精子又は未受精卵に培養その他の加工を施したものを用いる医療技術．

　法律の対象となるものは，人の身体の構造又は機能の再建，修復又は形成，または，人の疾病の治療又は予防を目的とするもので細胞加工物を用いるものが対象となる．この条件を満たしているが，対象外となるものは，① 治験に該当するもの ② 再生医療等製品のみを医薬品医療機器等法の承認に従い用いるもの ③ 細胞加工物を用いる輸血 ④ 造血幹細胞移植 ⑤ 生殖補助医療：人の精子又は未受精卵に培養その他の加工を施したものを用いる医療技術が挙げられる．また，細胞加工物とみなされる，細胞に対する「加工」の定義は，「疾患の治療や組織の修復又は再建を目的として，細胞・組織の人為的な増殖・分化，細胞の株化，細胞の活性化等を目的とした薬剤処理，生物学的特性改変，非細胞成分との組み合わせ又は遺伝子工学的改変等を施すことをいう．なお，組織の分離，組織の細切，細胞の分離，特定細胞の単離（薬剤等による生物学的・化学的な処理により分離するものを除く.），抗生物質による処理，洗浄，ガンマ線等による滅菌，冷凍，解凍等は「加工」とみなさない（ただし，本来の細胞と異なる構造・機能を発揮することを目的として細胞を使用するものについてはこの限りでない.）．」とされている．

4. 再生医療等の分類イメージ図

第一種
ES細胞，iPS（様）細胞
遺伝子治療，遺伝子導入
異種動物細胞を用いるもの
同種細胞を用いるもの

第二種
幹細胞を利用しており，培養を行うか，相同利用でないもの
幹細胞以外の体細胞を用いており，人の身体の構造又は機能の再建，修復又は形成を目的とするもので，培養を行うか，相同利用でないもの

第三種
第一種，第二種に該当せず，幹細胞もしくは体細胞を用いるもので相同利用のもの

対象外
政令の除外技術を満たすもの

　第一種から第三種までの区別について，平成26年10月31日医政研発1031第一号厚生労働省医政局研究開発振興課長通知の図2に示されるフローチャートに基づいた再生医療等の分類のイメージ図を示す．多能性幹細胞（ES細胞，iPS（様）細胞等）や遺伝子治療，異種，同種細胞を用いるものが概ね第一種となる．第二種は幹細胞を用いるものであれば，培養を行っているものか，培養を行っておらずとも相同利用とみなされないものが該当する．また，幹細胞以外の体細胞を用いる場合は，人の身体の構造又は機能の再建，修復又は形成を目的としている場合には，培養を行っているか，培養を行っておらずとも相同利用とみなされないものが第二種に該当し，人の身体の構造又は機能の再建，修復又は形成を目的としない場合には，相同利用でない場合が第二種に該当する．第三種は，幹細胞の場合は，培養を伴わず相同利用とみなされる技術が該当する．幹細胞以外の体細胞では，人の身体の構造又は機能の再建，修復又は形成を目的としている場合には，培養を伴わない相同利用のものが，人の身体の構造又は機能の再建，修復又は形成を目的としない場合には，培養の有無にかかわらず，相同利用のものが第三種に該当する．なお，ここでいう相同利用とは，採取した細胞が再生医療等を受けるものの対象となる部位の細胞と同様の機能を持つ細胞の投与をいう．例えば，悪性腫瘍の治療目的でリンパ球活性化療法を行う場合は，人の身体の構造又は機能の再建，修復又は形成を目的としている場合に該当しないと考えられることから細胞の培養の有無にかかわらず，相同利用とみなされれば第三種に該当することになるものと考えられる．

5. 第一種・第二種・第三種再生医療等技術のリスク分類

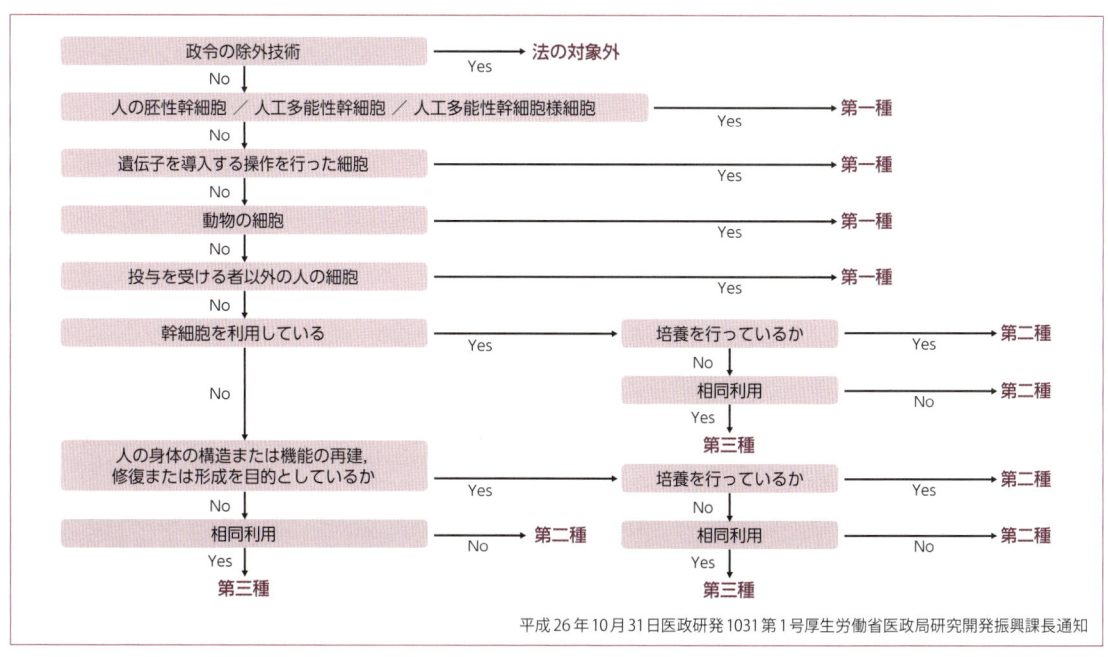

平成26年10月31日医政研発1031第1号厚生労働省医政局研究開発振興課長通知

6. 再生医療等安全性確保法での申請，届出の流れ

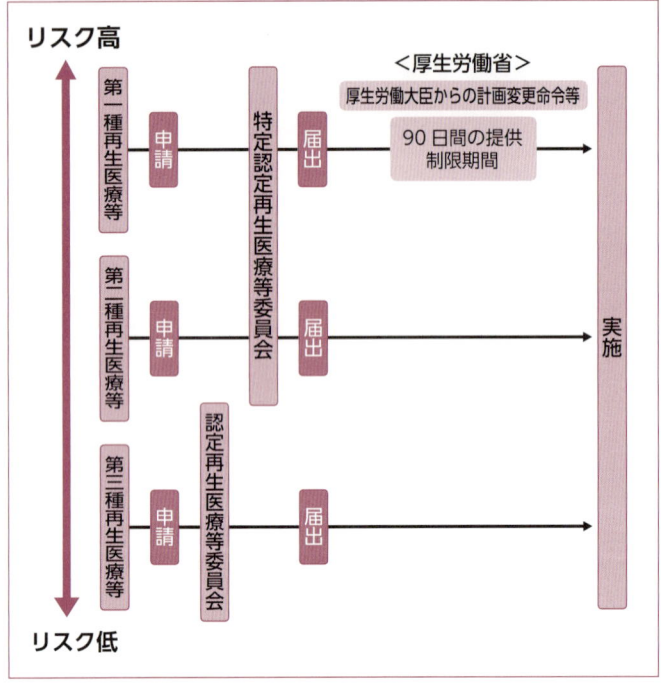

再生医療等安全性確保法下での提供計画の申請，届出の流れについてイメージ図を示す．第二種，第三種再生医療等はそれぞれ特定認定再生医療等委員会と第三種のみを取り扱う認定再生医療等委員会の審査を経て，届出が受理されれば，実施が可能となる．第一種の場合は特定認定再生医療等委員会の審査を経て，届出が受理されてから法令が定める（基本90日）提供制限期間を経過した後に，実施が可能となる．第一種の場合，この提供制限期間の間に，必要に応じて，厚生労働大臣から変更命令等が出されることとなる．

7. 認定再生医療等委員会の設置と意見

☞再生医療等提供計画の届出には認定再生医療等審査委員会の意見が必要．

☞認定再生医療等委員会の設置には条件があり，厚生労働省から認定を受ける必要がある．

☞開設者（法人）が異なる場合，認定再生医療等委員会設置者との間で，「審査等業務に関する契約」が必要となる．

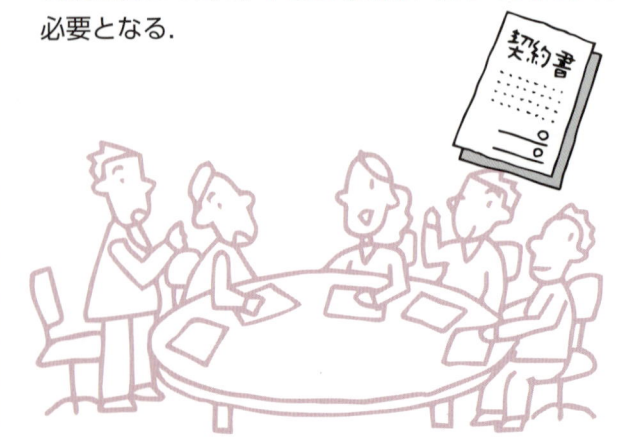

再生医療等提供計画の届出には，あらかじめ認定再生医療等委員会の意見が必要であり，委員会は厚生労働省から認定を受ける必要がある．また，再生医療等提供機関と認定再生医療等委員会の設置者が異なる場合には，審査業務に関する契約を行うことが定められている．

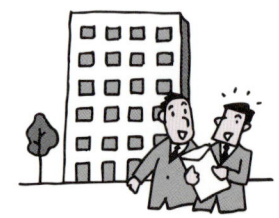

8. 認定再生医療等委員会の要件等

【特定認定再生医療等委員会の要件】
1）委員構成
　① 分子生物学，細胞生物学，遺伝学，臨床薬理学又は病理学の専門家
　② 再生医療等について十分な科学的知見及び医療上の知識を有する者
　③ 臨床医
　④ 細胞培養加工に関する識見を有する者
　⑤ 法律に関する専門家
　⑥ 生命倫理に関する識見を有する者
　⑦ 一般の立場の者
　⑧ 生物統計家その他の臨床研究に関する専門家
2）男性及び女性がそれぞれ二名以上
3）同一の医療機関に所属している者が半数未満
4）特定認定再生医療等委員会の設置者と利害関係を有しない者が含まれている
5）活動の自由及び独立が保障
6）審査業務に必要な規定が定められ，公表されている
7）審査等業務を継続的に実施できる

【認定再生医療等委員会の要件】
1）5名以上であること
2）委員構成
　① 再生医療等について十分な科学的知見及び医療上の知識を有する者を含む2名以上の医学・医療の専門家（所属医療機関が同一でない者が含まれ，少なくとも1名は医師であること）
　② 法律に関する専門家等の人文・社会科学の有識者
　③ 一般の立場の者
3）認定再生医療等委員会の設置者と利害関係を有しない者が含まれていること
4）男女両性で構成されていること

　特定並びに第三種のみを取り扱う認定再生医療等委員会の構成要件を示す．これら二つの委員会では，必要とされる委員の種類や，第三者性への配慮，継続的な運営等に関して基準が異なることがわかる．特定認定再生医療等委員会では，①〜⑧までの委員構成が必須とされ，同一の医療機関に所属している者が半数未満で，委員会の設置者と利害関係を有しない者が含まれていなければならない．また，審査業務に必要な規定の策定と公表が必要で有り，継続的に運営していることが求められている．これに対して，第三種のみを取り扱う認定再生医療等委員会については，5名以上の委員で，①再生医療等について十分な科学的知見及び医療上の知識を有する者を含む2名以上の医学・医療の専門家（所属医療機関が同一でない者が含まれ，少なくとも1名は医師であること），②法律に関する専門家等の人文・社会科学の有識者，③一般の立場の者から構成されていること，委員会の設置者と利害関係を有しない者が含まれていること等が条件となっており，特定認定再生医療等委員会と比較し，その取り扱う技術のリスクが低いことを鑑みた構成要件となっている．

9. 再生医療等提供計画への記載事項（法第4条第1項）

① 病院・診療所の名称及び住所，当該管理者の氏名
② 提供しようとする再生医療等の内容
③ 病院・診療所の人員・構造設備等
④ 再生医療等に用いる細胞の入手の方法，特定細胞加工物の製造・品質管理の方法（委託先の名称，委託の内容）
⑤ 再生医療等技術の安全性の確保等に関する措置
⑥ 細胞提供者，再生医療等（研究として行われる場合）を受ける者に対する健康被害の補償の方法
⑦ 認定再生医療等委員会の名称及び委員の構成
⑧ その他厚生労働省令で定める事項

＊：詳細は，省令第27条第1項，様式第一を参照

　再生医療等提供計画への記載事項を一覧に示す．提供計画には，①病院・診療所の名称及び住所，当該管理者の氏名，②提供しようとする再生医療等の内容，③病院・診療所の人員・構造設備等，④再生医療等に用いる細胞の入手の方法，特定細胞加工物の製造・品質管理の方法（委託先の名称，委託の内容），⑤再生医療等技術の安全性の確保等に関する措置，⑥細胞提供者，再生医療等（研究として行われる場合）を受ける者に対する健康被害の補償の方法，⑦認定再生医療等委員会の名称及び委員の構成，⑧その他厚生労働省令で定める事項を記載することとなっており，これは届出に関する様式第一に記載するべき内容となっている．

10. 再生医療等提供計画への添付書類 (法第4条第3項)

① 認定再生医療等委員会意見書
② 提供する再生医療等の詳細を記した書類
③ 実施責任者及び再生医療等を行う医師又は歯科医師の氏名，所属，役職及び略歴（研究に関する実績がある場合には，当該実績を含む．）を記載した書類
④ 再生医療等に用いる細胞の提供を受ける場合にあっては，細胞提供者又は代諾者に対する説明文書及び同意文書の様式
⑤ 再生医療等を受ける者に対する説明文書及び同意文書の様式
⑥ 再生医療等提供計画に記載された再生医療等と同種又は類似の再生医療等に関する国内外の実施状況を記載した書類
⑦ 特定細胞加工物を用いる場合にあっては，再生医療等提供計画に記載された再生医療等に用いる細胞に関連する研究を記載した書類
⑧ 特定細胞加工物を用いる場合にあっては，特定細胞加工物概要書，第96条に規定する特定細胞加工物標準書，第97条第1項に規定する衛生管理基準書，同条第2項に規定する製造管理基準書及び同条第三項に規定する品質管理基準書
⑨ 再生医療等製品を用いる場合にあっては，当該再生医療等製品の添付文書等（医薬品医療機器等法第65条の3に規定する添付文書等をいう．）
⑩ 再生医療等提供計画に記載された再生医療等の内容をできる限り平易な表現を用いて記載したもの
⑪ 特定細胞加工物の製造を委託する場合にあっては，委託契約書の写しその他これに準ずるもの
⑫ 個人情報取扱実施規程

再生医療等提供計画を届出する際に，添付するべき資料を一覧に示す．①〜⑫に示される項目を示した書類が必要とされる．添付書類の作成には，その分量から相応の労力が必要なことが予測されるが，添付するべきとされる特定細胞加工物概要書，標準書，三種の管理基準書の雛型は日本再生医療学会が公表する雛型が本書にも転載されているので参考にしていただきたい．

11. 再生医療等提供機関の人員及び構造設備，特定細胞加工物の管理法

【人員及び構造設備その他の施設に関する事項（第一種，第二種のみ）】
1）人員
☞再生医療等提供機関は当該第一種再生医療等又は第二種再生医療等の実施に係る実施責任者を置くこと
☞実施責任者は，医師又は歯科医師であって，実施する第一種再生医療等又は第二種再生医療等の対象となる疾患及び関連する分野について，十分な科学的知見並びに医療に関する経験及び知識を有していること．
2）構造設備
救急医療を行うために必要な施設を有していること．（他の医療機関において救急医療を行うために必要な体制を確保しておくことでも可．）

【特定細胞加工物の製造及び品質管理の方法】
特定細胞加工物の製造及び品質管理の方法
・特定細胞加工物概要書（特定細胞加工物の名称，構成細胞，製造方法等を記載）の作成
・特定細胞加工物製造事業者に，法律に従った特定細胞加工物の製造及び品質管理を行わせる義務

第一種又は第二種再生医療等を提供する機関には，必要な人員，構造等が定められている．人員として，実施する再生医療等について十分な科学的知見並びに医療に関する経験及び知識を有した実施責任者を置く必要があり，また，構造設備としては，救急医療を行うための体制を自施設または多施設との協力体制として設ける必要がある．また，特定細胞加工物を用いる際には，第一種，第二種，第三種とも，その品質管理のために，特定細胞加工物概要書を作成し，事業者に製造及び品質管理を行わせる必要がある．

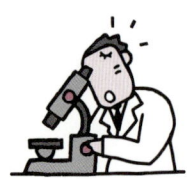

12. 再生医療等に用いる細胞の入手

【医療機関等の要件】
・細胞の適切な採取及び保管に必要な管理と，採取及び保管に関する専門家を有する

【再生医療等に用いる細胞の提供者に関する要件】
・提供者の選定：細胞提供者の健康状態，年齢等を考慮して選定する
・提供者の適格性の確認：既往歴の確認，診察，検査等を行う
・提供者の再検査：可能な範囲で適切な再検査の実施
・文書による同意：定められた事項について文書により適切に説明し，文書で同意
・同意の撤回：培養その他加工が行われるまで撤回の機会を確保

【人の受精胚の提供を受ける場合】
・生殖補助医療に用いる目的で作成された受精胚であって，当面当該目的に用いる予定がないもののうち，提供者による当該ヒト受精胚を滅失させることについての意思が確認できたものであること等

【細胞の無償提供】
・再生医療等に用いられる細胞は，交通費その他実費を除き，無償で提供されること

【細胞の汚染の防止】
・微生物等による汚染を防止すること，適切な検査を行うこと

【手術等で摘出された細胞の利用】
・細胞の採取の目的を優先し，手術等の治療方針を変更してはならない

再生医療等に用いる細胞の入手に関しては，いくつもの要件が定められており，その特徴的な部分を抜粋している．細胞の入手にあたっては，医療機関の要件，提供者に関する要件，人の受精胚の提供を受ける場合，細胞の無償提供，細胞の汚染の防止，手術灯で摘出された細胞の利用等に関して定められており，提供者の選定や同意の撤回に関する事項や入手を優先して本来の治療方針を変更しないこと等，細胞提供者の保護に関する事項には特に注意を払うべきと考えられる．

13. 医師又は歯科医師の責務に関する事項

1）再生医療等を行う医師又は歯科医師の要件
　再生医療等を行うために必要な専門的知識及び十分な臨床経験を有する者であること
2）再生医療等を行うにあたっての責務
　倫理的及び科学的観点から十分検討をすること
3）特定細胞加工物製造に関する指示
　特定細胞加工物概要書に従って製造されるよう指示すること
4）特定細胞加工物の投与の可否の決定
5）環境への配慮
6）再生医療等を受ける者の選定
　病状，年齢，行為能力等への検討（経済的事由等の不適切な事由をもって選定しない）
7）再生医療等を受ける者に対する説明及び同意
8）代諾者の要件
9）安全性に疑義が生じた場合の措置
　当該細胞の安全性に関する疑義が生じた場合に必要な措置をとること
10）疾病等の発生の場合の措置
　速やかに提供機関管理者等に報告し，必要な措置をとること
11）再生医療等の提供終了後の措置
　適当な期間の追跡調査
12）再生医療等の提供を受ける者に対する情報の把握
　疾病等の情報を把握できるよう，あらかじめ適切な措置を講じること
13）補償の措置
　細胞の提供を受ける場合に提供者への補償の措置を講じること
14）個人情報に関する基準
　個人情報の連結可能匿名化
15）教育を受ける義務

再生医療等を提供する医師又は歯科医師の責務を列挙している．安全性に疑義が生じた場合や疾病等の発生の場合の措置，補償や個人情報保護に関する措置等，患者や細胞提供者の保護のみならず，特定細胞加工物の製造に関する指示や環境への配慮，適切な教育・研修を受けることなど，様々な責務があることを認識し，適切な再生医療の提供が行う必要があることに留意するべきと考えられる．

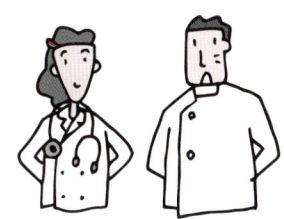

14. 提供機関管理者等の責務

1）資料の保管
　・細胞提供者又は細胞を採取した動物の細胞の一部を一定期間保存
　・細胞加工物の一部を一定期間保管
2）疾病等の発生の場合の指示と報告
　・当該再生医療等の中止その他の必要な措置を講ずるよう指示すること
　・特定細胞加工物事業者等への報告
3）実施状況の確認と指示
　・適正に実施されていることを随時確認し，必要な指示を行うこと
4）補償の措置
　・細胞提供者，または研究として提供を受ける者の補償の措置を講じること
5）個人情報保護に関する基準
　・個人情報保護に関する基準を定めること
6）教育の機会の確保
　・定期的に教育の機会を確保すること
7）苦情および問い合わせへの対応
　・あらかじめ窓口と手順の策定等を行うこと

再生医療等提供機関管理者等の責務について，その代表的なものを抜粋している．実施状況を随時確認し，必要な指示を行えるようにすること，補償の措置を講じておくこと，苦情及び問い合わせへの対応のためあらかじめ窓口と手順を定めておくこと等，管理者の責務となっている項目について提供機関として適切に把握，運用することが求められる．

15. 説明及び同意に関する事項

再生医療等に用いる細胞の提供者に対する説明及び同意
イ：当該細胞の使途
ロ：当該細胞の提供により予期される危険及び不利益
ハ：細胞提供者となることは任意であること．
ニ：同意の撤回に関する事項
ホ：当該細胞の提供をしないこと又は当該細胞の提供に係る同意を撤回することにより不利益な取扱いを受けないこと．
ヘ：当該細胞の提供に係る費用に関する事項
ト：当該細胞の提供による健康被害に対する補償に関する事項
チ：細胞提供者の個人情報の保護に関する事項
リ：当該細胞を用いる再生医療等に係る特許権，著作権その他の財産権又は経済的利益の帰属に関する事項
ヌ：その他当該細胞を用いる再生医療等の内容に応じ必要な事項

再生医療等を受ける者に対する説明及び同意
一：提供される再生医療等の内容
二：当該再生医療等の実施により予期される効果及び危険
三：他の治療法の有無，内容，他の治療法により予期される効果及び危険との比較
四：再生医療等を受けることを拒否することは任意であること．
五：再生医療等を受けることを拒否すること又は同意を撤回することにより不利益な取扱いを受けないこと．
六：同意の撤回に関する事項
七：当該再生医療等の実施による健康被害に対する補償に関する事項（研究として行われる再生医療等に係るものに限る．）
八：再生医療等を受ける者の個人情報の保護に関する事項
九：当該再生医療等の実施に係る費用に関する事項
十：その他当該再生医療等の提供に関し必要な事項

　細胞の提供を受ける場合や再生医療等を提供する場合には，それぞれ文書によって，細胞提供者，再生医療等を受ける者に説明を行う必要がある．その説明事項を列挙しているが，同意説明文書を作成する際にはこれらの項目が満たされるように作成し，説明を受ける者が適切に判断し，同意できる様に配慮する必要があると考えられる．

16. 細胞の培養加工の外部委託

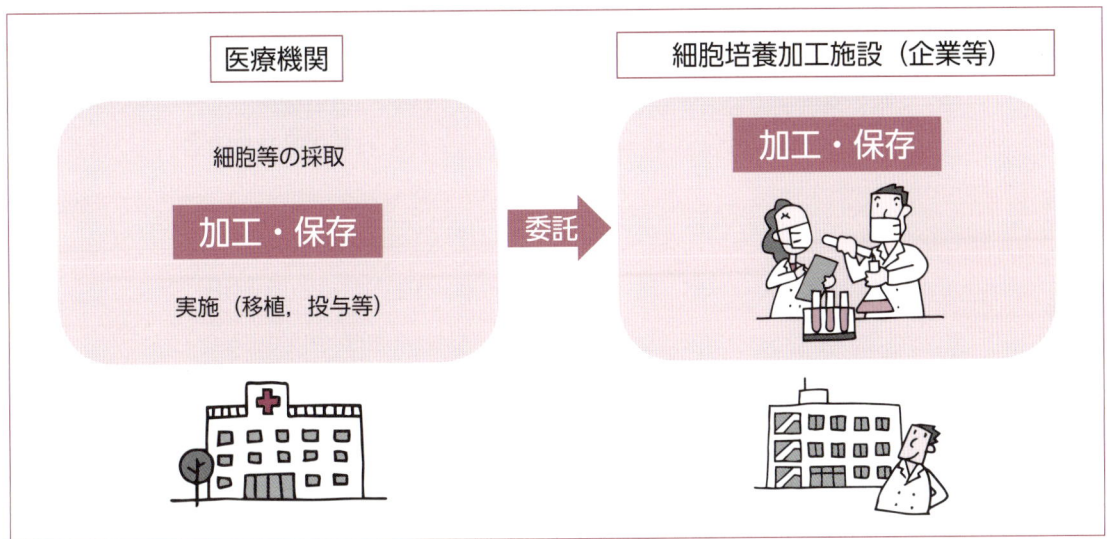

　法律下で認められる細胞の培養加工の外部委託に関してイメージ図を示す．本法の下では，許可，認定を受けた業者，又は届出を受理された業者に対して，細胞等の加工・保存の一部又は全部を委託することが可能となった．

17. 細胞培養加工施設の地方厚生局への届出，許可申請

許可申請の場合

申請書

以下を記載した書類
① 氏名又は名称及び住所並びに法人にあっては，その代表者の氏名
② 細胞培養加工施設の管理者の氏名及び略歴
③ 製造をしようとする特定細胞加工物の種類
④ 細胞培養加工施設の名称及び所在地
⑤ 申請者が法人である場合は，その業務を行う役員の氏名
⑥ 申請者（申請者が法人であるときは，その業務を行う役員を含む）の欠格条項に関する事項
⑦ 申請者の連絡先

添付書類

① 細胞培養加工施設の構造設備に関する書類
② 申請者が法人であるときは，登記事項証明書
③ 製造をしようとする特定細胞加工物の一覧表

届出の場合

申請書

以下を記載した書類
① 氏名又は名称及び住所並びに法人にあっては，その代表者の氏名
② 細胞培養加工施設の管理者の氏名及び略歴
③ 製造をしようとする特定細胞加工物の種類
④ 届出をする者の区分
⑤ 細胞培養加工施設の名称及び所在地
⑥ 届出をする者が法人である場合は，その業務を行う役員の氏名
⑦ 届出をする者（届出をする者が法人であるときは，その業務を行う役員を含む）の欠格条項に関する事項
⑧ 届出をする者の連絡先

添付書類

① 細胞培養加工施設の構造設備に関する書類
② 届出をする者が法人であるときは，登記事項証明書
③ 製造をしようとする特定細胞加工物の一覧表
④ 届出をする者が医薬品医療機器等法第二十三条の二十二第一項の許可（医薬品医療機器等法施行規則第百三十七条の九第一号に規定する区分に該当するものに限る．）を受けている場合にあっては，当該許可証の写し
⑤ 届出をする者が移植に用いる造血幹細胞の適切な提供の推進に関する法律（平成二十四年法律第九十号）第三十条の臍帯血供給事業の許可を受けている場合にあっては，当該許可証の写し

　細胞培養加工施設の届出，許可申請の際に必要とされる書類を一覧に示す．届出の場合と許可申請の場合では記載事項の異なる点があるので，自施設に必要な手続きがどちらかを適切に把握する必要があるものと考えられる．

18. 細胞培養加工で作成するべき文書

届出に必要な書類	基本的に加工物毎に必要 特定細胞加工物概要書 特定細胞加工物標準書	基本的に施設毎に必要 製造管理基準書 品質管理基準書 衛生管理基準書
届出には不要だが各施設が用意しておくべき書類		① 細胞培養加工施設からの特定細胞加工物の提供の管理と取扱の決定に関する手順書 ② 検証又は確認に関する手順書 ③ 品質の照査に関する手順書 ④ 変更の管理に関する手順書 ⑤ 逸脱の管理に関する手順書 ⑥ 品質等に関する情報及び品質不良等の処理に関する手順書 ⑦ 重大事態報告等に関する手順書 ⑧ 自己点検に関する手順書 ⑨ 教育訓練に関する手順書 ⑩ 文書及び記録の管理に関する手順書 ⑪ その他製造管理及び品質管理を適正かつ円滑に実施するために必要な手順

雛形は日本再生医療学会で公表　http://www.asas.or.jp/jsrm/

　細胞培養加工で作成しておくべき文書を一覧に示す．届出には不要とされる①〜⑪の手順書（⑪は通知上も特に例示がないので必要時）に関しても，平成27年8月15日厚生労働省医政局研究開発課事務連絡「再生医療等提供計画等の記載要領の改訂等について」別紙4において，認定再生医療等委員会がチェックすべき項目に含まれることとなったことから，委員会への提出は求められることになるのではと考えられる．

19. 細胞培養加工施設の構造設備に関して

- 資材の混同及び汚染を防止する配置で清掃及び保守が容易であること．
- 手洗設備，更衣を行う場所，その他必要な衛生設備を有すること．
- 原料の受入れ，加工物の保管区域は，製造を行う他の区域から区分すること．
- 作業所：照明及び換気が適切で，不潔な場所から区別し，十分な広さと防塵，防虫，廃水及び廃棄物の処理に要する設備を持つこと．
- 作業室：屋外に直接面する出入口がなく，出入口及び窓は，閉鎖可であること．汚染防止措置を講じた排水設備，天井は，ごみの落ちるおそれがなく，室内のパイプ等の設備は，表面にごみがたまらないこと．
- 作業室又は作業管理区域は温度及び必要であれば湿度を維持管理できること．
- 清浄区域及び無菌区域：天井，壁及び床の表面は，塵埃を発生せず，設備及び器具は，滅菌又は消毒が可能なものであること．排水口等を設置しないこと．
- 動物組織又は微生物を取り扱う区域は，製造を行う他の区域から区別すること．
- 無菌操作を行う区域は，フィルターを通して空気を供し，適切な差圧管理を行うこと．
- 病原性を持つ微生物等を取り扱う区域は，適切な陰圧管理を行うこと．
- 器具の洗浄，消毒及び滅菌のための設備並びに廃液等の処理のための設備を持つこと．
- 微生物汚染を防ぐための空気処理システムを持つこと．
- 配管，バルブ及びベント・フィルターは，容易に清掃又は滅菌ができる構造であること．
- 動物を管理する施設は，他の区域から隔離すること．
- 特定細胞加工物等及び資材を区分した貯蔵施設（恒温装置，温度計を備えたもの）を持つこと．
- 適切な器具を備えた検査試験室を持つこと．

　構造設備に関して，省令第89条を抜粋し，簡略化したものを一覧に示す．語句を簡略化しているため，正確には省令第89条を参考にしていただきたいが，施設内の区域の定義と，それぞれに必要な構造設備は，法令上で定められており，特定細胞加工物の製造においては，これらの項目を満たす様に，設備等を整える必要がある．

20. 特定細胞加工物の製造及び品質管理で遵守するべき事項

① 品質リスクマネジメントの活用の考慮（第92条）
② 製造部門及び品質部門（第93条）
③ 管理者（第94条）
④ 職員（第95条）
⑤ 特定細胞加工物標準書（第96条）
⑥ 手順書（衛生管理基準書，製造管理基準書，品質管理基準書）（第97条）
⑦ 構造設備（第98条）
⑧ 製造管理（第99条）
⑨ 品質管理（第100条）
⑩ 特定細胞加工物の取扱い（第101条）
⑪ 検証・確認（第102条）
⑫ 特定細胞加工物の品質の照査（第103条）
⑬ 変更の管理（第104条）
⑭ 逸脱の管理（第105条）
⑮ 品質等に関する情報及び品質不良等の処理（第106条）
⑯ 重大事態報告（第107条）
⑰ 自己点検（第108条）
⑱ 教育訓練（第109条）
⑲ 文書及び記録の管理（第110条）

　特定細胞加工物の製造及び品質管理で遵守するべき事項について，省令第92条から第110条まで挙げられている項目を列挙している．いずれも重要な項目なので，特定細胞加工物事業者並びに細胞培養加工施設の職員は適切に把握しておく必要がある．⑩〜⑲に関しては，省令第97条で示される手順書の内容に対応している．

21. 日本再生医療学会が主導する「再生医療等臨床研究補償制度」

　再生医療等の安全性の確保等に関する法律（以下「再生医療等安全性確保法」）の定めるところ[※1]により，「再生医療等臨床研究における健康被害補償に関するガイドライン」を策定した．
　本ガイドラインに基づき，主要損害保険会社と連携し，再生医療等安全性確保法施行[※2]にあわせ，日本再生医療学会が主導する「再生医療等臨床研究補償保険制度」を創設することとなった．

※1：再生医療等安全性確保法第3条第2項第4号にて，再生医療等臨床研究に関しては，健康被害の補償の方法に関する事項を定めることが必要となる．
※2：再生医療等安全性確保法施行規則にて，研究対象者（再生医療等に用いる細胞の提供者及び再生医療等を受ける者）に生じた健康被害の補償のため，保険への加入その他必要な措置を講じておく必要がある旨が定められている．

特長1
再生医療等安全性確保法の対象となる臨床研究は原則保険加入可能
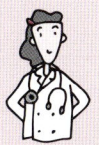

特長2
学会が主導する補償保険制度ならではのリーズナブルな保険料水準
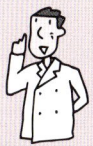

特長3
日本再生医療学会が策定したガイドラインに基づいた，再生医療特有のリスクに対応した必要かつ十分な補償内容
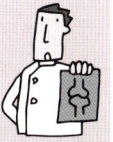

特長4
日本再生医療学会会員以外の方も加入可能
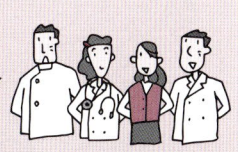

　日本再生医療学会が主導する再生医療等臨床研究補償制度の概要を図に示す．法律下の臨床研究については原則保険加入が出来ることとなっており，本書の後半に転載する補償のガイドラインに基づき，補償金が支払われる制度となっている．

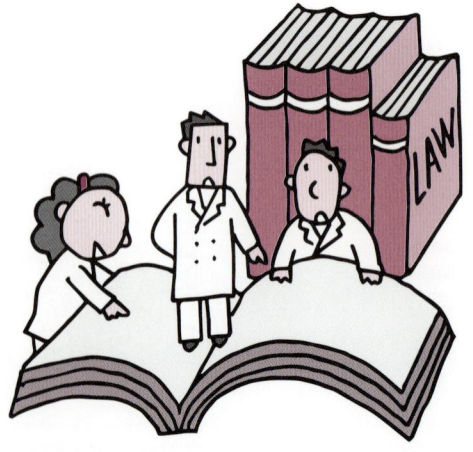

凡 例

本文で使用されている略称については以下に正式名称を記す．

略 称	正式名称
再生医療等安全性確保法	再生医療等の安全性の確保等に関する法律 （平成 25 年法律第 85 号）
再生医療推進法	再生医療を国民が迅速かつ安全に受けられるようにするための施策の総合的な推進に関する法律 （平成 25 年法律第 13 号）
政 令	再生医療等の安全性の確保等に関する法律施行令 （平成 26 年政令第 278 号）
省 令	再生医療等の安全性の確保等に関する法律施行規則 （平成 26 年厚生労働省令第 110 号）
課長通知	「再生医療等の安全性の確保等に関する法律」，「再生医療等の安全性の確保等に関する法律施行令」 及び「再生医療等の安全性の確保等に関する法律施行規則」の取扱いについて （平成 26 年 10 月 31 日医政研発 1031 第 1 号厚生労働省医政局研究開発振興課長通知）
Q & A	再生医療等の安全性の確保等に関する法律等に関するQ&A について （平成 26 年 11 月 21 日事務連絡） 再生医療等の安全性の確保等に関する法律等に関するQ&A（その 2）について （平成 27 年 6 月 18 日事務連絡）

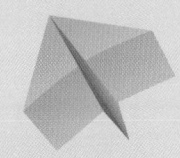

再生医療等の
安全性の確保等に関する法律

総　則

本節では，再生医療等安全性確保法の目的，法令内での用語の定義等を定めている．以後の法律の中で出てくる用語の定義など，難解だが重要な内容が記述されている．一読するだけでは，その定義の意図までを理解することは困難だが，関連する条文が出てきた際に，もう一度用語の定義を確認し，法律の意図を正確に把握するよう努めることが推奨される．

【法律第 1 条】

> 再生医療等安全性確保法は再生医療等の迅速かつ安全な提供及び普及の促進を図り，もって医療の質及び保健衛生の向上に寄与することを目的とすることを定めている．

（目的）
第一条　この法律は，再生医療等に用いられる再生医療等技術の安全性の確保及び生命倫理への配慮（以下「安全性の確保等」という．）に関する措置その他の再生医療等を提供しようとする者が講ずべき措置を明らかにするとともに，特定細胞加工物の製造の許可等の制度を定めること等により，再生医療等の迅速かつ安全な提供及び普及の促進を図り，もって医療の質及び保健衛生の向上に寄与することを目的とする．

解説

法第一条では，まず再生医療等安全性確保法の目的が記載されている．再生医療等安全性確保法は再生医療等の迅速かつ安全な提供及び普及の促進を図り，もって医療の質及び保健衛生の向上に寄与することを目的とすると記載されている．これは，本法の成立前に議員立法として成立した「再生医療を国民が迅速かつ安全に受けられるようにするための施策の総合的な推進に関する法律」（再生医療推進法）を踏まえて，本法が単なる規制法としてではなく，再生医療の発展と推進を目的として成立したことを示しているものと考えられる．

【法律第 2 条第 1 項・第 2 項】

> 本法における「再生医療等」及び「再生医療等技術」の範囲について定めている．

（定義）
第二条　この法律において「再生医療等」とは，再生医療等技術を用いて行われる医療（医薬品，医療機器等の品質，有効性及び安全性の確保等に関する法律（昭和三十五年法律第百四十五号．以下「医薬品医療機器等法」という．）第八十条の二第二項に規定する治験に該当するものを除く．）をいう．
2　この法律において「再生医療等技術」とは，次に掲げる医療に用いられることが目的とされている医療技術であって，細胞加工物を用いるもの（細胞加工物として再生医療等製品（医薬品医療機器等法第二十三条の二十五又は第二十三条の三十七

の承認を受けた再生医療等製品をいう．第四項において同じ．）のみを当該承認の内容に従い用いるものを除く．）のうち，その安全性の確保等に関する措置その他のこの法律で定める措置を講ずることが必要なものとして政令で定めるものをいう．
一　人の身体の構造又は機能の再建，修復又は形成
二　人の疾病の治療又は予防

【政令第1条】

法第2条第2項に規定する再生医療等技術についてより具体的な範囲を定めている．

（再生医療等技術の範囲）
第一条　再生医療等の安全性の確保等に関する法律（以下「法」という．）第二条第二項の政令で定めるものは，同項各号に掲げる医療に用いられることが目的とされている医療技術であって，細胞加工物を用いるもの（細胞加工物として再生医療等製品（医薬品，医療機器等の品質，有効性及び安全性の確保等に関する法律（昭和三十五年法律第百四十五号）第二十三条の二十五又は第二十三条の三十七の承認を受けた再生医療等製品をいう．）のみを当該承認の内容に従い用いるものを除く．）のうち，次に掲げる医療技術以外の医療技術とする．
一　細胞加工物を用いる輸血（その性質を変える操作を加えた血球成分（赤血球，白血球又は血小板をいう．以下この号において同じ．）又は人若しくは動物の細胞から作製された血球成分を用いるもの（第三号に掲げる医療技術を除く．）を除く．）
二　移植に用いる造血幹細胞の適切な提供の推進に関する法律（平成二十四年法律第九十号）第二条第二項に規定する造血幹細胞移植（その性質を変える操作を加えた造血幹細胞又は人若しくは動物の細胞から作製された造血幹細胞を用いるもの（次号に掲げる医療技術を除く．）を除く．）
三　人の精子（精細胞及びその染色体の数が精子の染色体の数に等しい精母細胞を含む．以下この号において同じ．）又は未受精卵（未受精の卵細胞及びその染色体の数が未受精の卵細胞の染色体の数に等しい卵母細胞をいう．以下この号において同じ．）に培養その他の加工を施したものを用いる医療技術（人から採取された人の精子及び未受精卵から樹立された胚性幹細胞[※1]又は当該胚性幹細胞に培養その他の加工を施したものを用いるもの（当該胚性幹細胞から作製された人の精子若しくは未受精卵又は当該精子若しくは未受精卵に培養その他の加工を施したものを用いるものを除く．）を除く．）

※1　「人の胚性幹細胞」（課長通知 p3）
政令第1条第3号関係
　「人の胚性幹細胞」とは，人の受精胚から採取された細胞又は当該細胞の分裂により生ずる細胞であって，胚でないもののうち，多能性を有し，かつ，自己複製能力を維持しているもの又はそれに類する能力を有することが推定されるものをいうものであること．

【法律第2条第3項・第4項】

本法における「細胞」等の定義について定めている．

（定義）
第二条
3　この法律において「細胞」とは，細胞加工物の原材料となる人又は動物の細胞をいう．
4　この法律において「細胞加工物」とは，人又は動物の細胞に培養その他の加工[※1]を施したものをいい，「特定細胞加工物」とは，再生医療等に用いられる細胞加工物のうち再生医療等製品であるもの以外のものをいい，細胞加工物について「製造」とは，人又は動物の細胞に培養その他の加工を施すことをいい，「細胞培養加工施設」とは，特定細胞加工物の製造をする施設をいう．

※1「加工」（課長通知 p3）
　法第2条第4項関係
　「加工」とは，細胞・組織の人為的な増殖・分化，細胞の株化，細胞の活性化等を目的とした薬剤処理，生物学的特性改変，非細胞成分との組み合わせ又は遺伝子工学的改変等を施すことをいうものとすること．組織の分離，組織の細切，細胞の分離，特定細胞の単離（薬剤等による生物学的・化学的な処理により単離するものを除く.），抗生物質による処理，洗浄，ガンマ線等による滅菌，冷凍，解凍等は「加工」とみなさないものとすること（ただし，本来の細胞と異なる構造・機能を発揮することを目的として細胞を使用するものについてはこの限りでない.）．

【Q&A】
Q1：臓器移植は法の対象範囲となるのか．
A1：臓器移植は細胞加工物を用いていないため，法の対象外である．
Q2：サイトカイン療法は，法の対象範囲となるのか．
A2：サイトカインのみを投与する場合，細胞加工物を用いていないため，法の対象外である．
Q3：歯科インプラントと多血小板血漿（PRP）を併用して用いる場合，法の対象範囲となるのか．
A3：PRPは細胞加工物であるため，法の対象である．
Q4：脂肪組織から脂肪組織間質細胞を採取し，酵素処理を行い，遠心分離を行うことは加工に該当するのか．
A4：該当する．

解説

　本項目では，本法における「再生医療等」及び「再生医療等技術」の範囲について定めている．本法の対象は「一　人の身体の構造又は機能の再建，修復又は形成」又は「二　人の疾病の治療又は予防」という目的の下，細胞加工物を用いるものであると定義されており，政令において，いわゆる輸血，骨髄移植などを含む造血幹細胞移植，生殖補助医療が対象外となることが明示されている．目的の一は，臓器や身体機能を「再生」する再生医療と本来呼ばれるものを指しているが，目的の二において本法が本来の再生医療だけでなく，細胞治療と呼ばれている細胞を用いてがんなどの疾病を治療する技術も対象としていることが読み取れる．また，政令の除外項目から本法が，先端的な再生医療等を対象と

しており，細胞を用いていても輸血，造血幹細胞移植は対象としていないこと，また，通常の再生医療等とは別の倫理的問題を内包する技術（生殖補助医療）も対象としないこととなったことがわかる．また，再生医療等に用いられる細胞加工物については「再生医療等製品」とそれ以外の「特定細胞加工物」があることがわかり，「製品」以外は全て「特定細胞加工物」である点は，この後の条文を読み取る際に留意しておく方が理解が進むものと考えられる．また，「加工」の定義からは，組織の分離，組織の細切，細胞の分離，特定細胞の単離（薬剤等による生物学的・化学的な処理により単離するものを除く．），抗生物質による処理，洗浄，ガンマ線等による滅菌，冷凍，解凍等は「加工」とみなさないものとすることとなっており，これだけを見ると，多血小板血漿（PRP）と呼ばれるものを用いる多くの医療技術は，対象外になるように思われるが，ただし書の部分で，本来の細胞と異なる構造・機能を発揮することを目的として細胞を使用するものについてはこの限りでない，とされており，Q&A でも法の対象となるとされているのはこの部分が根拠となっているものと考えられる．

【法律第2条第5項～第8項】

本法における「第一種再生医療等技術」等の定義を定めている．

（定義）
第二条

5　この法律において「第一種再生医療等技術」とは，人の生命及び健康に与える影響が明らかでない又は相当の注意をしても人の生命及び健康に重大な影響を与えるおそれがあることから，その安全性の確保等に関する措置その他のこの法律で定める措置を講ずることが必要なものとして厚生労働省令で定める再生医療等技術をいい，「第一種再生医療等」とは，第一種再生医療等技術を用いて行われる再生医療等をいう．

6　この法律において「第二種再生医療等技術」とは，相当の注意をしても人の生命及び健康に影響を与えるおそれがあることから，その安全性の確保等に関する措置その他のこの法律で定める措置を講ずることが必要なものとして厚生労働省令で定める再生医療等技術（第一種再生医療等技術に該当するものを除く．）をいい，「第二種再生医療等」とは，第二種再生医療等技術を用いて行われる再生医療等をいう．

7　この法律において「第三種再生医療等技術」とは，第一種再生医療等技術及び第二種再生医療等技術以外の再生医療等技術をいい，「第三種再生医療等」とは，第三種再生医療等技術を用いて行われる再生医療等をいう．

8　この法律において「特定細胞加工物製造事業者」とは，第三十五条第一項の許可若しくは第三十九条第一項の認定を受けた者又は第四十条第一項の規定による届出をした者をいう．

【省令第1条】

> 省令における用語の定義を定めている．

（用語の定義）

第一条　この省令において，次の各号に掲げる用語の定義は，それぞれ当該各号に定めるところによる．

一　「幹細胞」とは，自己複製能（自己と同一の能力を有する細胞を複製する能力をいう．）及び多分化能（異なる系列の細胞に分化する能力をいう．）を有する細胞をいう．

二　「人工多能性幹細胞」とは，人工的に多能性（内胚葉，中胚葉及び外胚葉の細胞に分化する性質をいう．）を誘導された幹細胞をいう．

三　「人工多能性幹細胞様細胞」とは，前号以外の細胞であって人工多能性幹細胞と類似の性質を有する細胞をいう．

四　「相同利用」とは，採取した細胞が再生医療等（再生医療等の安全性の確保等に関する法律（平成二十五年法律第八十五号．以下「法」という．）第二条第一項に規定する再生医療等をいう．以下同じ．）を受ける者の再生医療等の対象となる部位の細胞と同様の機能を持つ細胞の投与方法をいう．

五　「細胞提供者」とは，再生医療等に用いる細胞（再生医療等製品（医薬品，医療機器等の品質，有効性及び安全性の確保等に関する法律（昭和三十五年法律第百四十五号．以下「医薬品医療機器等法」という．）第二十三条の二十五又は第二十三条の三十七の承認を受けた再生医療等製品をいう．以下同じ．）の構成細胞を除く．以下同じ．）が人の受精胚である場合には当該受精胚を作製する人の精子（再生医療等の安全性の確保等に関する法律施行令（平成二十六年政令第二百七十八号．以下「施行令」という．）第一条第三号に規定する人の精子をいう．）を提供する男性及び人の未受精卵（施行令第一条第三号に規定する未受精卵をいう．）を提供する女性並びに再生医療等に用いる細胞が人の受精胚以外の人の細胞である場合には当該細胞を採取される者をいう．

六　「代諾者」とは，細胞を採取される者又は再生医療等の提供を受ける者の親権を行う者，配偶者，後見人その他これらに準じる者をいう．

七　「提供機関管理者」とは，再生医療等提供機関（法第六条に規定する再生医療等提供機関をいう．以下同じ．）の管理者をいう．

八　「施設管理者」とは，法第四十三条に規定する者をいう．

九　「資材」とは，特定細胞加工物（法第二条第四項に規定する特定細胞加工物をいう．以下同じ．）の容器，被包及び表示物をいう．

十　「作業所」とは，製造作業を行う場所をいう．

十一　「ロット」とは，一の製造期間内に一連の製造工程により均質性を有するように製造された特定細胞加工物及び原料（以下「特定細胞加工物等」という．）の一群をいう．

十二　「管理単位」とは，同一性が確認された資材の一群をいう．

十三　「清浄度管理区域」とは，作業所のうち，特定細胞加工物等（無菌操作により取り扱う必要のあるものを除く．）の調製作業を行う場所及び滅菌される前の容器等が作業所内の空気に触れる場所をいう．

十四　「無菌操作等区域」とは，作業所のうち，無菌操作により取り扱う必要がある特定細胞加工物等の調製作業を行う場所，滅菌された容器等が作業所内の空気に触れる場所及び無菌試験等の無菌操作を行う場所をいう．

十五　「ドナー動物」とは，再生医療等に用いる細胞を提供する動物をいう．

十六　「照査」とは，設定された目標を達成する上での妥当性及び適切性を判定することをいう．

【省令第 2 条】

法第 2 条第 5 項の第一種再生医療等技術の範囲を定めている．
（第一種再生医療等技術） 第二条　法第二条第五項の厚生労働省令で定める再生医療等技術は，次のいずれかに該当する医療技術とする． 　一　人の胚性幹細胞，人工多能性幹細胞[※1]又は人工多能性幹細胞様細胞[※2]に培養その他の加工を施したものを用いる医療技術 　二　遺伝子を導入する操作を行った細胞又は当該細胞に培養その他の加工を施したものを用いる医療技術[※3]（前号に掲げるものを除く．） 　三　動物の細胞に培養その他の加工を施したものを用いる医療技術[※4]（前二号に掲げるものを除く．） 　四　投与を受ける者以外の人の細胞に培養その他の加工を施したものを用いる医療技術[※5]（前三号に掲げるものを除く．）

※1「人工多能性幹細胞」（課長通知 p4）

省令第 2 条第 1 号関係

　「人工多能性幹細胞」としては，例えば，iPS 細胞のように，遺伝子導入・タンパク質導入・薬剤処理等により，人工的に多能性を誘導された幹細胞であり，ES 細胞とほぼ同様の能力を持つ細胞が挙げられること．

※2「人工多能性幹細胞様細胞」（課長通知 p4）

　「人工多能性幹細胞様細胞」としては，人工的に限定された分化能を誘導された細胞であり，例えば，皮膚の線維芽細胞から iPS 細胞を経ずに直接作製された神経幹細胞が挙げられること．

※3「遺伝子を導入する操作を行った細胞又は当該細胞に培養その他の加工を施したものを用いる医療技術」（課長通知 p4）

省令第 2 条第 2 号関係

　「遺伝子を導入する操作を行った細胞又は当該細胞に培養その他の加工を施したものを用いる医療技術」とは，生体の外に取り出した細胞に遺伝子を導入し，それを体内に投与する治療法をいうものであり，例えば，悪性腫瘍に対するリンパ球活性化療法のうちリンパ球に遺伝子を導入するような技術が挙げられること．なお，遺伝子発現を介さずに直接標的に作用するオリゴ核酸である核酸医薬を用いた技術は，「遺伝子を導入した細胞を用いた医療技術」に含まれないものであること．

※4「動物の細胞に培養その他の加工を施したものを用いる医療技術」（課長通知 p4）

省令第 2 条第 3 号関係

　「動物の細胞に培養その他の加工を施したものを用いる医療技術」とは，動物の細胞を構成細胞として含む細胞加工物を投与する場合がこれに該当し，加工の過程で動物の細胞を共培養する目的で用いる場合は該当しない．

※5「投与を受ける者以外の人の細胞に培養その他の加工を施したものを用いる医療技術」（課長通知 p5）

省令第 2 条第 4 号関係

　「投与を受ける者以外の人の細胞に培養その他の加工を施したものを用いる医療技術」とは，再生医療等を受ける者以外の者の細胞を利用する場合（以下「同種」という．）をいうものであること．

【省令第3条】

> 法第2条第6項の第二種再生医療等技術の範囲を定めている．

> （第二種再生医療等技術）
> 第三条　法第二条第六項の厚生労働省令で定める再生医療等技術は，前条各号に掲げる医療技術以外であって，次のいずれかに該当する医療技術とする．
> 　一　培養した幹細胞[※1]又は当該細胞に培養その他の加工を施したものを用いる医療技術[※2]
> 　二　培養した細胞又は当該細胞に培養その他の加工を施したものを用いる医療技術のうち人の身体の構造又は機能の再建，修復又は形成を目的とする医療技術[※3]（前号に掲げるものを除く．）
> 　三　細胞の相同利用[※4]ではない医療技術（前二号に掲げるものを除く．）

※1　「幹細胞」（課長通知 p5）
省令第3条第1号関係
　「幹細胞」としては，例えば，造血幹細胞（各種血液細胞に分化するものをいう．），神経幹細胞（神経細胞又はグリア細胞に分化するものをいう．），間葉系幹細胞（骨芽細胞，軟骨細胞，脂肪細胞等に分化するものをいう．）といったヒト体性幹細胞（人の身体の中に存在する幹細胞で，限定した分化能を保有する細胞をいう．）が挙げられること．

※2　「培養した幹細胞を用いる医療技術」（課長通知 p5）
　「培養した幹細胞を用いる医療技術」とは，細胞を体外で一定期間培養し，これを体内に投与するものであり，これに該当しないものとしては，例えば，細胞を分離し，これを培養することなく短期間で体内に投与する医療技術が挙げられること．

※3　「培養した細胞又は当該細胞に培養その他の加工を施したものを用いる医療技術のうち人の身体の構造又は機能の再建，修復又は形成を目的とする医療技術」（課長通知 p5）
省令第3条第2号関係
　「培養した細胞又は当該細胞に培養その他の加工を施したものを用いる医療技術のうち人の身体の構造又は機能の再建，修復又は形成を目的とする医療技術」に該当しないものとしては，例えば，悪性腫瘍の治療目的でリンパ球活性化療法を行う場合が挙げられること．

※4　「相同利用」（課長通知 p5）
省令第3条第4号関係
　「相同利用」については，採取した細胞が再生医療等を受ける者の再生医療等の対象となる部位の細胞と同様の機能を持つ細胞の投与方法をいい，例えば，腹部から脂肪細胞を採取し，当該細胞から脂肪組織由来幹細胞を分離して，乳癌の術後の患者に乳房再建目的で投与することは相同利用に該当するが，脂肪組織由来幹細胞を糖尿病の治療目的で経静脈的に投与することは，脂肪組織の再建を目的としていないため相同利用には該当しない．また，末梢血を遠心分離し培養せずに用いる医療技術については，例えば，皮膚や口腔内への投与は相同利用に該当するが，関節腔内等，血流の乏しい組織への投与は相同利用に該当しない．

【Q&A】

Q5：省令第2条第2号の「遺伝子を導入する操作を行った細胞に遺伝子ノックダウンを行った細胞は該当するのか．

A5：遺伝子ノックダウンを行った細胞を作製するために，例えばウイルスベクターやプラスミドを用いて遺伝子を導入する操作を行わない場合は，「遺伝子を導入する操作を行った細胞」には該当しない．

Q6：癌免疫療法において，培養したリンパ球等を静脈内投与ではなく，皮下注射又は腹腔内投与する場合も相同利用となり，第三種再生医療等技術に該当するのか．

A6：該当する．なお，遺伝子を導入する操作を行った細胞や他家細胞等を用いる場合はこの限りでない．

Q7：培養せずに製造された脂肪組織間質細胞を血管新生のために用いる場合，第三種再生医療等技術に該当するか．

A7：相同利用ではないため，第二種再生医療等技術に該当する．なお，遺伝子を導入する操作を行った細胞や他家細胞等を用いる場合はこの限りでない．

【Q&A（その2）】

Q1：骨髄から採取した間質細胞を培養せずに，血管新生に用いる場合，第三種再生医療等技術に該当するか．

A1：相同利用ではないため，第二種再生医療等技術に該当する．なお，遺伝子を導入する操作を行った細胞や他家細胞等を用いる場合は，第一種再生医療等技術に該当する．

Q2：自己臍帯血から採取した細胞を培養せずに，脳性麻痺の治療に用いる場合，第三種再生医療等技術に該当するか．

A2：相同利用でないため，第二種再生医療等技術に該当する．なお，遺伝子を導入する操作を行った細胞を用いる場合は，第一種再生医療等技術に該当する．

解説

　本項目では，再生医療等技術で，第一種，第二種，第三種と呼ばれるものがどういった技術であるか解説している．安全性に関して不明な点の多いiPS細胞やES細胞，遺伝子組換細胞などが第一種になる点は多くの方にも容易に理解できると考えるが，異種，同種細胞を用いる技術も同様に第一種に該当する点は注意を要する．ただし，細胞の培養過程に異種，同種の細胞を用いるが，最終の細胞加工物にそれらが含まれないようなものは，法律の文を読み取る限りは対象外になるのではと考えられる．また，「相同利用」という概念が，第二種，第三種をわける重要な概念となっており，「例えば，腹部から脂肪細胞を採取し，当該細胞から脂肪組織由来幹細胞を分離して，乳癌の術後の患部に乳房再建目的で投与することは相同利用に該当するが，脂肪組織由来幹細胞を糖尿病の治療目的で経静脈的に投与することは，脂肪組織の再建を目的としていないため相同利用には該当しない．また，末梢血を遠心分離し培養せずに用いる医療技術については，例えば，皮膚や口腔内への投与は相同利用に該当するが，関節腔内等，血流の乏しい組織への投与は相同利

用に該当しない.」と例示されていることから，自己脂肪幹細胞を用いた乳房再建手術や，多血小板血漿（PRP）を用いた歯科領域の治療は第三種であるが，同じ脂肪幹細胞を用いていても，糖尿病や肝障害の治療に用いる場合や，同じ PRP を用いても膝関節内投与を行う場合は第二種となることが読み取れる.

再生医療等の提供

本節では，再生医療等の提供を行う者が遵守しなければならない事項（再生医療等提供計画の提出等）について定めている．いわゆる再生医療提供基準は本項の中で記述され，解説されている．

【法律第3条】

> 省令にて再生医療等提供基準を規定することについて定めたものである．

> 第三条　厚生労働大臣は，厚生労働省令で，再生医療等の提供に関する基準（以下「再生医療等提供基準」という．）を定めなければならない．
> 2　再生医療等提供基準は，第一種再生医療等，第二種再生医療等及び第三種再生医療等のそれぞれにつき，次に掲げる事項（第三種再生医療等にあっては，第一号に掲げる事項を除く．）について定めるものとする．
> 一　再生医療等を提供する病院（医療法（昭和二十三年法律第二百五号）第一条の五第一項に規定する病院をいう．以下同じ．）又は診療所（同条第二項に規定する診療所をいう．以下同じ．）が有すべき人員及び構造設備その他の施設に関する事項
> 二　再生医療等に用いる細胞の入手の方法並びに特定細胞加工物の製造及び品質管理の方法に関する事項
> 三　前二号に掲げるもののほか，再生医療等技術の安全性の確保等に関する措置に関する事項
> 四　再生医療等に用いる細胞を提供する者及び再生医療等（研究として行われる場合その他の厚生労働省令で定める場合に係るものに限る．）を受ける者に対する健康被害の補償の方法に関する事項
> 五　その他再生医療等の提供に関し必要な事項
> 3　再生医療等は，再生医療等提供基準に従って提供されなければならない．

解　説

　法律では，再生医療等提供基準について，人員，構造設備，再生医療等に用いる細胞の入手方法や特定細胞加工物の品質管理等を定める必要があることが記載されている．その他，健康被害の補償の方法に関する事項について定めることが法律に明記されている点は，これまでの医療関連法と異なる点ではないかと考えられる．提供基準の内容については，以下の省令に詳細が記載されている．

【省令第4条】

> 法第3条第1項の厚生労働省令で定める再生医療等の提供に関する基準は，省令第5条から第26条までに規定されるものであることを定めている．

> (再生医療等提供基準)
> 第四条　法第三条第一項の厚生労働省令で定める再生医療等の提供に関する基準(以下「再生医療等提供基準」という.)は，次条から第二十六条までに定めるところによる.

【省令第 5 条】

> **人員に関する基準を定めたものである.**

> (人員)
> 第五条　第一種再生医療等(法第二条第五項に規定する第一種再生医療等をいう.以下同じ.)又は第二種再生医療等(法第二条第六項に規定する第二種再生医療等をいう.以下同じ.)の提供を行う再生医療等提供機関は，当該第一種再生医療等又は第二種再生医療等に関する業務の実施を統括するため，当該業務に係る責任者(以下「実施責任者(※1)」という.)を置かなければならない.
> 2　実施責任者は，医師又は歯科医師であって，実施する第一種再生医療等又は第二種再生医療等の対象となる疾患及び当該疾患に関連する分野について，十分な科学的知見並びに医療に関する経験及び知識を有していなければならない.
> 3　第一種再生医療等又は第二種再生医療等を共同研究として行う再生医療等提供機関は，当該共同研究として行う再生医療等に係る業務を統括するため，共同研究を行う再生医療等提供機関の実施責任者の中から，統括責任者(※2)を選任しなければならない.

> ※1「実施責任者」(課長通知 p 6)
> 省令第 5 条第 1 項関係
> 　「実施責任者」とは，再生医療等提供機関において，再生医療等を行う医師又は歯科医師に必要な指示を行うほか，再生医療等が再生医療等提供計画に従って行われていることの確認など，再生医療等の実施に係る業務を統括する者をいうものであること.また，実施責任者は，再生医療等提供計画の中止又は暫定的な措置を講ずること.実施責任者は，1つの再生医療等提供計画について，再生医療等提供機関ごとに1名とすること.
> ※2「統括責任者」(課長通知 p 6)
> 省令第 5 条第 3 項関係
> 　「統括責任者」は，共同研究を行う再生医療等提供機関の実施責任者の中から選任しなければならない.また，統括責任者は，再生医療等提供計画の中止又は暫定的な措置を講ずること.統括責任者は，1つの共同研究として行う再生医療等提供計画につき1名とすること.

解 説

　第一種又は第二種再生医療等の提供にあたっては，提供機関毎に実施責任者を置く必要があり，また，研究として行うものの内，多施設で行う共同研究の場合は，統括責任者を置く必要があることが記述されている.また，再生医療等を提供する者は，日本の医療法令の体系上，医師又は歯科医師でなければならず，実施責任者にも医師又は歯科医師でなければなれないことがわかる.統括責任者の考え方は，治験等では選任を必須とするものはないことから，本法下での共同研究の実施の際には注意が必要である.

【省令第6条】

構造設備その他の施設に関する基準を定めたものである．

(構造設備その他の施設)
第六条　第一種再生医療等又は第二種再生医療等に係る再生医療等提供機関は，当該再生医療等提供機関において再生医療等を受ける者に対し，救急医療に必要な施設又は設備^(※1)を有していなければならない．ただし，他の医療機関（医療法（昭和二十三年法律第二百五号）第一条の五第一項に規定する病院又は同条第二項に規定する診療所をいう．以下同じ．）と連携することにより，当該者に対し，救急医療を行うために必要な体制があらかじめ確保されている場合には，この限りでない．

※1「救急医療に必要な施設又は設備」（課長通知 p 6 ）
省令第6条関係
　本規定は，第一種再生医療等又は第二種再生医療等を受ける者に救急医療が必要となった場合に，適切に救急医療が受けられるようにすることを確保する趣旨のものであり，したがって，救急医療を行う施設又は設備については，原則として再生医療等提供機関自らが有していることが望ましいものであること．
　「救急医療に必要な施設又は設備」については，提供する再生医療等の内容に応じたものでなければならないが，例えば，エックス線装置，心電計，輸血及び輸液のための設備，救急医療を受ける者のために優先的に使用される病床等が該当する．
　省令第6条ただし書の「必要な体制があらかじめ確保されている場合」とは，再生医療等を受ける者に対して救急医療が必要となった場合に，救急医療を行うために必要な施設又は設備を有する他の医療機関と，当該医療機関において患者を受け入れることについてあらかじめ合意がされている場合をいうものであること．なお，この場合には，再生医療等提供計画をあらかじめ共有するなど，救急医療を適切に行うことのできる体制の確保に努めること．

解説

　第一種又は第二種再生医療等の提供に関しては，法律において，先端的でリスクを内包している技術を対象としていることが想定されていることが本条文から読み取れる．また，その提供機関に関しては，救急設備を要する総合病院等が想定されていることが読み取れるが，地域連携等で救急の受け入れ態勢を整備されている場合には，より小規模の病院，診療所で実施することも否定してはいない．この点は，すでに診療所で一部実施されている再生医療等が存在することを踏まえたものと考えられるが，そういった診療所に，救急病院との連携を促す目的があるものと考えられる．

【省令第7条第1号・第2号】

細胞の入手に関する基準を定めたものである．

(細胞の入手)
第七条　再生医療等を行う医師又は歯科医師は，再生医療等に用いる細胞^(※1)が，次に掲げる要件を満たすことを確認し，必要に応じ検査等を行い，当該細胞を再生医療等に用いることが適切であることを確認しなければならない．

一　次に掲げる要件を満たした医療機関等において細胞の提供（細胞提供者からの細胞の提供に限る．以下同じ．）又は動物の細胞の採取が行われたこと．
　　イ　適切に細胞の提供を受け又は動物の細胞の採取をし，当該細胞の保管に当たり必要な管理を行っていること．（※2）
　　ロ　細胞の提供を受けること又は動物の細胞の採取をすること並びに当該細胞の保管に関する十分な知識及び技術を有する者を有していること．
　二　細胞の提供を受ける際に，細胞提供者の健康状態，年齢その他の事情を考慮した上で，当該細胞提供者の選定がなされたこと．

※1「再生医療等に用いる細胞」（課長通知p6）
省令第7条柱書き及び第1号関係
　「再生医療等に用いる細胞」とは，細胞加工物の構成細胞となる細胞のことをいうものであること．
※2「適切に細胞の提供を受け又は動物の細胞の採取をし，当該細胞の保管に当たり必要な管理を行っていること」（課長通知p6）
　第1号イの「適切に細胞の提供を受け又は動物の細胞の採取をし，当該細胞の保管に当たり必要な管理を行っていること」とは，細胞の提供又は動物の細胞の採取時における安全かつ清潔な操作，品質の保持が適切になされるために必要な設備及び体制が整っており，適切な衛生管理がなされていることをいうものであること．

解説

　本項では細胞の入手に係る基準が記述されている．設備，人員の基本的な考え方として，適切な技術を持つ者が，清潔な環境で実施することを求めており，この場合の清潔とは，一般的な用語としてのものではなく，医療上出来る限りの範囲での無菌環境，操作が求められていると解するべきと考えられる．よって，その採取に当たっては，医療機関における手術室，処置室等の衛生環境の下，採取する部位の消毒，使用される用具の滅菌状態，採取した組織の保管に用いる器具の安全性や保管状況などに十分考慮することが求められていると考えられる．例えば，通常の検査に用いる採血管などは，採取された血液が人体に戻ることが想定されたものではないことから，必ずしも適切とは言えないだろう．また，「細胞提供者の健康状態，年齢その他の事情」を考慮すると記述されていることから，ドナースクリーニングについても検討を行っておく必要があることが読み取れる．この点は省令で具体的に記載されている．

【省令第7条第3号・第4号】

細胞の入手に関する基準を定めたものである．

（細胞の入手）
第七条　再生医療等を行う医師又は歯科医師は，再生医療等に用いる細胞が，次に掲げる要件を満たすことを確認し，必要に応じ検査等を行い，当該細胞を再生医療等に用いることが適切であることを確認しなければならない．
　三　細胞の提供を受ける際に，細胞提供者が細胞の提供を行うのに十分な適格性（※1）を有するかどうかの判定をするために，利用の目的に応じて，既往歴の確認，診察，検査等を行ったこと．

四　細胞の提供を受けた後に，感染症の感染後，検査をしても感染を証明できない期間があることを勘案し，検査方法，検査項目等に応じて，可能な範囲で，適切な時期に再検査を実施していること．

※1 適格性の判断（課長通知 p 7）
省令第7条第3号関係
　提供する再生医療等が同種の場合には，細胞提供者について，次に掲げる方法により，細胞提供者としての適格性を判断しなければならない．
　①　次に掲げる既往歴を確認するとともに，輸血又は移植を受けた経験の有無等から，適格性の判断を行うこと．ただし，適格性の判断時に確認できなかった既往歴について後日確認可能となった場合は，再確認することとする．
　　（ア）梅毒トレポネーマ，淋菌，結核菌等の細菌による感染症
　　（イ）敗血症及びその疑い
　　（ウ）悪性腫瘍
　　（エ）重篤な代謝内分泌疾患
　　（オ）膠原病及び血液疾患
　　（カ）肝疾患
　　（キ）伝達性海綿状脳症及びその疑い並びに認知症
　　（ク）特定の遺伝性疾患及び当該疾患に係る家族歴
　②　特に次に掲げるウイルスについては，問診及び検査（血清学的試験，核酸増幅法等を含む．③において同じ．）により感染していないことを確認すること．
　　（ア）B型肝炎ウイルス（HBV）
　　（イ）C型肝炎ウイルス（HCV）
　　（ウ）ヒト免疫不全ウイルス（HIV）
　　（エ）ヒトT細胞白血病ウイルス1型（HTLV-1）
　　（オ）パルボウイルスB19（ただし，必要な場合に限る．）
　③　免疫抑制状態の再生医療等を受ける者に特定細胞加工物の投与を行う場合は，必要に応じて，サイトメガロウイルス，EBウイルス及びウエストナイルウイルスについて検査により感染していないことを確認すること．
　　　ヒトES細胞の樹立の用に供される人の受精胚の提供者においては，ヒトES細胞の樹立及び使途に関する説明を行い同意を得た後に，①から③までの事項について可能な範囲で問診及び検査を行うものとすること．
　　　なお，検査方法及び検査項目については，その時点で最も適切な方法及び項目を選定するものとし，当該検査方法及び検査項目については，感染症等に関する新たな知見及び科学技術の進歩を踏まえ，随時見直しを行うこと．
　　　再生医療等を受ける者の細胞を用いる場合は，必ずしも当該者のスクリーニングを必要としないが，製造工程中での交叉汚染の防止，製造を行う者への安全対策等の観点から②の問診及び検査の実施を考慮すること．

解説

　本項ではドナースクリーニングに関する考え方が記載されている．基本原則は，厚生労働省から発出されている生物由来原料に関する告示や，細胞加工製品に関するものと同様と考えられ，再生医療等に用いる細胞に関して，十分な安全性の検討を行うことが求めら

れていると考えられる．これは，通常の低分子化合物等とは異なり，加工物の滅菌やウイルス除去を行うことが多くの場合困難となることが想定されることから，当然のことと考えられる．ただし，これらの条件は自己細胞を用いる場合と，同種細胞を用いる場合では異なっており，自己細胞を用いる場合は必ずしも通知で求められているような詳細な検査は必要ないこととなっている点には留意が必要である．ただし，自己細胞を用いる場合は，感染症検査を行う必要性がいかなる場合もないとは考えられないため，例えば，保有するウイルスが，細胞加工工程において増殖する可能性が存在する場合などには，必要性に応じて検査を実施することが必要となると考えられる．

【省令第7条第5号・第6号】

細胞の入手に関する基準を定めたものである．

（細胞の入手）

第七条　再生医療等を行う医師又は歯科医師は，再生医療等に用いる細胞が，次に掲げる要件を満たすことを確認し，必要に応じ検査等を行い，当該細胞を再生医療等に用いることが適切であることを確認しなければならない．

　五　死亡した者から細胞を採取する場合にあっては，礼意を失わないように注意し，遺族[※1]に対して，細胞の使途その他細胞の採取に関し必要な事項について，できる限り平易な表現を用い，文書により適切な説明を行い，文書により同意を得ていること．

　六　細胞の提供を受ける際に，細胞提供者に対し，次に掲げる事項について，できる限り平易な表現を用い，文書により適切な説明[※2]を行い，文書により同意を得ていること．

　　イ　当該細胞の使途[※3]
　　ロ　当該細胞の提供により予期される危険及び不利益
　　ハ　細胞提供者となることは任意であること．
　　ニ　同意の撤回に関する事項[※4]
　　ホ　当該細胞の提供をしないこと又は当該細胞の提供に係る同意を撤回することにより不利益な取扱いを受けないこと．
　　ヘ　当該細胞の提供に係る費用に関する事項[※5]
　　ト　当該細胞の提供による健康被害に対する補償に関する事項
　　チ　細胞提供者の個人情報の保護に関する事項[※6]
　　リ　当該細胞を用いる再生医療等に係る特許権，著作権その他の財産権又は経済的利益の帰属に関する事項
　　ヌ　その他当該細胞を用いる再生医療等の内容に応じ必要な事項[※7]

※1「遺族」（課長通知 p8）

省令第7条第5号関係

　「遺族」とは，死亡した者の配偶者，成人の子，父母，成人の兄弟姉妹若しくは孫，祖父母，同居の親族又はそれらの近親者に準ずると考えられる者とすること．遺族に対する説明内容は，細胞提供者が生存している場合における当該者に対する説明内容と基本的に同様なものとすること．

※2 説明者（課長通知 p8）

　省令第7条第6号に基づく説明については，医師又は歯科医師以外に当該説明を行う者として適切な者がいる場合には，医師又は歯科医師の指示の下に，当該者が説明を行うことができるが，当該者は，適切な教育又は研修を受け，当該再生医療等を熟知した者でなければならない．ただし，再生医療等に用いる細胞がヒト受精胚である場合においては，文部科学大臣及び厚生労働大臣が別

途定めるヒトES細胞の樹立に関する手続(★1)にも従う必要があることに留意すること．
※3 「当該細胞の使途」（課長通知p8）
　イの「当該細胞の使途」は，当該細胞を用いる再生医療等の目的及び意義，再生医療等の提供方法，再生医療等提供機関の名称など，細胞を提供する時点で明らかとなっている情報について，できる限り具体的なものとすること．
※4 「同意の撤回に関する事項」（課長通知p8）
　ニの「同意の撤回に関する事項」としては，例えば，提供された細胞について，細胞の提供を受けた医療機関等から細胞培養加工施設に輸送が必要な場合には，少なくとも発送までの間は同意の撤回をする機会が確保されること，及び同意の撤回ができる具体的な期間を記載することが挙げられること．
※5 「費用に関する事項」（課長通知p8）
　ヘの「費用に関する事項」は，細胞の提供は必要な経費を除き無償で行われるものであることを含むものであること．
※6 「個人情報の保護に関する事項」（課長通知p8）
　チの「個人情報の保護に関する事項」は，細胞提供者の既往歴等の情報が提供される場合の個人情報の保護の具体的な方法に係る事項を含むものであること．
※7 「その他当該細胞を用いる再生医療等の内容に応じ必要な事項」（課長通知p8）
　ヌの「その他当該細胞を用いる再生医療等の内容に応じ必要な事項」としては，例えば，以下の事項が挙げられること．
　① 提供しようとする再生医療等が研究として行われる場合において，当該研究から得られた研究成果については，細胞提供者について個人が特定されない形で学会等において公開される可能性があること．
　② ヒトゲノム・遺伝子解析を行う場合において，その旨及び解析した遺伝情報の開示に関する事項（研究の過程において当初は想定していなかった細胞提供者及び血縁者の生命に重大な影響を与える偶発的所見（incidental findings）が発見された場合における遺伝情報の開示に関する方針についても検討を行い，細胞提供者（当該提供者の代諾者を含む．）から細胞の提供に係る同意を得る際には，その方針を説明し，理解を得るように努めること．ただし，再生医療等に用いる細胞がヒト受精胚である場合においては，文部科学大臣及び厚生労働大臣が別途定めるヒトES細胞の樹立に関する手続(★1)に従うものとする．
★1 「文部科学大臣及び厚生労働大臣が別途定めるヒトES細胞の樹立に関する手続」（平成26年11月25日医政研発1125第2号医政局研究開発振興課長通知p1）
　「再生医療等の安全性の確保等に関する法律施行規則」（平成26年厚生労働省令第110号．以下「省令」という．）第7条第6号に基づく説明については，再生医療等に用いる細胞がヒト受精胚である場合においては，ES樹立指針に規定する手続にも従う必要があること．
　省令第7条第6号ヌの「その他当該細胞を用いる再生医療等の内容に応じ必要な事項」としては，ヒトゲノム・遺伝子解析を行う場合においては，その旨及び解析した遺伝情報の開示に関する事項が該当するが，再生医療等にヒトES細胞を用いる場合においては，ES樹立指針に規定する手続に従うこと．

解説

　本項では，細胞の提供に係る倫理的な基準が明記されている．細胞の提供に関しては，文書を用いて説明し，文書によって同意を得る必要があることが法令上明記されているの

で，十分な注意が必要である．同意項目の説明に関しては，通知にあるとおりだが，これらの項目が，同意説明文書から抜けていないか，十分に確認することが求められる．また，ES 細胞に関しては，別途，文科省・厚労省から発出される ES 関連指針に従うことが求められている点にも留意が必要と考えられる．

【省令第 7 条第 7 号～第 9 号】

細胞の入手に関する基準を定めたものである．
（細胞の入手） 第七条　再生医療等を行う医師又は歯科医師は，再生医療等に用いる細胞が，次に掲げる要件を満たすことを確認し，必要に応じ検査等を行い，当該細胞を再生医療等に用いることが適切であることを確認しなければならない． 　七　細胞の提供を受ける際に，細胞提供者の代諾者の同意を得る場合にあっては，当該代諾者に対し，次に掲げる事項について，できる限り平易な表現を用い，文書により適切な説明を行い，文書により同意を得ていること． 　　イ　当該細胞の使途 　　ロ　当該細胞の提供により予期される危険及び不利益 　　ハ　代諾者となることは任意であること． 　　ニ　代諾者の同意の撤回に関する事項 　　ホ　代諾者の同意を行わないこと又は代諾者の同意を撤回することにより不利益な取扱いを受けないこと． 　　ヘ　当該細胞の提供に係る費用に関する事項 　　ト　当該細胞の提供による健康被害に対する補償に関する事項 　　チ　細胞提供者及び代諾者の個人情報の保護に関する事項 　　リ　当該細胞を用いる再生医療等に係る特許権，著作権その他の財産権又は経済的利益の帰属に関する事項 　　ヌ　その他当該細胞を用いる再生医療等の内容に応じ必要な事項 　八　細胞の提供を受ける際に，代諾者の同意を得た場合には，代諾者の同意に関する記録及び代諾者と細胞提供者との関係についての記録が作成されていること． 　九　細胞提供者が当該細胞を再生医療等に用いることについて同意した場合であって，当該細胞に培養その他の加工が行われるまで[※1]の間について，当該細胞提供者が同意を撤回することができる機会が確保されていること．
※1　「当該細胞に培養その他の加工が行われるまで」（課長通知 p 9） 省令第 7 条第 9 号関係 　「当該細胞に培養その他の加工が行われるまで」とは，細胞提供者から細胞の提供を受ける医療機関等と当該細胞に培養その他の加工を施す者が異なる場合には，細胞提供者から細胞の提供を受けた医療機関等から細胞が発送されるまでをいうものであること．

【省令第 7 条第 10 号～第 12 号】

細胞の入手に関する基準を定めたものである．
（細胞の入手） 第七条　再生医療等を行う医師又は歯科医師は，再生医療等に用いる細胞が，次に掲げる要件

を満たすことを確認し，必要に応じ検査等を行い，当該細胞を再生医療等に用いることが適切であることを確認しなければならない．
十　人の受精胚の提供を受ける場合にあっては，当該細胞の提供に係る同意があった後，少なくとも三十日間は人の胚性幹細胞の樹立に供することなく医療機関において当該細胞を保管し，細胞提供者に対し，当該者が同意を撤回することができる機会が確保されていること．
十一　人の受精胚の提供を受ける場合にあっては，次に掲げる要件を満たしたものであること．
　　イ　生殖補助医療に用いる目的で作成された受精胚であって，当面当該目的に用いる予定がないもののうち，当該受精胚を滅失させることについて提供者の意思が確認できたものであること．
　　ロ　凍結保管がされているものであること．
　　ハ　凍結保管されている期間を除き，受精後十四日以内のものであること．
　　ニ　その他人の胚性幹細胞の樹立の適正な実施のために必要な手続(※1)を経たものであること．
十二　細胞の提供が無償(※2)で行われたこと．ただし，細胞の提供に際し発生した交通費その他の実費に相当するものについてはこの限りでない．

※1　「その他人の胚性幹細胞の樹立の適正な実施のために必要な手続」（課長通知 p 9）
　省令第7条第11号関係
　　ニの「その他人の胚性幹細胞の樹立の適正な実施のために必要な手続」とは，文部科学大臣及び厚生労働大臣が別途定めるヒトES細胞の樹立に関する手続(★1)をいうものであること．外国で樹立されたヒトES細胞を再生医療等に用いる場合についても，当該手続と同等の基準に基づき樹立されたものであると認められるものであること．
※2　「無償」（課長通知 p 9）
　省令第7条第12号関係
　　本規定は，細胞提供者に対して，交通費その他の実費に相当するものを除き，細胞の提供に係る対価を支払ってはならないことを規定したものであり，再生医療等を行う医師又は歯科医師が特定細胞加工物製造事業者から特定細胞加工物を入手する場合において，当該特定細胞加工物製造事業者に対して加工の対価を支払うことは差し支えないものであること．なお，再生医療等に用いる細胞を外国から入手する場合においても，当該細胞を入手するに当たっては，細胞提供者から無償で当該細胞の提供を受けたことを文書等により確認する必要があるものであること．
★1　「文部科学大臣及び厚生労働大臣が別途定めるヒトES細胞の樹立に関する手続」（平成26年11月25日医政研発1125第2号医政局研究開発振興課長通知 p 2）
　再生医療等に用いるヒトES細胞の樹立について
　　省令第7条第11号の「その他人の胚性幹細胞の樹立の適正な実施のために必要な手続」とは，ES樹立指針に規定する手続をいうものであること．外国で樹立されたヒトES細胞を再生医療等に用いる場合についても，当該手続と同等の基準に基づき樹立されたものであると認められるものであること．

解説

本項で注意すべき部分は，細胞が無償で提供されたものである必要性についてである．細胞の提供に関して，提供者に実費以上の報酬を支払ってはならないこととされており，

社会的弱者保護の観点が鑑みられている点が読み取れる．ただし，細胞加工業者が業務に関する支払いを請求することは認めており，あくまで産業化を否定するものではないと考えられる．また，海外から輸入された細胞についても同様に無償提供を文書等で確認する必要性が求められており，諸外国では，細胞を有償で入手して加工しているものも存在するため，注意が必要である．

【省令第 7 条第13号〜第16号】

細胞の入手に関する基準を定めたものである．

（細胞の入手）

第七条　再生医療等を行う医師又は歯科医師は，再生医療等に用いる細胞が，次に掲げる要件を満たすことを確認し，必要に応じ検査等を行い，当該細胞を再生医療等に用いることが適切であることを確認しなければならない．

十三　細胞の提供を受ける際に，その過程における微生物等による汚染を防ぐために必要な措置が講じられていること．

十四　細胞の提供を受けた当該細胞について，微生物等による汚染及び微生物等の存在に関する適切な検査を行い，これらが検出されないことを，必要に応じ，確認したものであること．

十五　細胞の採取を行う場合にあっては，細胞の採取を優先し，医学的処置，手術及びその他の治療の方針を変更することにより採取された細胞でないこと．

十六　動物の細胞を用いる場合[※1]にあっては，細胞の採取に当たり，次に掲げる要件を満たしていること．

イ　細胞を採取される動物の状態その他の事情を考慮した上で，当該動物の選定がなされたこと．

ロ　細胞の採取の際に，当該動物が細胞を採取されるにつき十分な適格性を有するかどうかの判定をするために，利用の目的に応じて既往歴の確認，診察，検査等を行ったこと．

ハ　動物の細胞の採取の過程における微生物等における汚染を防ぐために必要な措置が講じられていること．

※1 「動物の細胞を用いる場合」（課長通知 p 9）
省令第7条第16号関係
「動物の細胞を用いる場合」とは，人以外の細胞を構成細胞として含む細胞加工物を再生医療等を受ける者に投与する場合がこれに該当し，加工の過程で動物の細胞を共培養する目的で用いる場合は該当しない．

解説

　細胞の採取においては，先にも述べたとおり，微生物等の混入が予防できる措置を行う必要があり，混入の可能性が否定できないのであれば，無菌試験等を実施する必要性があることが述べられている．また，他の治療行程から得られる細胞の場合には，その採取のために，本来の治療行程がゆがめられ，過剰な組織の採取等を行われることを禁じている．他の治療行程から得られる細胞についてはあくまで，通常の医療行為の中で，本来であれば，廃棄物として処理されるものの再利用である必要がある．また，動物細胞の使用につ

いても言及しているが，細胞培養行程におけるフィーダー細胞については，本基準の適用外であることが示されている点には留意が必要と考えられる．ただし，これはあくまで最終加工物に動物細胞等が混入しない場合を想定しているものと考えられ，最終加工物に動物細胞等が混入する可能性がある場合については各要件の確認は必要と考えられる．

【省令第8条】

> **特定細胞加工物の製造及び品質管理の方法に関する基準を定めたものである．**
>
> （特定細胞加工物の製造及び品質管理の方法）
> 第八条　提供機関管理者は，再生医療等に特定細胞加工物を用いる場合においては，当該特定細胞加工物の名称，構成細胞及び製造方法等を記載した特定細胞加工物概要書（以下「特定細胞加工物概要書[※1]」という．）を作成しなければならない．
> 2　提供機関管理者は，再生医療等に特定細胞加工物を用いる場合においては，特定細胞加工物製造事業者に，法第四十四条に規定する特定細胞加工物製造事業者の業務に関し遵守すべき事項に従って細胞培養加工施設における特定細胞加工物の製造及び品質管理を行わせなければならない．[※2]

> ※1「特定細胞加工物概要書」（課長通知p9）
> 省令第8条第1項関係
> 　　特定細胞加工物概要書には，以下の事項を記載しなければならない．
> 　　① 特定細胞加工物を用いる再生医療等に関する事項
> 　　（ア）再生医療等の名称
> 　　（イ）再生医療等提供機関の名称，所在地及び連絡先
> 　　（ウ）再生医療等提供計画の実施責任者又は再生医療等を行う医師若しくは歯科医師の氏名
> 　　（エ）再生医療等の概要（内容，適応疾患，期待される効果，非臨床試験等の安全性及び妥当性についての検討内容，当該再生医療等の国内外の実施状況等）
> 　　② 特定細胞加工物に関する事項
> 　　（ア）特定細胞加工物の名称
> 　　（イ）特定細胞加工物の概要（特定細胞加工物の特性及び規格，規格の設定根拠，外観等）
> 　　（ウ）特定細胞加工物の原料等及び原料等の規格
> 　　（エ）その他特定細胞加工物の使用上の注意及び留意事項
> 　　③ 特定細胞加工物の製造及び品質管理に関する事項
> 　　（ア）特定細胞加工物を製造する予定の細胞培養加工施設の名称及び所在地並びに委託の範囲
> 　　（イ）製造・品質管理の方法の概要，原料の検査及び判定基準，製造工程における検査，判定基準及び判定基準の設定根拠，特定細胞加工物の検査及び判定基準
> 　　（ウ）特定細胞加工物の取扱いの決定方法
> 　　（エ）特定細胞加工物の表示事項
> 　　（オ）特定細胞加工物の保管条件及び投与可能期間
> 　　（カ）特定細胞加工物の輸送の方法
> 　　（キ）その他製造・品質管理に係る事項（製造手順に関する事項，検査手順に関する事項，記録に関する事項，衛生管理，製造管理，品質管理に関する事項等）
> ※2「法第四十四条に規定する特定細胞加工物製造事業者の業務に関し遵守すべき事項に従って細胞培養加工施設における特定細胞加工物の製造及び品質管理を行わせなければならない．」（課長通知p10）
> 省令第8条第2項関係

> 「法第四十四条に規定する特定細胞加工物製造事業者の業務に関し遵守すべき事項に従って細胞培養加工施設における特定細胞加工物の製造及び品質管理を行わせなければならない」とは，具体的には，各種手順書等の確認，手順書等を変更しようとする場合や手順書等からの逸脱が生じた場合において必要な指示を行うことをいう．
>
> また，特定細胞加工物の原料等の供給者管理については，特定細胞加工物製造事業者と再生医療等を行う医師又は歯科医師とが相談の上当該供給者について検討するものとし，医師または歯科医師が決定するものとする．

解説

本項では特定細胞加工物の品質の管理基準について記載されており，特定細胞加工物概要書を作成する必要があることが明示されている．また，細胞培養加工施設の製造，品質管理に関しては，提供機関管理者が行わせることとなっており，これは，最終的な再生医療等の提供の責任は，提供機関にあることが想定されていると考えられる．この点の責任分担については，提供機関と培養加工施設との間で，本法の理念を踏まえて，あらかじめ適切に検討しておくことが勧められる．

【省令第9条】

再生医療等を行う医師又は歯科医師の要件に関する基準を定めたものである．

（再生医療等を行う医師又は歯科医師の要件）
第九条　再生医療等を行う医師又は歯科医師は，当該再生医療等を行うために必要な専門的知識及び十分な臨床経験を有する者でなければならない．

解説

本項では，再生医療等を提供する者の要件が定められている．本条文でも示されている通り，再生医療等を提供する者は，医師又は歯科医師でなければならず，また，十分な見識，経験を有していなければならない．

【省令第10条】

再生医療等を行う際の責務に関する基準を定めたものである．

（再生医療等を行う際の責務）
第十条　医師又は歯科医師は，再生医療等を行う際には，その安全性及び妥当性について，科学的文献その他の関連する情報又は十分な実験の結果[※1]に基づき，倫理的及び科学的観点から十分検討しなければならない．
2　医師又は歯科医師は，再生医療等に特定細胞加工物を用いる場合においては，特定細胞加工物製造事業者に特定細胞加工物の製造を行わせる際に，特定細胞加工物概要書に従った製造が行われるよう，必要な指示をしなければならない．
3　医師又は歯科医師は，再生医療等に特定細胞加工物を用いる場合においては，再生医療等を受ける者に対し，特定細胞加工物の投与を行う際に，当該特定細胞加工物が特定細胞加工物概要書に従って製造されたものか確認する等により，当該特定細胞加工物の投与の可否について決定しなければならない．

※1 「科学的文献その他の関連する情報」・「十分な実験の結果」・「妥当性」（課長通知 p10）
省令第10条第1項関係
　「科学的文献その他の関連する情報」としては，例えば，研究論文や学術集会の発表が挙げられる．「十分な実験の結果」としては，例えば，投与される細胞加工物の非臨床試験等が挙げられ，当該細胞加工物の安全性や妥当性について，その時点での科学的水準に基づき可能な範囲で検討されていなければならない．
　培養した幹細胞又は当該細胞に培養その他の加工を施したものを用いる再生医療等であって，前例のないものを提供する場合は，造腫瘍性の評価を含む安全性に対する配慮をしなければならない．
　「妥当性」としては，例えば，当該再生医療等の提供による利益が不利益を上回ることが十分予測されることが挙げられること．

解説

　本項では再生医療等の提供に関する責務について触れられており，提供される再生医療等においては，倫理的，科学的な妥当性を検討する必要があることが記載されている．また，本項から，細胞培養加工においても，その工程と結果について，医師又は歯科医師が確認，判断を行わなければならず，特定細胞加工物の投与の可否に関する責任が，医療者側にあることが読み取れる．

【省令第11条】

再生医療等を行う際の環境への配慮に関する基準を定めたものである．

（再生医療等を行う際の環境への配慮）
第十一条　医師又は歯科医師は，環境に影響を及ぼすおそれのある再生医療等(※1)を行う場合には，環境へ悪影響を及ぼさないよう必要な配慮をしなければならない．

※1 「環境に影響を及ぼすおそれのある再生医療等」（課長通知 p10）
省令第11条関係
　「環境に影響を及ぼすおそれのある再生医療等」としては，例えば，組換えウイルスベクター等を用いて体外で細胞に遺伝子を導入して人に投与する ex vivo 遺伝子治療が挙げられるが，このような再生医療等を行うに当たっては，「遺伝子組換え生物等の使用等の規制による生物の多様性の確保に関する法律（平成15年法律第97号）」等の関係法規を遵守して適正に実施しなければならないこと．

解説

　本項では，再生医療等の提供における環境への配慮が規定されており，特に遺伝子導入を行う細胞に関して，組み替えウイルスベクター等を用いる場合は，「遺伝子組換え生物等の使用等の規制による生物の多様性の確保に関する法律（平成15年法律第97号）」（いわゆるカルタヘナ法）の対象となることが明示されている．カルタヘナ法ではウイルスではないプラスミド等は対象外となっているが，本項の原則を鑑みると，カルタヘナ法の対象外であっても，環境への配慮への検討は十分に行われるべきと考えられる．

【省令第12条】

再生医療等を受ける者の選定に関する基準を定めたものである．

(再生医療等を受ける者の選定)
第十二条　医師又は歯科医師は，研究として再生医療等を行う際には，病状，年齢その他の事情を考慮した上で，再生医療等を受けることとなる者の選定をしなければならない．

解説

　本項では，研究として実施する場合に，対象となる者の選択基準をあらかじめ定める必要があることを記載している．

【省令第13条】

再生医療等を受ける者に対する説明及び同意に関する基準を定めたものである．

(再生医療等を受ける者に対する説明及び同意)
第十三条　再生医療等を行う医師又は歯科医師は，再生医療等を受ける者に対し，当該再生医療等について，文書により同意を得なければならない．
2　再生医療等を行う医師又は歯科医師は，前項の同意を得るに際し，次に掲げる事項について，できる限り平易な表現を用い，文書により再生医療等を受ける者に説明を行わなければならない．(※1)
一　提供される再生医療等の内容(※2)
二　当該再生医療等の実施により予期される効果及び危険(※3)
三　他の治療法の有無，内容，他の治療法により予期される効果及び危険との比較
四　再生医療等を受けることを拒否することは任意であること．
五　再生医療等を受けることを拒否すること又は同意を撤回することにより不利益な取扱いを受けないこと．
六　同意の撤回に関する事項
七　当該再生医療等の実施による健康被害に対する補償に関する事項（研究として行われる再生医療等に係るものに限る.）
八　再生医療等を受ける者の個人情報の保護に関する事項
九　当該再生医療等の実施に係る費用に関する事項(※4)
十　その他当該再生医療等の提供に関し必要な事項(※5)

※1 「説明」（課長通知 p11）
省令第13条第2項関係
　省令第13条第2項に基づく説明については，再生医療等を行う医師又は歯科医師以外に当該説明を行う者として適切な者がいる場合には，医師又は歯科医師の指示の下に，当該者が説明を行うことができるが，当該者は，適切な教育又は研修を受け，当該再生医療等を熟知した者でなければならない．
※2 「提供される再生医療等の内容」（課長通知 p11）
省令第13条第2項第1号関係
　研究として再生医療等を行う際には，「提供される再生医療等の内容」に当該研究の目的並びに意義及び研究方法を含むこと．

※3 「当該再生医療等の実施により予期される効果及び危険」（課長通知 p11）
省令第13条第2項第2号関係
「当該再生医療等の実施により予期される効果及び危険」については，その判断理由を含むこと．

※4 「費用に関する事項」（課長通知 p11）
省令第13条第2項第9号関係
「費用に関する事項」は，再生医療等を受ける者が支払う費用をいうものであること．

※5 「その他当該再生医療等の提供に関し必要な事項」（課長通知 p11）
省令第13条第2項第10号関係
「その他当該再生医療等の提供に関し必要な事項」としては，例えば，以下の事項が挙げられること．
　① 再生医療等が研究として行われる場合に，当該研究における資金源，起こり得る利害の衝突及び研究者等の関連組織との関わり等の利益相反に関する事項
　② 再生医療等が研究として行われる場合に，当該研究から得られた研究成果については，再生医療等を受ける者について個人が特定されない形で学会等において公開される可能性があること．

【省令第14条】

再生医療等を受ける者の代諾者に対する説明及び同意に関する基準を定めたものである．

（再生医療等を受ける者の代諾者に対する説明及び同意）
第十四条　再生医療等を受ける者の代諾者に対する説明及び同意については前条の規定を準用する．この場合において，同条中「再生医療等を受ける者に」とあるのは「代諾者に」と，「再生医療等を受けること」とあるのは「代諾者の同意」と，「再生医療等を受ける者の個人情報」とあるのは「再生医療等を受ける者及び代諾者の個人情報」と読み替えるものとする．
2　再生医療等を行う医師又は歯科医師は，再生医療等を受ける者の代諾者の同意を得た場合には，代諾者の同意に関する記録及び代諾者と再生医療等を受ける者との関係についての記録を作成しなければならない．

解説

本項では，再生医療等を受ける者に関して，本人若しくは代諾者が文書による説明を受け，文書によって同意が示される必要があることを明示している．説明の項目に関しても，具体的に定められているため，同意説明文書にこれらの項目が適切に含まれているかどうか，留意する必要がある．

【省令第15条】

細胞の安全性に関する疑義が生じた場合の措置に関する基準を定めたものである．

（細胞の安全性に関する疑義が生じた場合の措置）
第十五条　再生医療等を行う医師又は歯科医師は，細胞提供者又は細胞を採取した動物の遅発性感染症の発症の疑いその他の当該細胞の安全性に関する疑義が生じたことを知った場合には，再生医療等の安全性の確保等を図るために必要な措置をとらなければならない．

解説

本項では，細胞の提供元の感染症が，提供後に遅発性感染として発覚した際には，提供に関する安全性の確保のために，必要な措置を取らなければならないことが明示されている．よって，状況に応じて，例えば，提供の中止や，再生医療等を受けた者への必要な検査，治療を施す必要が出るものと考えられる．

【省令第16条】

> **試料の保管に関する基準を定めたものである．**
>
> （試料の保管）
> 第十六条　提供機関管理者は，再生医療等を受ける者が感染症を発症した場合等の原因の究明のため，細胞提供者又は細胞を採取した動物の細胞の一部等の適当な試料について，採取を行った日から一定期間保存しなければならない．ただし，保存しないこと又は保存できないことについて，採取した細胞が微量である場合その他合理的な理由がある場合には，この限りでない．(※1)
> 2　提供機関管理者は，再生医療等を受ける者が感染症を発症した場合等の原因の究明のため，当該再生医療等に用いた細胞加工物の一部について，再生医療等を行った日から一定期間保存しなければならない．ただし，保存しないこと又は保存できないことについて，細胞加工物が微量である場合その他合理的な理由がある場合には，この限りでない．(※2)
>
> ※1　「一定期間」・「その他合理的な理由」（課長通知 p11）
> 　省令第16条第1項
> 　　「一定期間」については，再生医療等の内容に応じ，適切な期間を設定すること．
> 　　「その他合理的な理由」としては，例えば，採取時の細胞を保存しない場合でも，細胞加工物の一部を保存することで省令第16条第1項の目的が達成できる場合が挙げられること．
> ※2　「一定期間」・「その他合理的な理由」（課長通知 p11）
> 　省令第16条第2項
> 　　「一定期間」については，再生医療等の内容に応じ，適切な期間を設定すること．
> 　　「その他合理的な理由」とは，例えば，細胞提供者が再生医療等を受ける者と同一であって，細胞加工物について培養工程を伴わず，短時間の操作で人体への特定細胞加工物の投与が行われる場合をいうものであること．

解説

本項では再生医療等に用いる細胞，細胞加工物の一部等に関する保管の義務について定めている．細胞に関しては採取を行った日から，細胞加工物に関しては実施を行った日から一定の期間となっており，この期間に関しては具体的な定めはない．その細胞の性質や，内包するリスク等を鑑みて，細胞，加工物ごとに決定する必要がある．可能であれば，後述される記録等と同等の期間を設けるということも一案ではないかと考えられる．また，採取される細胞が微量である場合等の除外規定があり，例えば採取される細胞をほぼすべて用いなければ再生医療等の提供が不可能でかつ，採取量を増やすことも，医学的若しくは倫理的に困難な場合等には，必ずしも細胞の保管が不要であり，加工物の一部を保管することで代替とすることも可能となっているものと考えられる．

【省令第17条】

疾病等の発生の場合の措置に関する基準を定めたものである．

（疾病等の発生の場合の措置）
第十七条　再生医療等を行う医師又は歯科医師は，再生医療等の提供によるものと疑われる疾病，障害，若しくは死亡又は感染症の発生（以下「疾病等の発生」という．）を知ったときは，次の各号に掲げる場合の区分に応じ，当該各号に定める者に対し，速やかにその旨を報告しなければならない．
　一　第一種再生医療等又は第二種再生医療等を行っている場合（次号に掲げる場合を除く．）　提供機関管理者及び実施責任者
　二　第一種再生医療等又は第二種再生医療等を共同研究として行っている場合　提供機関管理者，実施責任者及び統括責任者
　三　前二号に掲げる場合以外の場合　提供機関管理者
2　前項第三号に掲げる場合であって，再生医療等を共同研究として行っているときは，前項の報告を受けた提供機関管理者は，当該報告の内容を共同研究を行っている他の提供機関管理者に報告しなければならない．
3　前二項の報告を受けた提供機関管理者，実施責任者又は統括責任者は，当該再生医療等を行う医師又は歯科医師に対し，当該再生医療等の中止その他の必要な措置[※1]を講ずるよう指示しなければならない．
4　第一項又は第二項の報告を受けた提供機関管理者，実施責任者又は統括責任者は，次の各号に掲げる場合の区分に応じ，当該各号に定める者に対し，発生した事態及び講じた措置について速やかに通知しなければならない．
　一　特定細胞加工物を用いた再生医療等を行っていた場合　当該再生医療等に用いる特定細胞加工物を製造した特定細胞加工物製造事業者
　二　再生医療等製品を用いた再生医療等を行っていた場合　当該再生医療等に用いる再生医療等製品の製造販売業者（当該再生医療等製品が医薬品医療機器等法第二十三条の三十七第一項の承認を受けている場合にあっては，同条第四項に規定する選任外国製造再生医療等製品製造販売業者）

※1　「その他の必要な措置」（課長通知p11）
　省令第17条第3項関係
　　「その他の必要な措置」としては，例えば，疾病等の発生の原因の分析や，発生した事態が細胞加工物に起因するものであるかの検討が挙げられること．

解説

　本項では疾病等の発生の際に，医療機関や細胞培養加工業者等の間の報告義務について記載されている．ここで言う疾病等とは，再生医療等の提供によるものと疑われる疾病，障害，若しくは死亡又は感染症のことを指しており，いわゆる治験における重篤な有害事象とは定義が異なる（重篤な有害事象は治験薬等の投与との因果性を問わない）点について，特に研究として行う計画の場合は留意する必要がある．発生時には，基本的に実施責任者，提供機関管理者は報告を受ける必要があり，さらに，細胞加工物の製造者（特定細

胞加工物製造事業者又は再生医療等製品の製造販売業者）にも事態と措置について通知することとなっている．また，研究の場合は統括責任者，さらに共同研究の場合は共同研究機関の管理者にも報告する必要がある点にも注意が必要である．また，後の条文で厚生労働大臣への報告も別途義務付けられているため，そちらの確認も行う必要がある．

【省令第18条】

> 再生医療等の提供終了後の措置等に関する基準を定めたものである．

> （再生医療等の提供終了後の措置等）
> 第十八条　再生医療等を行う医師又は歯科医師は，再生医療等の提供を終了した後においても，安全性及び科学的妥当性の確保の観点から，再生医療等の提供による疾病等の発生についての適当な期間の追跡調査[※1]，効果についての検証その他の必要な措置を講ずるよう努めなければならない．また，その結果については，前条第一項各号に掲げる場合の区分に応じ，当該各号に定める者に対し，報告しなければならない．

> ※1 「適当な期間の追跡調査」（課長通知 p12）
> 省令第18条関係
> 　「適当な期間の追跡調査」とは，提供される再生医療等の内容ごとに，疾病等が発生しうる期間を考慮して実施するべきものであること．例えば，投与された特定細胞加工物に由来する腫瘍の発生が懸念される場合には，長期の経過観察が求められる．

解説

　本項では，提供計画における追跡調査の必要性について記述されている．追跡調査の報告対象は前条の疾病等の報告と同様となっている．追跡調査の期間については，再生医療等の特性を踏まえて設定する必要があり，例えば数年後に腫瘍化する危険性等がある場合は，そのリスクのある期間について，調査の対象とするべきと考えられる．

【省令第19条】

> 再生医療等を受ける者に関する情報の把握に関する基準を定めたものである．

> （再生医療等を受ける者に関する情報の把握）
> 第十九条　再生医療等を行う医師又は歯科医師は，再生医療等の提供に起因するものと疑われる疾病等の発生の場合に当該疾病等の情報を把握できるよう，及び細胞加工物に問題が生じた場合に再生医療等を受けた者の健康状態等が把握できるよう，あらかじめ適切な措置[※1]を講じなければならない．

> ※1 「適切な措置」（課長通知 p12）
> 省令第19条関係
> 　「適切な措置」としては，例えば，必要な経過観察期間を設定することや，経過観察期間終了後であっても再生医療等を受けた者の連絡先を把握しておくことが挙げられること．

解 説

本項では，前条までに記載されている安全性等に係る情報が十分に得られるように，適切な追跡調査の期間や，再生医療等を受けた者と連絡が取れるようにあらかじめ準備しておく必要性があることに言及している．

【省令第20条】

実施状況の確認に関する基準を定めたものである．

（実施状況の確認）
第二十条　次の各号に掲げる場合の区分に応じて当該各号に定める者は，再生医療等が再生医療等提供計画（法第四条第一項に規定する再生医療等提供計画をいう．以下同じ．）及び再生医療等提供基準に従い，適正に実施されていることを随時確認するとともに，再生医療等の適正な実施を確保するために必要な指示をしなければならない．
一　第一種再生医療等又は第二種再生医療等を行っている場合（次号に掲げる場合を除く．）　提供機関管理者及び実施責任者
二　第一種再生医療等又は第二種再生医療等を共同研究として行っている場合　提供機関管理者，実施責任者及び統括責任者
三　前二号に掲げる場合以外の場合　提供機関管理者
2　実施責任者は，提供機関管理者に対して，再生医療等の提供の状況について，随時報告しなければならない．

解 説

実施責任者や提供機関管理者は，再生医療の提供の実施状況について，随時確認して，状況を把握しておく必要性があることに言及している．これらは，日本の医療環境においては，医師個人よりも医療機関の権限と責務が強いという現状を踏まえたものであり，安全対策の観点からも，自施設で実施されている再生医療等において，施設の管理者が状況を把握していないということのないように定められたものと考えられる．

【省令第21条】

法第3条第2項第4号の厚生労働省令で定める場合を定めたものである．

（再生医療等を受ける者に対する健康被害の補償を行う場合）
第二十一条　法第三条第二項第四号の厚生労働省令で定める場合は，研究として行われる場合とする．

（参考）法律
第三条
2　再生医療等提供基準は，第一種再生医療等，第二種再生医療等及び第三種再生医療等のそれぞれにつき，次に掲げる事項（第三種再生医療等にあっては，第一号に掲げる事項を除く．）について定めるものとする．
四　再生医療等に用いる細胞を提供する者及び再生医療等（研究として行われる場合その他

の厚生労働省令で定める場合に係るものに限る.)を受ける者に対する健康被害の補償の方法に関する事項

【省令第22条】

細胞提供者等に対する補償に関する基準を定めたものである.

(細胞提供者等に対する補償)
第二十二条 提供機関管理者又は再生医療等に用いる細胞の提供を受ける者は,細胞提供者が再生医療等を受ける者以外の者である場合には,当該細胞の提供に伴い生じた健康被害の補償のために,保険への加入その他の必要な措置[※1]を講じておかなければならない.
2 提供機関管理者は,再生医療等(研究として行われる場合に限る.)の実施に当たっては,当該再生医療等の実施に伴い生じた健康被害の補償のために,保険への加入その他の必要な措置を講じておかなければならない.

※1「その他の必要な措置」(課長通知 p12)
省令第22条第1項及び第2項関係
「その他の必要な措置」としては,例えば,健康被害に対する医療の提供が挙げられること.

解説

健康被害の補償について,本項で具体的にその対象と措置を定めている.再生医療の提供を受ける者に関しては,研究として行われる場合には,保険への加入や,健康被害に対する医療の提供等にの措置を講じておくこととなっている.また,提供者(ドナー)に関しては,研究,治療の別を問わず,これらの措置を講じておかなければならないため,注意が必要である.具体的な補償の考え方については,後述する日本再生医療学会の健康被害補償ガイドラインを参照していただきたい.

【省令第23条】

細胞提供者等に対する個人情報に関する基準を定めたものである.

(細胞提供者等に関する個人情報の取扱い)
第二十三条 細胞提供者及び再生医療等を受ける者に関する個人情報を保有する者は,当該個人情報について匿名化を行う場合にあっては,連結可能匿名化(必要な場合に特定の個人を識別できる情報を保有しつつ行う匿名化をいう.)した上で,当該個人情報を取り扱わなければならない.

【省令第24条】

個人情報の保護に関する基準を定めたものである.

(個人情報の保護)
第二十四条 提供機関管理者は,個人情報の適正な取扱いの方法を具体的に定めた実施規程(以下「個人情報取扱実施規程[※1]」という.)を定めなければならない.

※1 「個人情報取扱実施規程」(課長通知 p12)

省令第24条関係

個人情報取扱実施規程は，次に掲げる事項を含むものであること．
① 個人情報の適正な取得に関する事項
② 保有する個人情報の漏洩，滅失又はき損の防止その他の安全管理に関する事項
③ 保有する個人情報を取り扱う者に対する指導及び管理に関する事項
④ 保有する個人情報の開示等に関する事項

研究として再生医療等を行う場合には，臨床研究に関する倫理指針（平成20年厚生労働省告示第415号）の個人情報の保護に係る責務等を参考とすること．

解説

個人情報に関しては，本法では原則連結可能匿名化を求めている．これは，疾病等の発生時にその原因究明に必要となる場合や，また，これらの安全性情報が引いては細胞提供者の健康衛生の向上につながる可能性を想定したものと考えられる．よって本法律下で行われる再生医療等に関しては，患者情報の対応表等（例えば患者IDと，情報を公表する際の症例番号との対応表）を保持しておく必要があり，その情報を所有している機関が廃業する際などに失われないように対策を講じる必要があるものと考えられる．

【省令第25条】

教育又は研修に関する基準を定めたものである．

（教育又は研修）

第二十五条　提供機関管理者又は実施責任者は，再生医療等を適正に実施するために定期的に教育又は研修の機会を確保(※1)しなければならない．

2　再生医療等を行う医師又は歯科医師その他の再生医療等の提供に係る関係者は，再生医療等を適正に実施するために定期的に適切な教育又は研修を受け，情報収集に努めなければならない．

※1 「教育又は研修の機会の確保」(課長通知 p12)

省令第25条第1項関係

教育又は研修の機会の確保は，外部機関が実施する教育若しくは研修又は学術集会への参加の機会を確保することでも差し支えないこと．

解説

再生医療等を行う医師又は歯科医師は定期的に教育，研修を受ける必要があり，提供機関管理者や実施責任者はその機会が得られるようにしなければならないことが明示されている．「定期的」の具体的な期間は定められていないが，教育，研修を受けた際（学会への参加等を含む）には，その記録を残しておき，本基準を満たしていることが証明できるようにしておくことが望ましいと考えられる．

【省令第26条】

> 苦情及び問合せへの対応に関する基準を定めたものである.

(苦情及び問合せへの対応)
第二十六条　提供機関管理者は，苦情及び問合せに適切かつ迅速に対応するため，苦情及び問合せを受け付けるための窓口の設置，苦情及び問合せの対応の手順の策定その他の必要な体制の整備に努めなければならない．

解説

本項では，再生医療提供機関として，苦情等に柔軟に対応できるように体制を整備しておくことを，施設管理者に義務付けている．努力義務ではあるが，苦情等への対応手順はあらかじめ手順書の作成を行うなど，文書化して対応しておくことが望ましいと考えられる．

【法律第4条】

> 再生医療等提供計画の提出及びあらかじめ再生医療等委員会の意見を聴くことを義務付けることを定めている．

(再生医療等提供計画の提出)
第四条　再生医療等を提供しようとする病院又は診療所（医療法第五条第一項に規定する医師又は歯科医師の住所を含む．第三号を除き，以下同じ．）の管理者（同項に規定する医師又は歯科医師を含む．以下この章及び次章において同じ．）は，厚生労働省令で定めるところにより，あらかじめ，第一種再生医療等，第二種再生医療等及び第三種再生医療等のそれぞれにつき厚生労働省令で定める再生医療等の区分ごとに，次に掲げる事項（第二号に掲げる再生医療等が第三種再生医療等である場合にあっては，第三号に掲げる事項を除く．）を記載した再生医療等の提供に関する計画（以下「再生医療等提供計画」という．）を厚生労働大臣に提出しなければならない．
一　当該病院又は診療所の名称及び住所並びに当該管理者の氏名
二　提供しようとする再生医療等及びその内容
三　前号に掲げる再生医療等について当該病院又は診療所の有する人員及び構造設備その他の施設
四　第二号に掲げる再生医療等に用いる細胞の入手の方法並びに当該再生医療等に用いる特定細胞加工物の製造及び品質管理の方法（特定細胞加工物の製造を委託する場合にあっては，委託先の名称及び委託の内容）
五　前二号に掲げるもののほか，第二号に掲げる再生医療等に用いる再生医療等技術の安全性の確保等に関する措置
六　第二号に掲げる再生医療等に用いる細胞を提供する者及び当該再生医療等（研究として行われる場合その他の厚生労働省令で定める場合に係るものに限る．）を受ける者に対する健康被害の補償の方法
七　第二号に掲げる再生医療等について第二十六条第一項各号に掲げる業務を行う

認定再生医療等委員会（同条第五項第二号に規定する認定再生医療等委員会をいう．以下この章において同じ．）の名称及び委員の構成
　八　その他厚生労働省令で定める事項
2　再生医療等を提供しようとする病院又は診療所の管理者は，前項の規定により再生医療等提供計画を提出しようとするときは，当該再生医療等提供計画が再生医療等提供基準に適合しているかどうかについて，あらかじめ，当該再生医療等提供計画に記載される認定再生医療等委員会の意見を聴かなければならない．
3　第一項の再生医療等提供計画には，次に掲げる書類を添付しなければならない．
　一　再生医療等提供計画に記載された認定再生医療等委員会が述べた第二十六条第一項第一号の意見の内容を記載した書類[※1]
　二　その他厚生労働省令で定める書類

※1 「再生医療等提供計画に記載された認定再生医療等委員会が述べた第二十六条第一項第一号の意見の内容を記載した書類」（課長通知 p13）
法第4条第3項第1号関係
　再生医療等提供計画を提出する者は，再生医療等提供計画に記載された認定再生医療等委員会が述べた意見の内容を記載した書類には，当該再生医療等提供計画に関する審査の過程に関する記録を添付すること．

解説

本項では，再生医療等提供計画の提出について，提出する計画の内容を説明している．特に，認定再生医療等委員会の意見を提出の前にあらかじめ聴かなければいけないとなっており，認定再生医療等委員会の審査を，提出の前に受け，意見書と審査の記録（審査概要等）を添付する必要があると考えられる．

【省令第27条】

再生医療等提供計画の提出方法について定めている．

（再生医療等提供計画の提出）
第二十七条　法第四条第一項の規定による提出は，様式第一による計画を提出して行うものとする．
2　前項の提出を行ったときは，速やかにその旨を当該再生医療等提供計画に記載された認定再生医療等委員会（法第二十六条第五項第二号に規定する認定再生医療等委員会をいう．以下同じ．）に通知しなければならない．
3　法第四条第一項の厚生労働省令で定める再生医療等の区分[※1]は，再生医療等技術の区分とする．
4　法第四条第一項第六号の厚生労働省令で定める場合は，研究として行われる場合とする．
5　法第四条第一項第八号の厚生労働省令で定める事項は，次に掲げる事項とする．
　一　共同研究機関（共同研究として再生医療等を行う再生医療等提供機関をいう．）に関する事項
　二　再生医療等製品を用いる場合にあっては，再生医療等製品に関する事項
　三　審査等業務（法第二十六条第一項に規定する審査等業務をいう．以下同じ．）を行う認

定再生医療等委員会の認定番号
　　四　細胞提供者及び再生医療等を受ける者に関する個人情報の取扱いの方法
　　五　教育又は研修の方法
　　六　苦情及び問合せへの対応に関する体制の整備状況
6　法第四条第三項第二号（法第五条第二項において準用する場合を含む．）の厚生労働省令で定める書類は，次に掲げる書類とする．
　　一　提供する再生医療等の詳細を記した書類[※2]
　　二　実施責任者及び再生医療等を行う医師又は歯科医師の氏名，所属，役職及び略歴（研究に関する実績がある場合には，当該実績を含む．）を記載した書類
　　三　再生医療等に用いる細胞の提供を受ける場合にあっては，細胞提供者又は代諾者に対する説明文書及び同意文書の様式
　　四　再生医療等を受ける者に対する説明文書及び同意文書の様式
　　五　再生医療等提供計画に記載された再生医療等と同種又は類似の再生医療等に関する国内外の実施状況を記載した書類[※3]
　　六　特定細胞加工物を用いる場合にあっては，再生医療等提供計画に記載された再生医療等に用いる細胞に関連する研究を記載した書類[※4]
　　七　特定細胞加工物を用いる場合にあっては，特定細胞加工物概要書，第九十六条に規定する特定細胞加工物標準書，第九十七条第一項に規定する衛生管理基準書，同条第二項に規定する製造管理基準書及び同条第三項に規定する品質管理基準書
　　八　再生医療等製品を用いる場合にあっては，当該再生医療等製品の添付文書等（医薬品医療機器等法第六十五条の三に規定する添付文書等をいう．）
　　九　再生医療等提供計画に記載された再生医療等の内容をできる限り平易な表現を用いて記載したもの[※5]
　　十　特定細胞加工物の製造を委託する場合にあっては，委託契約書の写しその他これに準ずるもの[※6]
　　十一　個人情報取扱実施規程

※1 「再生医療等の区分」（課長通知 p13）
　省令第27条第3項関係
　　「再生医療等の区分」は，細胞加工物の加工の工程及び投与方法が同じか否かによって判断されるものであること．
※2 「提供する再生医療等の詳細を記した書類」（課長通知 p13）
　省令第27条第6項1号関係
　　「提供する再生医療等の詳細を記した書類」には，提供する再生医療等が研究の場合においては研究方法等の詳細，その他の場合においては実施方法等の詳細を含むこと．また，当該書類には，次に掲げるものを含むこと．
　　① 細胞の入手の方法（省令第7条関係）
　　　（ア）細胞の提供を受けた後に，感染症の感染後，検査をしても感染を証明できない期間があることを勘案し，検査方法，検査項目等に応じて，再検査を実施する場合にあっては，その方法
　　　（イ）細胞の提供を受ける際（動物の細胞を用いる場合を含む．）の，その過程における微生物等による汚染を防ぐために必要な措置
　　　（ウ）細胞の提供を受けた当該細胞について，微生物等による汚染及び微生物等の存在に関する適切な検査を行う場合においてはその内容
　　　（エ）ヒトES細胞を用いる場合にあって，文部科学大臣及び厚生労働大臣が別途定めるヒト

　　　　　ES細胞の樹立に関する手続を経たものである場合には，その旨を証する書類
　　② 環境への配慮（省令第11条関係）
　　　環境に影響を及ぼすおそれのある再生医療等を行う場合には，環境へ悪影響を及ぼさないために講じる配慮の内容
　　③ 細胞の安全性に関する疑義が生じた場合の措置（省令第15条関係）
　　　細胞提供者又は細胞を採取した動物の遅発性感染症の発症の疑いその他の当該細胞の安全性に関する疑義が生じたことを知った場合における，再生医療の安全性の確保等を図るための措置の内容
　　④ 再生医療等を受ける者に関する情報の把握（省令第19条）
　　　再生医療等の提供に起因するものと疑われる疾病等の発生の場合に当該疾病等の情報を把握できるよう，及び細胞加工物に問題が生じた場合に再生医療等を受けた者の健康状態等を把握できるよう，あらかじめ講じる措置の内容
　　⑤ ex vivo 遺伝子治療を行う場合には，「遺伝子治療臨床研究に関する指針について」（文部科学省研究振興局長・厚生労働省大臣官房厚生科学課長通知13文科振第1144号・科発第0327001号 平成14年3月27日）の実施施設の施設設備の状況に準ずるもの

※3 「再生医療等提供計画に記載された再生医療等と同種又は類似の再生医療等に関する国内外の実施状況を記載した書類」（課長通知p14）
省令第27条第6項第5号
　「再生医療等提供計画に記載された再生医療等と同種又は類似の再生医療等に関する国内外の実施状況を記載した書類」としては，例えば，当該再生医療等と同種又は類似の再生医療等に関する国内外の研究論文が挙げられること．
　法の施行の際現に「遺伝子治療臨床研究に関する指針」（平成16年文部科学省・厚生労働大臣告示第2号）に基づき厚生労働大臣が意見を述べた遺伝子治療臨床研究を実施している者は，当該厚生労働大臣の意見と当該意見を求めるに当たって提出した書類一式を添付すること．
　法の施行の際現に「厚生労働大臣の定める先進医療及び施設基準の制定等に伴う実施上の留意事項及び先進医療に係る届出等の取扱い」（平成24年医政発0731第2号，薬食発0731第2号，保発0731第7号）に基づき先進医療を実施している者は，厚生労働大臣に提出している書類一式を添付すること．
　法の施行の際現に「ヒト幹細胞を用いる臨床研究に関する指針」（平成25年厚生労働大臣告示第317号）に基づき厚生労働大臣が意見を述べたヒト幹細胞臨床研究を実施している者は，当該厚生労働大臣の意見と当該意見を求めるに当たって提出した書類一式を添付すること．

※4 「再生医療等提供計画に記載された再生医療等に用いる細胞に関連する研究を記載した書類」（課長通知p14）
省令第27条第6項第6号
　「再生医療等提供計画に記載された再生医療等に用いる細胞に関連する研究を記載した書類」としては，例えば，当該再生医療等に用いる細胞に関連する研究論文が挙げられること．

※5 「再生医療等提供計画に記載された再生医療等の内容をできる限り平易な表現を用いて記載したもの」（課長通知p15）
省令第27条第6項第9号関係
　「再生医療等提供計画に記載された再生医療等の内容をできる限り平易な表現を用いて記載したもの」には，当該再生医療等の内容を簡潔に図解したものが含まれることが望ましい．

※6 「その他これに準ずるもの」（課長通知p15）
省令第27条第6項第10号関係
　「その他これに準ずるもの」としては，例えば，契約締結前の仮契約書の写しが挙げられること．

【Q&A（その2）】
Q3：癌免疫療法において，樹状細胞とT細胞など，複数の特定細胞加工物を，同時又は異なる時期に提供することで，一連の再生医療等技術として計画する場合，1つの再生医療等提供計画として提出しても良いか．
A3：提供される当該特定細胞加工物の種類及び投与方法が変更されない場合，差し支えない．

解説

　本項目では，再生医療等提供計画の届出の方法が説明されており，法第四条第一項第八号（提供計画）並びに法第四条第三項第二号（添付文書）の「その他」の具体的な内容が記述されている．提供計画を届け出た際には，認定再生医療等委員会へも通知が必要である点に配慮が必要である．また，提供する再生医療等の詳細を記した書類とは，研究方法等の詳細，その他の場合においては実施方法等の詳細を含むこととなっているため，研究の場合は実施計画書，治療として行う場合は実施計画書に準じた治療計画の詳細を記載したものを準備する必要があると考えられる．また，当該計画書の中には，①細胞の入手の方法，②環境への配慮，③細胞の安全性に関する疑義が生じた場合の措置，④再生医療等を受ける者に関する情報の把握，⑤ex vivo遺伝子治療を行う場合には，「遺伝子治療臨床研究に関する指針について」の実施施設の施設設備の状況に準ずるものを記載することとなっている点に注意が必要である．特定細胞加工物概要書，特定細胞加工物標準書，衛生管理基準書，製造管理基準書及び品質管理基準書に関しては，本書の最後に雛形を示しているのでそちらを参照していただきたい．

様式第一（第二十七条関係）（第一面）

再生医療等提供計画

年　　　月　　　日

厚生労働大臣　｝
地方厚生局長　｝　殿

再生医療等提供機関　名　称

住　所

管理者　　　氏　名　　　　　　　　　　　　　印

　下記のとおり，再生医療等を計画したいので，再生医療等の安全性の確保等に関する法律第４条第１項の規定により再生医療等提供計画を提出します．

記

1　提供しようとする再生医療及びその内容

提供しようとする再生医療等の名称			
治療・研究の区分		□ 治療	□ 研究
再生医療等の分類		□ 第一種　□ 第二種　□ 第三種	
	判断理由		
再生医療等の内容			
再生医療等を行う医師又は歯科医師に関する事項	氏名		
	所属		
	役職		
事務担当者の連絡先	担当部署		
	電話番号		
	FAX番号		
	電子メールアドレス		

2　人員及び構造設備その他の施設（第一種再生医療等又は第二種再生医療等を提供する場合のみ必須）

実施責任者（共同研究の場合は統括責任者）に関する事項	医師・歯科医師の区分	□ 医師	□ 歯科医師
	氏名		
	所属		
	役職		
救急医療に必要な施設又は設備		□ 自施設	□ 他の医療機関
		救急医療に必要な施設又は設備の内容（他の医療機関の場合はその医療機関の名称及び施設又は設備の内容）	

様式第一（第二十七条関係）（第二面）

3　共同研究開発に関する事項

<table>
<tr><td colspan="3">共同研究機関の有無</td><td>□　有</td><td>□　無</td></tr>
<tr><td rowspan="10">共同研究機関</td><td colspan="2">名称</td><td colspan="2"></td></tr>
<tr><td colspan="2">住所</td><td colspan="2"></td></tr>
<tr><td colspan="2">電話番号</td><td colspan="2"></td></tr>
<tr><td colspan="2">管理者の氏名</td><td colspan="2"></td></tr>
<tr><td rowspan="3">再生医療等を行う医師又は歯科医師に関する事項</td><td>氏名</td><td colspan="2"></td></tr>
<tr><td>所属</td><td colspan="2"></td></tr>
<tr><td>役職</td><td colspan="2"></td></tr>
<tr><td colspan="2">実施責任者の氏名（第一種再生医療等又は第二種再生医療等を提供する場合のみ必須）</td><td colspan="2"></td></tr>
<tr><td rowspan="2">救急医療に必要な施設又は設備（第一種再生医療等又は第二種再生医療等を提供する場合のみ必須）</td><td colspan="2">□　自施設</td><td>□　他の医療機関</td></tr>
<tr><td colspan="3">救急医療に必要な施設又は設備の内容（他の医療機関の場合はその医療機関の名称及び施設又は設備の内容）</td></tr>
</table>

4　再生医療等に用いる細胞の入手の方法並びに特定細胞加工物の製造及び品質管理の方法（特定細胞加工物を用いる場合のみ記載）

<table>
<tr><td colspan="3">特定細胞加工物の名称</td><td colspan="2"></td></tr>
<tr><td rowspan="3">細胞の入手の方法</td><td colspan="2">細胞提供者からの細胞の提供を受ける医療機関等の名称（動物の細胞を用いる場合にあっては当該細胞の採取を行う機関等の名称）</td><td colspan="2"></td></tr>
<tr><td colspan="2">細胞提供者の選定方法（動物の細胞を用いる場合にあってはドナー動物の選定方法）</td><td colspan="2"></td></tr>
<tr><td colspan="2">細胞提供者の適格性の確認方法（動物の細胞を用いる場合にあってはドナー動物の適格性の確認方法）</td><td colspan="2"></td></tr>
<tr><td rowspan="5">特定細胞加工物の製造及び品質管理の方法</td><td colspan="2">製造及び品質管理の方法の概要</td><td colspan="2"></td></tr>
<tr><td colspan="2">特定細胞加工物の製造の委託の有無</td><td>□　有</td><td>□　無</td></tr>
<tr><td rowspan="3">細胞培養加工施設</td><td>細胞培養加工施設の施設番号</td><td colspan="2"></td></tr>
<tr><td>細胞培養加工施設の名称</td><td colspan="2"></td></tr>
<tr><td>委託の場合は委託の内容</td><td colspan="2"></td></tr>
</table>

様式第一（二十七条関係）（第三面）

5 再生医療等製品に関する事項（再生医療等製品を用いる場合のみ記載）

再生医療等製品の名称	（販売名）　　　　　　　　（一般的名称）
再生医療等製品の製造販売業者の名称	
再生医療等製品の承認の内容（用法，用量若しくは使用方法又は効能，効果若しくは性能に関する事項）	

6 再生医療等技術の安全性の確保等に関する措置

再生医療等を行うに当たっての医師又は歯科医師の責務	提供する再生医療等の安全性についての検討内容	
	提供する再生医療等の妥当性についての検討内容	
	特定細胞加工物の投与の可否の決定の方法（特定細胞加工物を用いる場合のみ必須）	
	再生医療等を受ける者の選定基準（研究として行う場合のみ必須）	
	採取した細胞の一部等と，再生医療等に用いた細胞加工物の一部の保存期間（採取した細胞の一部等と，再生医療等に用いた細胞加工物の一部を保存しない場合にあってはその理由）	
	疾病等の発生における報告体制の内容	
	再生医療等の提供終了後の措置の内容（疾病等の発生についての適当な期間の追跡調査，効果についての検証の内容）	

様式第一（第二十七条関係）（第四面）

7 　細胞提供者及び再生医療等を受ける者に対する健康被害の補償の方法

細胞提供者について（特定細胞加工物を用いる場合のみ必須）	
補償の内容（保険への加入等の具体的内容）	
再生医療等を受ける者について（研究として行われる場合のみ必須）	
補償の有無	
補償の内容（保険への加入等の具体的内容）	

8 　審査等業務を行う認定再生医療等委員会に関する事項

認定再生医療等委員会の認定番号		
認定再生医療等委員会の名称		
認定再生医療等委員会の委員の構成	□ 第一種再生医療等又は第二種再生医療等を審査することができる構成	□ 第三種再生医療等のみを審査することができる構成

9 　その他

細胞提供者及び再生医療等を受ける者に関する個人情報の取扱いの方法	
教育又は研修の方法	
苦情及び問合せへの対応に関する体制の整備状況	

（留意事項）
1 　用紙の大きさは，日本工業規格 A4 とすること．
2 　提出は，正本1通とすること．
3 　各項目の記載欄にその記載事項の全てを記載する事ができないときには，同欄に「別紙のとおり．」と記載し，別紙を添付すること．
4 　1の「再生医療等の内容」の欄には，当該再生医療等の対象疾患等，対象となる者の基準，用いる細胞，投与の方法，研究の場合にあっては研究の目的，研究方法の概要，研究期間及び対象患者数，その他具体的な内容を記載すること．
5 　4の「細胞提供者から細胞の提供を受ける医療機関等の名称」の欄には，細胞の提供を受ける医療機関等が，再生医療等を提供する医療機関と同一である場合には「再生医療等提供期間と同じ．」と記載すること．
6 　6の「提供する再生医療等の安全性についての検討内容」及び「提供する再生医療等の妥当性についての検討内容」の欄には，検討の過程で用いた科学的文献その他の関連する情報又は実験結果も含め，検討の詳細をそれぞれ記載すること．

再生医療等提供計画（様式第１）の記載要領等について
※「再生医療等提供計画等の記載要領の改訂等について（平成27年8月21日厚生労働省医政局研究開発振興課事務連絡）」より

※　再生医療等提供計画（様式第１）の記載に当たっては，添付書類に詳細を記したことをもって各欄の記載を省略するのではなく，当該様式における記載をもって提供しようとする再生医療等の概要がわかるよう，各欄において簡潔に記載すること．なお，各欄で記載内容が一部重複する場合であっても，それぞれの欄に当該内容について簡潔に記載すること．

「再生医療等提供機関の名称，住所，管理者の氏名」欄の記載に当たっては，再生医療等を共同研究として行う場合は，共同研究を統括する医療機関の管理者が所属する医療機関の名称，住所及び当該管理者の氏名を記載すること．

「１　提供しようとする再生医療等及びその内容」欄について

（１）「提供しようとする再生医療等の名称」欄について
　　再生医療等技術の内容が明確に判別できるように，用いる特定細胞加工物の種類及び実施する目的を含み，かつ簡潔な名称とすること．

（２）「再生医療等の分類」欄の「判断理由」欄について
　　提供しようとする再生医療等の内容及び再生医療等に用いる特定細胞加工物の特性を簡潔に記載し，分類を判断した理由について，「「再生医療等の安全性の確保等に関する法律」，「再生医療等の安全性の確保等に関する法律施行令」及び「再生医療等の安全性の確保等に関する法律施行規則」の取扱いについて（平成26年10月31日付け医政研発1031第１号厚生労働省医政局研究開発振興課長通知）」の図２（第一種・第二種・第三種再生医療等技術のリスク分類）に基づき，どのような検討を経て，どのように図中で分類を判断したかについて判断の結果を含め記載すること．

（３）「再生医療等の内容」欄について
　　次に掲げる事項を含むこと．
　　　①　再生医療等の対象疾患等
　　　②　再生医療等を受ける者の基準
　　　再生医療等を受ける者の主な選択基準，除外基準を記載すること．
　　　③　再生医療等に用いる細胞（細胞加工物の構成細胞となる細胞）
　　　④　原料となる細胞の採取の方法
　　　採取部位，採取方法（用いる器具，採取する量，麻酔方法等）を記載すること．
　　　⑤　細胞の加工の方法
　　　細胞に対し施す加工の内容を簡潔に記載すること．
　　　⑥　細胞加工物の投与の方法
　　　投与を行う場所（例：手術室）及び投与方法を記載すること．
　　　⑦　研究の場合にあっては以下の事項
　　　　イ　研究目的・意義
　　　　　国内における研究の対象となる疾患の患者数，研究の対象となる疾患の治療法の現状と今回行う予定の治療法が従来の治療法と比べて優れていると考えられる理由を簡潔に記載すること．
　　　　ロ　研究方法の概要（研究デザイン，評価項目等）

- 研究デザイン

  単施設か多施設か，盲検か非盲検か，ランダム化の有無，科学的妥当性を示すにあたって対照群をどのように設定するのか，設定しないのであればどのように科学的妥当性を評価するのか等について記載すること．
- 評価項目

  主要評価項目と副次評価項目を記載すること．

ハ 研究期間

例：提供開始から3年，ただし登録期間2年，経過観察期間1年

ニ 対象患者数

例：50例，被験者群25例，対照群25例（設定数の根拠についても記載すること．）

（4）「再生医療等を行う医師又は歯科医師に関する事項」欄について

再生医療等を行う医師又は歯科医師（非常勤を含む．）が複数名の場合は，「氏名」から「役職」までの欄を増やして，当該再生医療等を行う全ての医師又は歯科医師に関して記載すること．

「2 人員及び構造設備その他の施設（第一種再生医療等又は第二種再生医療等を提供する場合のみ必須）」欄について

第一種再生医療等又は第二種再生医療等を提供する場合は必ず記載すること．

また「救急医療に必要な施設又は設備」欄の「救急医療に必要な施設又は設備の内容（他の医療機関の場合はその医療機関の名称及び施設又は設備の内容）」欄については，救急医療のために確保している病床数，設備の内容（エックス線装置，心電図，輸血及び輸液のための装置等）について記載すること．

「3 共同研究機関に関する事項」欄について

（1）「共同研究機関」欄について

複数の共同研究機関がある場合は，「名称」から「救急医療に必要な施設又は設備（第一種再生医療等又は第二種再生医療等を提供する場合のみ必須）」までの欄を研究機関の数に合わせて増やして，記載すること．

（2）「再生医療等を行う医師又は歯科医師に関する事項」欄について

再生医療等を行う医師又は歯科医師（非常勤を含む．）が複数名の場合は，共同研究機関欄を追加し，「氏名」から「役職」までの欄に，当該再生医療等を行う全ての医師又は歯科医師に関して記載すること．

（3）「救急医療に必要な施設又は設備」欄の「救急医療に必要な施設又は設備の内容（他の医療機関の場合はその医療機関の名称及び施設又は設備の内容）」欄について

救急医療のために確保している病床数，設備の内容（エックス線装置，心電図，輸血及び輸液のための装置等）について記載すること．

「4 再生医療等に用いる細胞の入手の方法並びに特定細胞加工物の製造及び品質管理の方法（特定細胞加工物を用いる場合のみ記載）」欄について

（1）「細胞の入手の方法」欄の「細胞提供者から細胞の提供を受ける医療機関等の名称（動物の細胞を用いる場合にあっては当該細胞の採取を行う機関等の名称）」欄について

細胞の提供を受ける医療機関等が，再生医療等を提供する医療機関と同一である場合には，「再生医療等提供機関と同じ．」と記載すること．
　　　共同研究機関で細胞の提供を受ける医療機関等が異なる場合は，共同研究機関ごとに記載すること．
（2）「細胞の入手の方法」欄の「細胞提供者の選定方法（動物の細胞を用いる場合にあってはドナー動物の選定方法）」欄について
　　　次に掲げる事項（ドナー動物についてはこれに準ずる事項）について記載すること．
　　① 細胞提供者の健康状態
　　② 細胞提供者の年齢
（3）「細胞の入手の方法」欄の「細胞提供者の適格性の確認方法（動物の細胞を用いる場合にあってはドナー動物の適格性の確認方法）」欄について
　　　細胞提供者を選定した後に行う適格性の確認事項，例えば，既往歴，診察内容，検査項目，検査方法について記載すること．ただし，再生医療等を受ける者の細胞を用いる場合であって，当該者のスクリーニングを行わない場合は，その旨を記載すること．
（4）「特定細胞加工物の製造及び品質管理の方法」欄について
　　　複数の細胞培養加工施設で特定細胞加工物の製造を行う場合は，「製造及び品質管理の方法の概要」から「細胞培養加工施設」までの欄を細胞培養加工施設の数に合わせて増やし，記載すること．
（5）「特定細胞加工物の製造及び品質管理の方法」欄の「製造及び品質管理の方法の概要」欄について
　　　採取した細胞の加工の方法，特定細胞加工物等の保管方法（保管場所，保管条件及び保管期間），試験検査の方法等について簡潔に記載すること．

「5　再生医療等製品に関する事項（再生医療等製品を用いる場合のみ記載）」欄について
（1）「再生医療等製品の名称」欄について
　　　再生医療等製品の添付文書に記載されている再生医療等製品の販売名及び一般的名称を記載すること．
（2）「再生医療等製品の製造販売業者の名称」欄について
　　　再生医療等製品の製造販売業者の正式名称を記載すること．
（3）「再生医療等製品の承認の内容（用法，用量若しくは使用方法又は効能，効果若しくは性能に関する事項）」欄について
　　　再生医療等製品の添付文書の内容うち，用法，用量若しくは使用方法又は効能，効果若しくは性能に関する事項を簡潔に記載すること．

「6　再生医療等技術の安全性の確保等に関する措置」欄について
（1）「再生医療等を行うに当たっての医師又は歯科医師の責務」欄の「提供する再生医療等の安全性についての検討内容」欄について
　　　検討の過程で用いた科学的文献その他の関連する情報（研究論文や学術集会の発表等）や実験結果（動物実験等）も含め，検討の概要を記載すること．
　　　同様の再生医療等技術の国内外の実施状況について，具体的な実施件数，報告例等を簡潔に記載すること．文献報告があれば（筆頭著者名，雑誌名，巻号，ページ，発行年）を記載すること．

（2）「再生医療等を行うに当たっての医師又は歯科医師の責務」欄の「提供する再生医療等の妥当性についての検討内容」欄について
　　　検討の過程で用いた科学的文献その他の関連する情報（研究論文や学術集会の発表等）や実験結果（動物実験等）を含め，提供する再生医療等の利益及び不利益について検討の概要を記載すること．
（3）「再生医療等を行うに当たっての医師又は歯科医師の責務」欄の「特定細胞加工物の投与の可否の決定の方法（特定細胞加工物を用いる場合のみ必須）」欄について
　　　特定細胞加工物の投与の可否の決定方法について次に掲げる事項を記載すること．
　　① 決定を行う時期
　　② 決定を行う者
　　③ その他
（4）「再生医療等を受ける者の選定基準（研究として行う場合のみ必須）」欄について
　　　再生医療等を受ける者の選定の際に，次に掲げる事項を含め，適切に考慮を行った上で基準を設けたことがわかるように記載すること．特に社会的に弱い立場にある者等の特別な配慮を必要とする者を研究対象者とする場合にあっては，当該配慮を行った上で基準を設けたことがわかるよう記載すること．
　　① 再生医療等を受ける者の病状
　　② 再生医療等を受ける者の年齢
　　③ その他
（5）「疾病等の発生における報告体制の内容」欄について
　　　再生医療等を行う医師又は歯科医師が，疾病等の発生を知った場合の報告体制（報告先や報告方法等）について記載すること．
（6）「再生医療等の提供終了後の措置の内容（疾病等の発生についての適当な期間の追跡調査，効果についての検証の内容）」欄について
　　　再生医療等を受けた個々の患者の定期検査やフォローアップを行う期間や方法等について記載すること．

「7　細胞提供者及び再生医療等を受ける者に対する健康被害の補償の方法」欄について
（1）「細胞提供者について（特定細胞加工物を用いる場合のみ必須）」欄の「補償の内容（保険への加入等の具体的内容）」欄について
　　　細胞提供者が再生医療等を受ける者以外の者である場合には，保険に加入予定の場合はその名称や内容について記載すること．健康被害に対する医療を提供する場合は，その旨を記載すること．
（2）「再生医療等を受ける者について（研究として行われる場合のみ必須）」欄の「補償の内容（保険への加入等の具体的内容）」欄について
　　　保険に加入予定の場合はその名称や内容について記載すること．健康被害に対する医療を提供する場合は，その旨を記載すること．

「9　その他」欄について
（1）「細胞提供者及び再生医療等を受ける者に関する個人情報の取扱いの方法」欄について
　　　細胞提供者及び再生医療等を受ける者に関する個人情報について，匿名化の有無等の

個人情報の取扱いの方法の概要を記載すること．
（２）「教育又は研修の方法」欄について
　　再生医療等の提供に係る関係者の教育又は研修の方法（内容や頻度等）を記載すること．外部機関が実施する教育若しくは研修又は学術集会への参加の機会を確保する場合は，その内容及び方法について記載すること．
（３）「苦情及び問合せへの対応に関する体制の整備状況」欄について
　　例えば，苦情及び問合せを受けるための窓口，対応の手順について記載すること．

「添付書類」について

（１）認定再生医療等委員会意見書
　　再生医療等提供計画に記載した認定再生医療等委員会が述べた意見書（別紙様式第５）の写し，審査の過程がわかる記録の写し及び当該認定再生医療等委員会が記載した再生医療等提供基準チェックリストの写しを添付すること．
（２）提供する再生医療等の詳細を記した書類
　　研究の場合は研究実施計画書，研究以外の場合は再生医療等の提供方法等の詳細及び次に掲げる事項が記載されたものを添付すること．
　① 細胞の入手の方法
　　イ　細胞の提供を受けた後に再検査を行う場合はその方法
　　ロ　細胞の提供を受ける際の微生物等による汚染を防ぐための措置
　　ハ　採取した細胞について微生物等の存在に関する検査を行う場合はその内容
　　ニ　厚生労働大臣が定めるES細胞の樹立に関する手続きを経たものである場合は，その旨を証明する書類
　② 環境への配慮の内容（環境に影響を及ぼすおそれのある再生医療等を行う場合）
　③ 細胞の安全性に関する疑義が生じた場合の安全性の確保等を図るための措置の内容
　④ 再生医療等を受ける者の健康状態等を把握するための把握の内容
（３）実施責任者及び再生医療等を行う医師又は歯科医師の氏名，所属，役職及び略歴（研究に関する実績がある場合には，当該実績を含む．）を記載した書類
　　略歴は，学歴，職歴，資格，臨床経験（特に提供する再生医療等に関する臨床経験）及び研究に関する実績がある場合は研究実績をＡ４用紙１〜２枚に記載すること．
（４）再生医療等に用いる細胞の提供を受ける場合にあっては，細胞提供者又は代諾者に対する説明文書及び同意文書の様式
　　インフォームド・コンセントを取得する際に使用する予定の説明文書及び同意文書を添付すること．
（５）再生医療等を受ける者に対する説明文書及び同意文書の様式
　　インフォームド・コンセントを取得する際に使用する予定の説明文書及び同意文書を添付すること．
（６）再生医療等提供計画に記載された再生医療等と同種又は類似の再生医療等に関する国内外の実施状況を記載した書類
　　再生医療等と同種又は類似の再生医療等に関する国内外の研究論文等及びその概要（提供しようとする再生医療等との関連性についても明記したもの．）を添付すること．
　　法の施行の際現にヒト幹細胞を用いる臨床研究に関する指針（平成25年厚生労働大臣告示第317号）に基づき厚生労働大臣が意見を述べたヒト幹細胞臨床研究を実施してい

る者は，当該厚生労働大臣の意見と当該意見を求めるに当たって提出した書類一式を添付すること．

　　　法の施行の際現に遺伝子治療臨床研究に関する指針（平成16年文部科学省・厚生労働大臣告示第2号）に基づき厚生労働大臣が意見を述べた遺伝子治療臨床研究を実施している者は，当該厚生労働大臣の意見と当該意見を求めるに当たって提出した書類一式を添付すること．

　　　法の施行の際現に「厚生労働大臣の定める先進医療及び施設基準の制定等に伴う実施上の留意事項及び先進医療に係る届出等の取扱い」（平成24年医政発0731第2号，薬食発0731第2号，保発0731第7号）に基づき先進医療を実施している者は，厚生労働大臣に提出している書類一式を添付すること．

（7）再生医療等に用いる細胞に関連する研究を記載した書類

　　　使用する細胞に関連する研究論文等及びその概要（提供しようとする再生医療等との関連性についても明記したもの．）を添付すること．

（8）特定細胞加工物概要書，特定細胞加工物標準書，衛生管理基準書，製造管理基準書及び品質管理基準書

　　　特定細胞加工物を用いる場合は，特定細胞加工物を製造する際の特定細胞加工物概要書，特定細胞加工物標準書，衛生管理基準書，製造管理基準書及び品質管理基準書を添付すること．複数の細胞培養加工施設を利用して特定細胞加工物の製造を行う場合は，それぞれの施設における標準書と各基準書を添付すること．共同研究として行う場合は，共同研究機関ごとの概要書，細胞培養加工施設ごとの標準書及び基準書を添付すること．

（9）再生医療等製品の添付文書等

　　　再生医療等製品を用いる場合は，再生医療等製品の承認の内容が分かる文書（添付文書等）又は文書の写しを添付すること．

（10）再生医療等の内容をできる限り平易な表現を用いて記載したもの

　　　再生医療等の内容について図等を用い，できる限り平易な表現を用いて記載したもの（一般の立場の者が理解できるようなものであって，可能な限り1枚でまとめた概要であることが望ましい．）を添付すること．

（11）委託契約書の写しその他これに準ずるもの

　　　特定細胞加工物の製造を委託する場合は，委託契約書の写し又は契約締結前の契約の様式等の契約者及びその内容が分かる書類を添付すること．

（12）個人情報取扱実施規程

　　　再生医療等提供機関で定めた個人情報取扱実施規程の写しを添付すること．

（13）その他

　　　認定再生医療等委員会における審査時に，当該認定再生医療等委員会から提出を求められた書類等がある場合，添付すること．

　　　再生医療等提供計画の情報の公表に関する同意書に署名し添付すること．

※　再生医療等を共同研究として行う際に，共同研究機関ごとに異なる文書がある場合は，それらを全て添付すること．ただし，その差異が医療機関名のみであるなど軽微である場合は，その違いを説明した文書を添付することでも差し支えない．

【法律第5条】

> 計画の内容を変更する場合の手続きについて定めている．

（再生医療等提供計画の変更）

第五条　再生医療等提供計画の変更（厚生労働省令で定める軽微な変更を除く．次項において同じ．）をしようとする病院又は診療所の管理者は，厚生労働省令で定めるところにより，あらかじめ，その変更後の再生医療等提供計画を厚生労働大臣に提出しなければならない．

2　前条第二項及び第三項の規定は，再生医療等提供計画の変更について準用する．ただし，同項第二号に掲げる書類については，既に厚生労働大臣に提出されている当該書類の内容に変更がないときは，その添付を省略することができる．

3　第一項の厚生労働省令で定める再生医療等提供計画の軽微な変更をした病院又は診療所の管理者は，厚生労働省令で定めるところにより，その変更の日から十日以内に，その旨を，再生医療等提供計画に記載された認定再生医療等委員会に通知するとともに，厚生労働大臣に届け出なければならない．

【省令第28条】

> 再生医療等提供計画の変更の提出方法について定めている．

（再生医療等提供計画の変更の提出）

第二十八条　法第五条第一項の規定による変更は，変更後の再生医療等提供計画及び様式第二による届書を提出して行うものとする．

解説

本項では，提供計画の変更の手続きについて記述している．軽微な変更を除き，あらかじめ厚生労働大臣に提出しなければならない点に注意を要する．軽微な変更の場合は，変更の日から10日以内に，その旨を認定再生医療等委員会に通知し，厚生労働大臣に届け出なければならないとなっており，具体的な日数が定まっている点も要注意である．ただし，委員会へは通知となっているため，委員会に付議され，意見を受けなくても厚生労働大臣に届け出ることは出来ると考えられる．

様式第二（第二十八条関係）

再生医療等提供計画事項変更届書

年　　　月　　　日

厚生労働大臣 ｝殿
地方厚生局長

　　　　　　　再生医療等提供期間　名　称

　　　　　　　　　　　　　　　　　住　所

　　　　　　　管理者　　　　　　　氏　名　　　　　　　　　　印

　下記のとおり，再生医療等提供計画を変更したいので，再生医療等の安全性の確保等に関する法律第5条第1項の規定により提出します．

記

再生医療等提供計画の計画番号		
再生医療等の名称		
変更内容	変更事項	
	変更前	
	変更後	
	変更理由	

(留意事項)
1　用紙の大きさは，日本工業規格A4とすること．
2　提出は，正本1通とすること．
3　各項目の記載欄にその記載事項の全てを記載する事ができないときには，同欄に「別紙のとおり．」と記載し，別紙を添付すること．

【省令第29条】

再生医療等提供計画の軽微な変更の範囲について定めている．
（再生医療等提供計画の軽微な変更の範囲） 第二十九条　法第五条第一項の厚生労働省令で定める軽微な変更は，次に掲げる変更以外の変更とする． 　一　当該再生医療等の安全性に影響を与える再生医療等の提供方法の変更(※1) 　二　特定細胞加工物を用いる場合にあっては，当該再生医療等の安全性に影響を与える特定細胞加工物の製造及び品質管理の方法の変更(※2) 　三　再生医療等製品を用いる場合にあっては，当該再生医療等製品に係る医薬品，医療機器等の品質，有効性及び安全性の確保等に関する法律施行規則（昭和三十六年厚生省令第一号．以下「医薬品医療機器等法施行規則」という．）第百三十七条の二十八第四号に掲げる変更(※3) 　四　再生医療等が研究として行われる場合にあっては，研究の実施方法の変更(※4) 　五　前各号に掲げる変更のほか，当該再生医療等の安全性に影響を与えるもの
（参考）法律 （再生医療等提供計画の変更） 第五条　再生医療等提供計画の変更（厚生労働省令で定める軽微な変更を除く．次項において同じ．）をしようとする病院又は診療所の管理者は，厚生労働省令で定めるところにより，あらかじめ，その変更後の再生医療等提供計画を厚生労働大臣に提出しなければならない． 3　第一項の厚生労働省令で定める再生医療等提供計画の軽微な変更をした病院又は診療所の管理者は，厚生労働省令で定めるところにより，その変更の日から十日以内に，その旨を，再生医療等提供計画に記載された認定再生医療等委員会に通知するとともに，厚生労働大臣に届け出なければならない．
※1　「当該再生医療等の安全性に影響を与える再生医療等の提供方法の変更」（課長通知 p15） 　省令第29条第1号関係 　　「当該再生医療等の安全性に影響を与える再生医療等の提供方法の変更」としては，例えば，細胞加工物の投与方法の変更が挙げられること． ※2　「当該再生医療等の安全性に影響を与える特定細胞加工物の製造及び品質管理の方法の変更」（課長通知 p15） 　省令第29条第2号関係 　　「当該再生医療等の安全性に影響を与える特定細胞加工物の製造及び品質管理の方法の変更」としては，例えば，特定細胞加工物製造事業者の変更が挙げられること． ※3　「第百三十七条の二十八第四号に掲げる変更」（課長通知 p15） 　省令第29条第3号関係 　　「第137条の28第4号に掲げる変更」とは，再生医療等製品の承認事項に係る変更のうち，用法，用量若しくは使用方法又は効能，効果若しくは性能に関する追加，変更又は削除をいう． ※4　「研究の実施方法の変更」（課長通知 p15） 　省令第29条第4号関係 　　「研究の実施方法の変更」としては，例えば，対象疾患等の範囲，対象患者の範囲，対象患者数，主要評価項目の変更，研究の実施責任者又は統括責任者の変更が挙げられること．

【省令第30条】

再生医療等提供計画の軽微な変更の届出の方法について定めている．
（再生医療等提供計画の軽微な変更の届出） 第三十条　法第五条第三項の規定による届出は，様式第三による届書を提出して行うものとする．
（参考）法律 （再生医療等提供計画の変更） 第五条　再生医療等提供計画の変更（厚生労働省令で定める軽微な変更を除く．次項において同じ．）をしようとする病院又は診療所の管理者は，厚生労働省令で定めるところにより，あらかじめ，その変更後の再生医療等提供計画を厚生労働大臣に提出しなければならない． 3　第一項の厚生労働省令で定める再生医療等提供計画の軽微な変更をした病院又は診療所の管理者は，厚生労働省令で定めるところにより，その変更の日から十日以内に，その旨を，再生医療等提供計画に記載された認定再生医療等委員会に通知するとともに，厚生労働大臣に届け出なければならない．

解説

本項では，あらかじめ届け出る必要のない，軽微な変更の定義について定められている．基本的に，用いる細胞加工物の品質や用法，効能に関わる変更と，研究として実施される場合の研究計画の結果に影響を与える変更が対象となっている．よって，例えば研究者の職位の変更等，研究計画に影響を与えないような変更は軽微な変更扱いになるものと考えられる．

様式第三（第三十条関係）

再生医療等提供計画事項軽微変更届書

年　　月　　日

厚生労働大臣 ｝ 殿
地方厚生局長

　　　　　　　再生医療等提供期間　名　称

　　　　　　　　　　　　　　　　　住　所

　　　　　　　管理者　　　　　氏　名　　　　　　　　　　　　　印

　下記のとおり，再生医療等提供計画を変更したので，再生医療等の安全性の確保等に関する法律第5条第3項の規定により届け出ます．

記

再生医療等提供計画の計画番号	
再生医療等の名称	
変更内容	変更事項	
	変更前	
	変更後	
	変更年月日	
	変更理由	

（留意事項）
1　用紙の大きさは，日本工業規格A4とすること．
2　提出は，正本1通とすること．
3　各項目の記載欄にその記載事項の全てを記載する事ができないときには，同欄に「別紙のとおり．」と記載し，別紙を添付すること．

【法律第6条】

再生医療等の提供を中止した場合の手続きについて定めている．

（再生医療等の提供の中止）
第六条　再生医療等提供機関（第四条第一項又は前条第一項の規定により提出された再生医療等提供計画に係る病院又は診療所をいう．以下同じ．）の管理者は，再生医療等提供計画に記載された再生医療等の提供を中止したときは，厚生労働省令で定めるところにより，その中止の日から十日以内に，その旨を，再生医療等提供計画に記載された認定再生医療等委員会に通知するとともに，厚生労働大臣に届け出なければならない．

【省令第31条】

再生医療等の提供の中止の届出の方法について定めている．

（再生医療等の提供の中止の届出）
第三十一条　法第六条の規定による届出は，様式第四による届書を提出して行うものとする．

（参考）法律
（再生医療等の提供の中止）
第六条　再生医療等提供機関（第四条第一項又は前条第一項の規定により提出された再生医療等提供計画に係る病院又は診療所をいう．以下同じ．）の管理者は，再生医療等提供計画に記載された再生医療等の提供を中止したときは，厚生労働省令で定めるところにより，その中止の日から十日以内に，その旨を，再生医療等提供計画に記載された認定再生医療等委員会に通知するとともに，厚生労働大臣に届け出なければならない．

解説

　本項では，提供を中止した場合の手続きについて記載されており，中止の日から10日以内と定められている点に注意を要する．ただし，この場合も認定再生医療等委員会へは通知で良いことから，委員会からの意見を待たずとも，並行して厚生労働大臣への届出を行うことは出来るものと考えられる．

様式第四（第三十一条関係）

再生医療等提供中止届書

年　　月　　日

厚生労働大臣　｝　殿
地方厚生局長　｝

　　　　　　　再生医療等提供機関　名　称

　　　　　　　　　　　　　　　　　住　所

　　　　　　　　　　　管理者　　　氏　名　　　　　　　　　　　　　印

　下記のとおり，再生医療等の提供を中止したので，再生医療等の安全性の確保等に関する法律第6条の規定により届け出ます．

記

再生医療等提供計画の計画番号	
再生医療等の名称	
中止年月日	
中止の理由	

(留意事項)
1　用紙の大きさは，日本工業規格A4とすること．
2　提出は，正本1通とすること．
3　各項目の記載欄にその記載事項の全てを記載する事ができないときには，同欄に「別紙のとおり．」と記載し，別紙を添付すること．

【法律第7条】

認定再生医療等委員会の要件について定めている.

（第一種再生医療等提供計画に記載される認定再生医療等委員会の要件）

第七条　第一種再生医療等提供計画（第一種再生医療等に係る再生医療等提供計画をいう．以下同じ．）に記載される第一種再生医療等について第二十六条第一項各号に掲げる業務を行う認定再生医療等委員会は，特定認定再生医療等委員会（認定再生医療等委員会であって，同条第四項各号に掲げる要件のいずれにも適合するものをいう．第十一条において同じ．）でなければならない．

【法律第8条】

計画の変更命令について定めている.

（第一種再生医療等提供計画の変更命令等）

第八条　厚生労働大臣は，第四条第一項の規定による第一種再生医療等提供計画の提出があった場合において，当該第一種再生医療等提供計画に記載された第一種再生医療等が再生医療等提供基準に適合していないと認めるときは，その提出があった日から起算して九十日以内に限り，当該第一種再生医療等提供計画に係る再生医療等提供機関の管理者に対し，当該第一種再生医療等提供計画の変更その他必要な措置をとるべきことを命ずることができる．

2　厚生労働大臣は，第四条第一項の規定による第一種再生医療等提供計画の提出があった場合において，前項の期間内に同項の命令をすることができない合理的な理由があるときは，同項の期間を延長することができる．この場合においては，同項の期間内に，当該第一種再生医療等提供計画に係る再生医療等提供機関の管理者に対し，その旨，延長後の期間及び延長する理由を通知しなければならない．

3　厚生労働大臣は，第四条第一項の規定による第一種再生医療等提供計画の提出があった場合において，当該第一種再生医療等提供計画に記載された第一種再生医療等が再生医療等提供基準に適合していると認めるときは，第一項の期間を短縮することができる．この場合においては，当該第一種再生医療等提供計画に係る再生医療等提供機関の管理者に対し，遅滞なく，短縮後の期間を通知しなければならない．

【法律第9条】

第一種再生医療等の提供の制限について定めている.

（第一種再生医療等の提供の制限）

第九条　第四条第一項の規定により提出された第一種再生医療等提供計画に係る再生医療等提供機関の管理者は，前条第一項の期間（同条第二項又は第三項の規定による通知があったときは，その通知に係る期間）を経過した後でなければ，当該第一種再生医療等提供計画に記載された第一種再生医療等を提供してはならない．

解説

　第一種再生医療等提供計画の届出の注意点として，特定認定再生医療等委員会の意見を受ける必要があること，また，提出から90日間は，厚生労働大臣は変更その他必要な措置をとるべきことを命ずることができることとなっており，その間は提供を開始できないという制限（90日間の提供制限）があることが挙げられる．また，90日間の期間についても，必要に応じて，延長，短縮が可能であることから，第一種再生医療等の開始を志す者は，この期間を考慮したスケジュールをあらかじめ検討しておく必要があるものと考えられる．

【法律第10条】

第一種再生医療等に係る変更命令，提供制限について，第一種再生医療等提供計画の変更があった場合に準用することを定めている．

（準用）
第十条　前二条の規定は，第一種再生医療等提供計画の変更（第五条第一項の厚生労働省令で定める軽微な変更を除く．）について準用する．この場合において，必要な技術的読替えは，政令で定める．
2　第一種再生医療等提供計画の変更をする再生医療等提供機関の管理者は，前項において準用する前条の規定にかかわらず，同条に規定する期間が経過する日までの間，第一種再生医療等（変更前の第一種再生医療等提供計画に従って行われていたものに限る．）を提供することができる．

【政令第2条】

> 変更後の第一種再生医療等提供計画について必要な技術的読替えについて定めている．

（第一種再生医療等提供計画の変更に関する技術的読替え）
第二条　法第十条第一項の規定により法第八条及び第九条の規定を準用する場合においては，これらの規定中「第四条第一項」とあるのは「第五条第一項」と，「第一種再生医療等提供計画」とあるのは「変更後の第一種再生医療等提供計画」と読み替えるものとする．

（参考）読替後の法第8条及び第9条
（第一種再生医療等提供計画の変更命令等）
第八条　厚生労働大臣は，第五条第一項の規定による変更後の第一種再生医療等提供計画の提出があった場合において，当該変更後の第一種再生医療等提供計画に記載された第一種再生医療等が再生医療等提供基準に適合していないと認めるときは，その提出があった日から起算して九十日以内に限り，当該変更後の第一種再生医療等提供計画に係る再生医療等提供機関の管理者に対し，当該変更後の第一種再生医療等提供計画の変更その他必要な措置をとるべきことを命ずることができる．

2　厚生労働大臣は，第五条第一項の規定による変更後の第一種再生医療等提供計画の提出があった場合において，前項の期間内に同項の命令をすることができない合理的な理由があるときは，同項の期間を延長することができる．この場合においては，同項の期間内に，当該変更後の第一種再生医療等提供計画に係る再生医療等提供機関の管理者に対し，その旨，延長後の期間及び延長する理由を通知しなければならない．

3　厚生労働大臣は，第五条第一項の規定による変更後の第一種再生医療等提供計画の提出があった場合において，当該変更後の第一種再生医療等提供計画に記載された第一種再生医療等が再生医療等提供基準に適合していると認めるときは，第一項の期間を短縮することができる．この場合においては，当該変更後の第一種再生医療等提供計画に係る再生医療等提供機関の管理者に対し，遅滞なく，短縮後の期間を通知しなければならない．

（第一種再生医療等の提供の制限）
第九条　第五条第一項の規定により提出された変更後の第一種再生医療等提供計画に係る再生医療等提供機関の管理者は，前条第一項の期間（同条第二項又は第三項の規定による通知があったときは，その通知に係る期間）を経過した後でなければ，当該変更後の第一種再生医療等提供計画に記載された第一種再生医療等を提供してはならない．

解説

本項では，第一種再生医療等提供計画においては，軽微以外の変更について，初回届出時と同様に90日間の提供制限がかかることを示している．ただし，この提供制限期間の間であっても，変更前の計画に従った提供は実施可能となっている点にも，留意する必要がある．

【法律第11条】

第二種再生医療等提供計画について審査を行う再生医療等委員会について定めている.

第十一条　第二種再生医療等提供計画（第二種再生医療等に係る再生医療等提供計画をいう．第二十六条第四項第一号において同じ．）に記載される第二種再生医療等について同条第一項各号に掲げる業務を行う認定再生医療等委員会は，特定認定再生医療等委員会でなければならない．

解説

本項では，第二種再生医療等提供計画に意見を述べる委員会は，特定認定再生医療等委員会でなければならないことを説明している．

【法律第12条】

特定細胞加工物の製造の委託先について定めている.

（特定細胞加工物の製造の委託）
第十二条　再生医療等提供機関の管理者は，特定細胞加工物の製造を委託しようとするときは，特定細胞加工物製造事業者に委託しなければならない．

解説

本項では，製造の委託を行う際に，委託を行うことのできる相手は，届出又は許可を得た特定細胞加工物製造事業者でなければならないことを明示している．

【法律第13条】

再生医療等提供計画の確認について定めている.

（再生医療等提供計画の確認）
第十三条　医師又は歯科医師は，再生医療等を行おうとするときは，次に掲げる事項を確認しなければならない．
一　当該再生医療等が第四条第一項　又は第五条第一項の規定により提出された再生医療等提供計画に記載された再生医療等であること．
二　当該再生医療等が第一種再生医療等である場合にあっては，当該第一種再生医療等が記載された第一種再生医療等提供計画について第九条（第十条第一項において準用する場合を含む．）に規定する期間が経過していること．

解説

本項では，提供される再生医療等が，提供計画に沿ったものであること，また第一種の場合は90日間の提供制限期間が経過していることを確認する責務は医師又は歯科医師にあると記述しており，責任の所在を明確化している．

【法律第14条】

再生医療等に関する説明及び同意について定めている．

（再生医療等に関する説明及び同意）
第十四条　医師又は歯科医師は，再生医療等を行うに当たっては，疾病のため本人の同意を得ることが困難な場合その他の厚生労働省令で定める場合を除き，当該再生医療等を受ける者に対し，当該再生医療等に用いる再生医療等技術の安全性の確保等その他再生医療等の適正な提供のために必要な事項について適切な説明を行い，その同意を得なければならない．
2　医師又は歯科医師は，再生医療等を受ける者以外の者から再生医療等に用いる細胞の採取を行うに当たっては，疾病のため本人の同意を得ることが困難な場合その他の厚生労働省令で定める場合を除き，当該細胞を提供する者に対し，採取した細胞の使途その他当該細胞の採取に関し必要な事項について適切な説明を行い，その同意を得なければならない．

【省令第32条】

法第14条第1項の厚生労働省令で定める再生医療等を行う場合に説明及び同意が不要な場合について定めている．

（再生医療等を行う場合に説明及び同意が不要な場合）
第三十二条　法第十四条第一項の厚生労働省令で定める場合は，次に掲げる場合とする．
　一　単独で説明を受け，同意を与えることが困難な者に対し，再生医療等を行う場合であって，次に掲げる場合のいずれかに該当する場合
　　イ　当該再生医療等を行うことに合理的理由があることについて，認定再生医療等委員会の審査を受けた場合であって，次の（1）から（5）までのいずれも満たす場合
　　　（1）　当該再生医療等を受けることとなる者に緊急かつ明白な生命の危険が生じていること．
　　　（2）　その他の治療方法では十分な効果が期待できないこと．
　　　（3）　当該再生医療等を受けることにより生命の危険が回避できる可能性が十分にあると認められること．
　　　（4）　当該再生医療等を受けることとなる者に対する予測される不利益が必要な最小限度のものであること．
　　　（5）　代諾者となるべき者と直ちに連絡を取ることができないこと．
　　ロ　イの場合以外の場合であって，当該再生医療等を行うことに合理的理由があることについて，認定再生医療等委員会の審査を受けており，当該再生医療等を受けることとなる者の代諾者の同意を得ている場合

二 十六歳未満の者に対し，再生医療等を行う場合であって，次に掲げる場合のいずれかに該当する場合（前号に掲げる場合を除く.）
　イ 当該再生医療等を受けることとなる者が再生医療等を受けることについての説明を十分理解できる能力を有しており，当該者の理解を得ている場合であって，前号イの（1）から（5）までのいずれも満たす場合
　ロ イの場合以外の場合であって，当該再生医療等を受けることとなる者が再生医療等を受けることについての説明を十分理解できる能力を有し，かつ，当該者の理解を得ており，当該再生医療等を受けることとなる者の代諾者の同意を得ている場合

（参考）法律
（再生医療等に関する説明及び同意）
第十四条　医師又は歯科医師は，再生医療等を行うに当たっては，疾病のため本人の同意を得ることが困難な場合その他の厚生労働省令で定める場合を除き，当該再生医療等を受ける者に対し，当該再生医療等に用いる再生医療等技術の安全性の確保等その他再生医療等の適正な提供のために必要な事項について適切な説明を行い，その同意を得なければならない．

【省令第33条】

法第14条第2項の厚生労働省令で定める再生医療等を受ける者以外の者から細胞の採取を行う場合に説明及び同意が不要な場合について定めている．

（再生医療等を受ける者以外の者から細胞の採取を行う場合に説明及び同意が不要な場合）
第三十三条　法第十四条第二項の厚生労働省令で定める場合は，次に掲げる場合とする．
一 単独で説明を受け，同意を与えることが困難な者から再生医療等に用いる細胞の採取を行う場合であって，次に掲げる場合のいずれかに該当する場合
　イ 当該採取を行うことに合理的理由があることについて，認定再生医療等委員会の審査を受けた場合であって，次の（1）及び（2）を満たす場合
　　（1）当該細胞を採取されることとなる者が，あらかじめ，再生医療等に用いられるために自らの細胞を提供する意思を表示していること．
　　（2）代諾者となるべき者と直ちに連絡を取ることができないこと．
　ロ イの場合以外の場合であって，当該採取を行うことに合理的理由があることについて，認定再生医療等委員会の審査を受けており，当該細胞を採取されることとなる者の代諾者の同意を得ている場合
二 十六歳未満の者から再生医療等に用いる細胞の採取を行う場合であって，次に掲げる場合のいずれかに該当する場合（前号に掲げる場合を除く.）
　イ 当該細胞を採取されることとなる者が当該細胞の採取を行うことについての説明を十分理解できる能力を有しており，当該者の理解を得ている場合であって，前号イの（1）及び（2）を満たす場合
　ロ イの場合以外の場合であって，当該細胞を採取されることとなる者が当該細胞の採取を行うことについての説明を十分理解できる能力を有し，かつ，当該者の理解を得ており，当該細胞を採取されることとなる者の代諾者の同意を得ている場合

> （参考）法律
> （再生医療等に関する説明及び同意）
> 第十四条
> 2　医師又は歯科医師は，再生医療等を受ける者以外の者から再生医療等に用いる細胞の採取を行うに当たっては，疾病のため本人の同意を得ることが困難な場合その他の厚生労働省令で定める場合を除き，当該細胞を提供する者に対し，採取した細胞の使途その他当該細胞の採取に関し必要な事項について適切な説明を行い，その同意を得なければならない．

解説

　本項では，再生医療等の提供にあたっては，再生医療等を受ける者と細胞を提供する者に対して説明を行い，同意を取る（インフォームド・コンセント）必要があることを明示しており，本人から同意を取ることが出来ない場合の代諾者の条件について定めている．また，細胞の採取において，説明および同意が不要な場合についても言及しており，合理的な理由があれば，認定再生医療等委員会の審査を経て，細胞の使用が認められる場合があることがわかる．これらは本法下でバンク化された細胞を用いる際の倫理的原則の一つになるものと考えられる．

【法律第15条】

再生医療等に関する個人情報の保護について定めている．

> （再生医療等に関する個人情報の保護）
> 第十五条　再生医療等提供機関の管理者は，再生医療等に用いる細胞を提供する者及び再生医療等を受ける者の個人情報（個人に関する情報であって，当該情報に含まれる氏名，生年月日その他の記述等により特定の個人を識別することができるもの（他の情報と照合することにより，特定の個人を識別することができることとなるものを含む．）をいう．以下この条において同じ．）の漏えい，滅失又は毀損の防止その他の個人情報の適切な管理のために必要な措置を講じなければならない．

解説

　本項では個人情報の保護について記述されており，本項で述べられる具体的な措置については，個人情報取扱規程等の文章として記載したうえで，再生医療等提供計画の届出の際に添付を求められている．

【法律第16条】

再生医療等に関する記録及び保存について定めている．

> （再生医療等に関する記録及び保存）
> 第十六条　医師又は歯科医師は，再生医療等を行ったときは，厚生労働省令で定める

ところにより，当該再生医療等を行った日時及び場所，当該再生医療等の内容その他の厚生労働省令で定める事項に関する記録を作成しなければならない．
2　前項の記録は，再生医療等提供機関の管理者が，厚生労働省令で定めるところにより，保存しなければならない．

【省令第34条】

法第16条第1項の記録及び保存について定めている．

(再生医療等に関する記録及び保存)
第三十四条　法第十六条第一項の記録は，再生医療等を受けた者ごとに作成しなければならない．
2　法第十六条第一項の厚生労働省令で定める事項は，次に掲げる事項とする．
　一　再生医療等を受けた者の住所，氏名，性別及び生年月日
　二　病名及び主要症状
　三　使用した特定細胞加工物又は再生医療等製品の種類，投与方法その他の再生医療等の内容及び評価[※1]
　四　再生医療等に用いる細胞に関する情報[※2]
　五　特定細胞加工物の製造を委託した場合は委託先及び委託業務の内容
　六　再生医療等を行った年月日
　七　再生医療等を行った医師又は歯科医師の氏名
3　提供機関管理者は，再生医療等が行われたときは，法第十六条第一項に規定する記録を，再生医療等提供計画，同意に係る文書及び特定細胞加工物概要書とともに，次に掲げる場合に応じ，次の各号に掲げる期間，保存しなければならない．
　一　指定再生医療等製品（医薬品医療機器等法第六十八条の七第三項に規定する指定再生医療等製品であって，同法第二十三条の二十五又は第二十三条の三十七の承認の内容に従わずに用いるものに限る．以下同じ．）又は指定再生医療等製品の原料と類似の原料から成る特定細胞加工物[※3]を用いる場合　三十年間
　二　前号に掲げる指定再生医療等製品又は特定細胞加工物以外の細胞加工物を用いる場合　十年間

(参考) 法律
(再生医療等に関する記録及び保存)
第十六条　医師又は歯科医師は，再生医療等を行ったときは，厚生労働省令で定めるところにより，当該再生医療等を行った日時及び場所，当該再生医療等の内容その他の厚生労働省令で定める事項に関する記録を作成しなければならない．
2　前項の記録は，再生医療等提供機関の管理者が，厚生労働省令で定めるところにより，保存しなければならない．

※1「評価」（課長通知 p15）
　省令第34条第2項第3号関係
　　「評価」としては，例えば，再生医療等を受ける者についての再生医療等の提供前後の状態の比較が挙げられること．
※2「再生医療等に用いる細胞に関する情報」（課長通知 p15）
　省令第34条第2項第4号関係
　　「再生医療等に用いる細胞に関する情報」としては，例えば，当該細胞の提供又は採取が行われ

た場所や年月日，当該細胞提供者の適格性の確認の結果及び当該細胞についての適切性を確認した検査の結果等が挙げられること．

※3「指定再生医療等製品の原料と類似の原料から成る特定細胞加工物」（課長通知 p15）
省令第34条第3項第1号関係
　「指定再生医療等製品の原料と類似の原料から成る特定細胞加工物」とは，同種若しくは動物の細胞又はヒト血液を原料等として用いる特定細胞加工物（培地成分，添加物としてのみ使用され，又は極めて高度な処理を受けていることにより，十分なクリアランスが確保され，感染症の発症リスクが極めて低いものを除く．）をいうものであること．ヒト血液を原料等として用いる特定細胞加工物としては，例えば，ヒト血清アルブミンを用いて培養した特定細胞加工物が挙げられること

【Q&A】
Q8：省令第34条の再生医療等に関する記録の作成及び保存について，当該記録を診療録に記載して保存しても差し支えないか．
A8：再生医療等に関する記録については，当該記録を独立したものとすることが望ましいが，再生医療等に関する記録を診療録内に作成し，保存することは差し支えない．なお，診療録に記録を作成する場合についても，当該記録については省令第34条第3項に基づき10年又は30年間保存しなければならない．

解説

　本項では，再生医療等の実施に伴う記録とその保存について定められている．記録の保存については提供機関管理者の責務となっている点に注意を要する．また，指定再生医療等製品又は指定再生医療等製品の原料と類似の原料から成る特定細胞加工物を用いる場合は三十年間，それ以外の細胞加工物を用いる場合は十年間の記録の保存が義務付けられている．これらは診療録上に記録することでも差支えないとされているが，通常の診療録の保存義務期間は5年であり，診療録上に記録する際には誤って廃棄しないようにあらかじめ対策しておくことが必要と考えられる．

【法律第17条】

認定再生医療等委員会への疾病等の報告について定めている．

（認定再生医療等委員会への疾病等の報告）
第十七条　再生医療等提供機関の管理者は，再生医療等提供計画に記載された再生医療等の提供に起因するものと疑われる疾病，障害若しくは死亡又は感染症の発生を知ったときは，厚生労働省令で定めるところにより，その旨を再生医療等提供計画に記載された認定再生医療等委員会に報告しなければならない．
2　前項の場合において，認定再生医療等委員会が意見を述べたときは，再生医療等提供機関の管理者は，当該意見を尊重して必要な措置をとらなければならない．

【省令第35条】

> 認定再生医療等委員会への疾病等の報告の方法について定めている．

(認定再生医療等委員会への疾病等の報告)
第三十五条　提供機関管理者は，再生医療等提供計画に記載された再生医療等の提供について，次に掲げる事項を知ったときは，それぞれ当該各号に定める期間内に当該事項を，再生医療等提供計画に記載された認定再生医療等委員会に報告しなければならない．（※1）
　一　次に掲げる疾病等の発生のうち，当該再生医療等の提供によるものと疑われるもの又は当該再生医療等の提供によるものと疑われる感染症によるもの　七日
　　イ　死亡
　　ロ　死亡につながるおそれのある症例
　二　次に掲げる疾病等の発生のうち，当該再生医療等の提供によるものと疑われるもの又は当該再生医療等の提供によるものと疑われる感染症によるもの　十五日
　　イ　治療のために医療機関への入院又は入院期間の延長が必要とされる症例
　　ロ　障害
　　ハ　障害につながるおそれのある症例
　　ニ　重篤である症例（※2）
　　ホ　後世代における先天性の疾病又は異常
　三　再生医療等の提供によるものと疑われる又は当該再生医療等の提供によるものと疑われる感染症による疾病等の発生（前二号に掲げるものを除く．）　再生医療等提供計画を厚生労働大臣に提出した日から起算して六十日ごとに当該期間満了後十日以内

※1　「報告」（課長通知 p16）
　省令第35条関係
　認定再生医療等委員会への報告は，別紙様式第1による報告書を提出して行うものとすること．
※2　「重篤」（課長通知 p16）
　第2号ニの「重篤」とは，同号イからハまでに掲げる症例に準ずるものをいう．

解説

　本項では，疾病等の発生時に，認定再生医療等委員会へその旨を報告する義務について記述している．報告の責務は，再生医療等提供機関の管理者の責務であり，再生医療等の提供に起因するものと疑われる疾病等の発生を知ったときは，認定再生医療等委員会に報告する必要がある．この際，死亡若しくは死亡につながるおそれのある症例の発生の場合は発生を知ってから7日間以内，治療のために医療機関への入院又は入院期間の延長が必要とされる症例，障害若しくは，障害につながるおそれのある症例，後世代における先天性の疾病又は異常等の発生の場合は，発生を知ってから15日以内に報告が必要であることに注意が必要である．また，一般的な治験の重篤な有害事象は治験薬等の投与との因果性の有無を問わないことから，この違いについては，各提供機関，認定再生医療等委員会で現状は個別に適切に取り扱う必要があるものと考えられる．

別紙様式第一(省令第三十五条関係)(表面)

疾病等報告書

年　　月　　日

｛ 認定再生医療等委員会の名称 ｝　殿

　　　　　　　再生医療等提供機関　名　称

　　　　　　　　　　　　　　　　　住　所

　　　　　　　管理者　　　　氏　名　　　　　　　　　　　印

　下記のとおり，再生医療等の提供に伴い疾病等が発生したので，再生医療等の安全性の確保等に関する法律第17条第1項の規定により報告します．

記

1　基本情報

再生医療等提供計画の計画番号	
再生医療等の名称	
再生医療等提供計画提出年月日	

2　疾病等の発生について

疾病等の発生に係る区分			
起因の区分	□ 再生医療等の提供によるものと疑われるもの		□ 再生医療等の提供によるものと疑われる感染症によるもの
疾病等の内容の区分	□	死亡（省令第35条第1号イ関係）	
^	□	死亡につながるおそれのある症例（省令第35条第1号ロ関係）	
^	□	治療のために医療機関への入院又は入院期間の延長が必要とされる症例（省令第35条第2号イ関係）	
^	□	障害（省令第35条第2号ロ関係）	
^	□	障害につながるおそれのある症例（省令第35条第2号ハ関係）	
^	□	重篤である症例（省令第35条第2号ニ関係）	
^	□	後世代における先天性の疾病又は異常（省令第35条第2号ホ関係）	
^	□	疾病等の発生（上記に掲げるものを除く．）（省令第35条第3号関係）	

別紙様式第一（省令第三十五条関係）（裏面）

疾病等の発生があった年月日	
疾病等の発生の内容（発生状況，症状及び因果関係）	
疾病等の発生があった者に関する事項	
性別	☐ 男性　　☐ 女性
年齢	
疾病等の発生に対して講じた措置の内容	

3　連絡先

担当部署	
電話番号	
FAX 番号	
電子メールアドレス	

(留意事項)
1　用紙の大きさは，日本工業規格Ａ４とすること．
2　提出は，正本１通とすること．
3　各項目の記載欄にその記載事項の全てを記載する事ができないときには，同欄に「別紙のとおり．」と記載し，別紙を添付すること．
4　2の「疾病等の発生の内容（発生状況，症状及び因果関係）」の欄の因果関係については，直接的，強い関連，弱い関連より選択して記載してください．

【法律第18条】

> 厚生労働大臣への疾病等の報告について定めている．

（厚生労働大臣への疾病等の報告）
第十八条　再生医療等提供機関の管理者は，再生医療等提供計画に記載された再生医療等の提供に起因するものと疑われる疾病，障害若しくは死亡又は感染症の発生に関する事項で厚生労働省令で定めるものを知ったときは，厚生労働省令で定めるところにより，その旨を厚生労働大臣に報告しなければならない．

【省令第36条】

> 厚生労働大臣への疾病等の報告の方法について定めている．

（厚生労働大臣への疾病等の報告）
第三十六条　法第十八条の厚生労働省令で定める事項は，前条第一号及び第二号に掲げる事項とする．
2　前条（第三号を除く．）の規定は，法第十八条の規定による厚生労働大臣への報告について準用する．(※1)この場合において，前条中「再生医療等提供計画に記載された認定再生医療等委員会」とあるのは「厚生労働大臣」と読み替えるものとする．

※1 「報告」（課長通知p16）
省令第36条関係
　厚生労働大臣への報告は，別紙様式第2による報告書を提出して行うものとすること．

解説

　本項では，疾病等の発生時に関する厚生労働大臣への報告について記述している．前述の項目と合わせると，医療機関は疾病等の発生を把握後，省令第35条に掲げた期日内に当該再生医療等提供計画に記載された認定再生医療等委員会及び厚生労働大臣（報告は地方厚生局長を経由して行われる（第二種又は第三種の場合は地方厚生局長宛））に報告することとなる．医療機関は特定細胞加工物を製造した特定細胞加工物製造事業者（再生医療等製品を用いた場合は当該再生医療等製品の製造販売業者）に速やかに通知する（省令第17条第4項）こととなる．この後，報告を受けた認定再生医療等委員会は法第26条第1項第2号に基づき，必要があると認めるときは，当該管理者に対し，その原因の究明及び講ずべき措置について意見を述べた上で，提供機関は認定再生医療等委員会の意見を添えて，厚労働省へ続報を報告する流れになる．また，講じた措置については，特定細胞加工物製造事業者等にも，速やかに通知する（省令第17条第4項）こととなっている．この流れの詳細は，近畿厚生局のHPの資料を参照していただきたい．
　http://kouseikyoku.mhlw.go.jp/kinki/iji/saisei/documents/shippei_report.pdf

別紙様式第二（省令第三十六条関係）（表面）

疾病等報告書

年　　　月　　　日

厚生労働大臣　　｝殿
地方厚生局長

　　　　　　　　　　再生医療等提供機関　名　称

　　　　　　　　　　　　　　　　　　　　住　所

　　　　　　　　　　管理者　　　　　　　氏　名　　　　　　　　　　　印

　下記のとおり，再生医療等の提供に伴い疾病等が発生したので，再生医療等の安全性の確保等に関する法律第18条の規定により報告します．

記

1　基本情報

再生医療等提供計画の計画番号	
再生医療等の名称	
再生医療等提供計画提出年月日	

2　疾病等の発生について

疾病等の発生に係る区分					
起因の区分		☐	再生医療の提供によるものと疑われるもの	☐	再生医療等の提供によるものと疑われる感染症によるもの
疾病等の内容の区分	☐	死亡（省令第36条第2項において準用する省令第35条第1号イ関係）			
	☐	死亡につながるおそれのある症例（省令第36条第2項において準用する省令第35条第1号ロ関係）			
	☐	治療のために医療機関への入院又は入院期間の延長が必要とされる症例（省令第36条第2項において準用する省令第35条第2号イ関係）			
	☐	障害（省令第36条第2項において準用する省令第35条第2号ロ関係）			
	☐	障害につながるおそれのある症例（省令第36条第2項において準用する省令第35条第2号ハ関係）			
	☐	重篤である症例（省令第36条第2項において準用する省令第35条第2号ニ関係）			
	☐	後世代における先天性の疾病又は異常（省令第36条第2項において準用する省令第35条第2号ホ関係）			
疾病等の発生があった年月日					
疾病等の発生の内容（発生症状，症状及び因果関係）					

別紙様式第二（省令第三十六条関係）（裏面）

疾病等の発生があった者に関する事項					
	性別	□	男性	□	女性
	年齢				
疾病等の発生に対して講じた措置の内容					

3　認定再生医療等委員会への報告について

疾病等の報告を行った認定再生医療等委員会の認定番号	
疾病等の報告を行った認定再生医療等委員会の名称	
認定再生医療等委員会へ疾病等の報告を行った年月日	
認定再生医療等委員会が当該疾病等の発生に対し述べた意見の内容	

4　連絡先

担当部署	
電話番号	
FAX 番号	
電子メールアドレス	

（留意事項）
1　用紙の大きさは，日本工業規格 A4 とすること．
2　提出は，正本 1 通とすること．
3　各項目の記載欄にその記載事項の全てを記載する事ができないときには，同欄に「別紙のとおり．」と記載し，別紙を添付すること．
4　2 の「疾病等の発生の内容（発生状況，症状及び因果関係）」の欄の因果関係については，直接的，強い関連，弱い関連より選択して記載してください．

【法律第19条】

厚生科学審議会への報告について定めている．

（厚生科学審議会への報告）

第十九条　厚生労働大臣は，毎年度，前条の規定による報告の状況について厚生科学審議会に報告し，必要があると認めるときは，その意見を聴いて，再生医療等の提供による保健衛生上の危害の発生又は拡大を防止するために必要な措置をとるものとする．

２　厚生科学審議会は，前項の規定による措置のほか，再生医療等の提供による保健衛生上の危害の発生又は拡大を防止するために必要な措置について，調査審議し，必要があると認めるときは，厚生労働大臣に意見を述べることができる．

解説

　本項では，厚生労働大臣の諮問委員会の一つである厚生科学審議会の位置付けについて定めている．具体的な審議等は審議会の下に位置づけられる再生医療等評価部会で行われ，必要に応じて改善等を意見することが出来ることとなっている．

【法律第20条】

認定再生医療等委員会への定期報告について定めている．

（認定再生医療等委員会への定期報告）

第二十条　再生医療等提供機関の管理者は，再生医療等提供計画に記載された再生医療等の提供の状況について，厚生労働省令で定めるところにより，定期的に，再生医療等提供計画に記載された認定再生医療等委員会に報告しなければならない．

２　前項の場合において，認定再生医療等委員会が意見を述べたときは，再生医療等提供機関の管理者は，当該意見を尊重して必要な措置をとらなければならない．

【省令第37条】

認定再生医療等委員会への定期報告について定めている．

（認定再生医療等委員会への定期報告）

第三十七条　法第二十条第一項の規定に基づき，提供機関管理者は，再生医療等の提供の状況について，再生医療等提供計画に記載された再生医療等技術ごとに，次に掲げる事項について，当該再生医療等提供計画に記載された認定再生医療等委員会に報告しなければならない．
（※1）

一　当該再生医療等を受けた者の数
二　当該再生医療等に係る疾病等の発生状況及びその後の経過
三　当該再生医療等の安全性及び科学的妥当性についての評価
四　当該再生医療等の提供を終了した場合にあっては，終了した日

２　前項の報告は，再生医療等提供計画を厚生労働大臣に提出した日から起算して，一年ごとに，当該期間満了後九十日以内に行わなければならない．

> ※1 「報告」(課長通知 p16)
> 省令第37条関係
> 　認定再生医療等委員会への報告は，別紙様式第3による報告書を提出して行うものとすること．

解説

　本項では認定再生医療等委員会への定期報告について定められており，その責務は提供機関の管理者にあることになっている．定期報告の内容について，三　当該再生医療等の安全性及び科学的妥当性についての評価となっていることから，単に各症例の有効性や安全性の評価について報告するだけでなく，例えば研究として実施している場合には，安全性情報や逸脱の情報等をこの中に盛り込むことも想定されるのではないかと考えられる．
　また，定期報告の期間について，再生医療等提供計画を厚生労働大臣に提出した日から起算して，一年ごとに，当該期間満了後九十日以内に行わなければならないとなっている点についても注意が必要である．

別紙様式第三(省令第三十七条関係)(表面)

再生医療等提供状況定期報告書

年　月　日

{ 認定再生医療等委員会の名称 } 殿

　　　　　　　再生医療等提供機関　名　称

　　　　　　　　　　　　　　　　　住　所

　　　　　　　　　管理者　　　　　氏　名　　　　　　　　　　　印

　下記のとおり，再生医療等の提供の状況について，再生医療等の安全性の確保等に関する法律第20条第1項の規定により報告します．

記

1　基本情報

再生医療等提供計画の計画番号	
再生医療等の名称	
再生医療等提供計画を厚生労働大臣又は地方厚生局長に提出した年月日	
再生医療等の提供を開始した年月日	
再生医療等の提供を終了した場合にあっては，終了した年月日	

2　再生医療等の提供の状況

再生医療等を受けた者の数	
再生医療等に係る疾病等の発生状況及びその後の経過	
再生医療等の安全性についての評価	
再生医療等の科学的妥当性についての評価	

別紙様式第三(省令第三十七条関係)(裏面)

3　連絡先

担当部署	
電話番号	
FAX番号	
電子メールアドレス	

(留意事項)
1　用紙の大きさは,日本工業規格A4とすること.
2　提出は,正本1通とすること.
3　各項目の記載欄にその記載事項の全てを記載する事ができないときには,同欄に「別紙のとおり.」と記載し,別紙を添付すること.

【法律第21条】

> 厚生労働大臣への定期報告について定めている．

（厚生労働大臣への定期報告）
第二十一条　再生医療等提供機関の管理者は，再生医療等提供計画に記載された再生医療等の提供の状況について，厚生労働省令で定めるところにより，定期的に，厚生労働大臣に報告しなければならない．
2　厚生労働大臣は，前項の規定による報告を取りまとめ，その概要を公表しなければならない．

【省令第38条】

> 厚生労働大臣への定期報告について定めている．

（厚生労働大臣への定期報告）
第三十八条　法第二十一条第一項の規定に基づき，提供機関管理者は，再生医療等の提供の状況について，再生医療等提供計画に記載された再生医療等技術ごとに，前条第一項各号に掲げる事項について，厚生労働大臣に報告しなければならない．(※1)
2　提供機関管理者は，前項の報告の際には，前条第一項の報告に対し当該認定再生医療等委員会が意見を述べた場合には，当該意見を添えなければならない．
3　第一項の報告は，再生医療等提供計画を厚生労働大臣に提出した日から起算して，一年ごとに，当該期間満了後九十日以内に行わなければならない．

※1　「報告」（課長通知 p16）
省令第38条関係
　厚生労働大臣への報告は，別紙様式第4による報告書を提出して行うものとすること．

解説

　本項では，厚生労働大臣への定期報告について定めている．基本的に認定再生医療等委員会へ報告した上で，報告を行うことが想定されていると考えられ，認定再生医療等委員会から意見を添えるとされていることから，別添様式第四に，委員会の意見を付記して，提出することになると考えられる．

別紙様式第四（省令第三十八条関係）（表面）

再生医療等提供状況定期報告書

年　　月　　日

厚生労働大臣　｝殿
地方厚生局長

再生医療等提供機関　名　称

住　所

管理者　　　　氏　名　　　　　　　　　　　印

　下記のとおり，再生医療等の提供の状況について，再生医療等の安全性の確保等に関する法律第21条第1項の規定により報告します．

記

1　基本情報

再生医療等提供計画の計画番号	
再生医療等の名称	
再生医療等提供計画を厚生労働大臣又は地方厚生局長に提出した年月日	
再生医療等の提供を開始した年月日	
再生医療等の提供を終了した場合にあっては，終了した年月日	
再生医療等に係る審査等業務を行う認定再生医療等委員会の認定番号	
再生治療等に係る審査等業務を行う認定再生医療等委員会の名称	

別紙様式第四（省令第三十八条関係）（裏面）

2 再生医療等の提供の状況

再生医療等を受けた者の数	
再生医療等に係る疾病等の発生状況及びその後の経過	
再生医療等の安全性についての評価	
再生医療等の科学的妥当性についての評価	

3 再生医療等の提供の状況に対する認定再生医療等委員会の意見

再生医療等の提供の状況に対し認定再生医療等委員会が意見を述べた年月日	
再生医療等の提供の状況に対する認定再生医療等委員会の意見の内容	

4 連絡先

担当部署	
電話番号	
FAX番号	
電子メールアドレス	

（留意事項）
1 用紙の大きさは，日本工業規格Ａ４とすること．
2 提出は，正本１通とすること．
3 各項目の記載欄にその記載事項の全てを記載する事ができないときには，同欄に「別紙のとおり．」と記載し，別紙を添付すること．

【法律第22条】

厚生労働大臣が行う緊急命令について定めている．

（緊急命令）

第二十二条　厚生労働大臣は，再生医療等の提供による保健衛生上の危害の発生又は拡大を防止するため必要があると認めるときは，再生医療等を提供する病院又は診療所の管理者に対し，当該再生医療等の提供を一時停止することその他保健衛生上の危害の発生又は拡大を防止するための応急の措置をとるべきことを命ずることができる．

【法律第23条】

改善命令と改善命令に違反した場合の医療の提供の制限命令について定めている．

（改善命令等）

第二十三条　厚生労働大臣は，再生医療等技術の安全性の確保等その他再生医療等の適正な提供のため必要があると認めるときは，この章の規定の施行に必要な限度において，再生医療等提供機関の管理者に対し，再生医療等提供計画の変更その他再生医療等の適正な提供に関し必要な措置をとるべきことを命ずることができる．

2　厚生労働大臣は，再生医療等提供機関の管理者が前項の規定による命令に従わないときは，当該管理者に対し，期間を定めて再生医療等提供計画に記載された再生医療等の全部又は一部の提供を制限することを命ずることができる．

解説

　本項目では，厚生労働大臣が必要に応じて，再生医療等の提供に関して，一時停止，応急措置，計画の変更，提供制限を命じることができることを記述している．制限命令の違反に対しては，後述される罰則も科せられることから，特に注意を要する点と考えられる．

【法律第24条】

立入検査等について定めている．

（立入検査等）

第二十四条　厚生労働大臣は，この章の規定の施行に必要な限度において，再生医療等提供機関の管理者若しくは開設者（医療法第五条第一項に規定する医師又は歯科医師を含む．次項及び第二十六条第一項において同じ．）に対し，必要な報告をさせ，又は当該職員に，再生医療等提供機関に立ち入り，その構造設備若しくは帳簿，書類その他の物件を検査させ，若しくは関係者に質問させることができる．

2　厚生労働大臣は，前項に定めるもののほか，病院若しくは診療所の管理者がこの章の規定若しくはこの章の規定に基づく命令若しくは処分に違反していると認めるとき，又は再生医療等技術の安全性の確保等その他再生医療等の適正な提供のため

必要があると認めるときは，病院若しくは診療所の管理者若しくは開設者に対し，必要な報告をさせ，又は当該職員に，病院若しくは診療所に立ち入り，その構造設備若しくは帳簿，書類その他の物件を検査させ，若しくは関係者に質問させることができる．
3　前二項の規定により職員が立ち入るときは，その身分を示す証明書を携帯し，関係者に提示しなければならない．
4　第一項及び第二項の規定による権限は，犯罪捜査のために認められたものと解してはならない．

解説

本項では，厚生労働大臣が，本法の定める範囲において，医療機関に対して報告をさせることができること，また，立ち入り検査を行わせることができることが明示されている．立ち入り検査に関しては，違反の疑いがある場合に限らないため，本法律の下で，再生医療等を提供を計画する者は，本項で定められる立ち入り検査にも対応できるようあらかじめ準備が必要と考えられる．特に，厚労省へ届出は不要であるが，所持しておくことが定められている後述の製造関係の手順書等に漏れが無いようにしておくべきである．

【省令第113条】

立入検査等の際の身分を示す証明書の様式について定めている．

（身分を示す証明書）
第百十三条　法第二十四条第三項（法第五十二条第三項において準用する場合を含む．）に規定する身分を示す証明書は，様式第三十によるものとする．

（参考）法律
（立入検査等）
第二十四条　厚生労働大臣は，この章の規定の施行に必要な限度において，再生医療等提供機関の管理者若しくは開設者（医療法第五条第一項に規定する医師又は歯科医師を含む．次項及び第二十六条第一項において同じ．）に対し，必要な報告をさせ，又は当該職員に，再生医療等提供機関に立ち入り，その構造設備若しくは帳簿，書類その他の物件を検査させ，若しくは関係者に質問させることができる．
2　厚生労働大臣は，前項に定めるもののほか，病院若しくは診療所の管理者がこの章の規定若しくはこの章の規定に基づく命令若しくは処分に違反していると認めるとき，又は再生医療等技術の安全性の確保等その他再生医療等の適正な提供のため必要があると認めるときは，病院若しくは診療所の管理者若しくは開設者に対し，必要な報告をさせ，又は当該職員に，病院若しくは診療所に立ち入り，その構造設備若しくは帳簿，書類その他の物件を検査させ，若しくは関係者に質問させることができる．
3　前二項の規定により職員が立ち入るときは，その身分を示す証明書を携帯し，関係者に提示しなければならない．

解説

　本項では，立ち入り検査のために携行すべき身分証の様式について定めている．本制度が悪用される可能性は低いと考えられるが，犯罪予防のためにも，医療機関側でも本様式による身分証の確認は，行うようにするべきと考えられる．

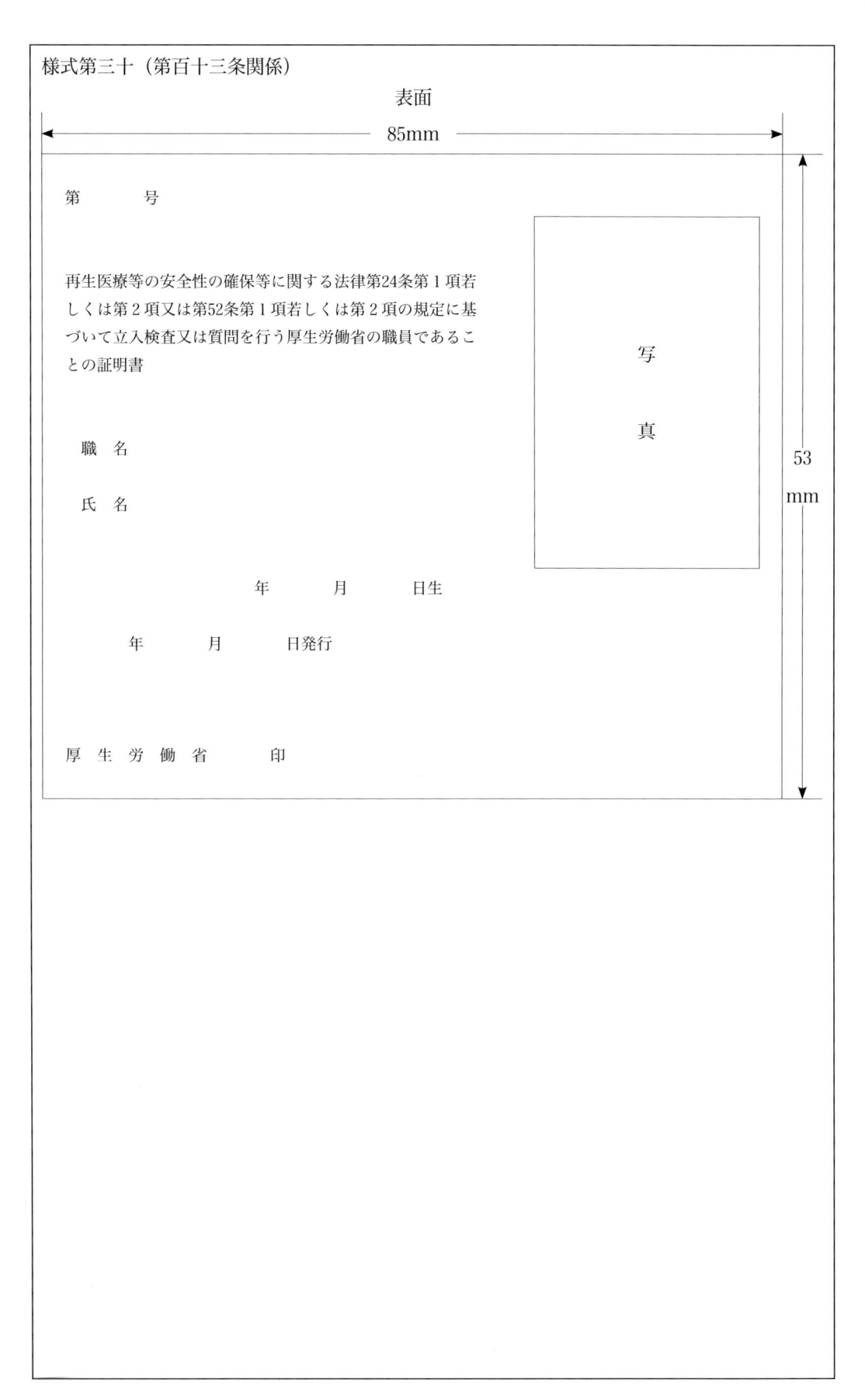

様式第三十（第百十三条関係）

表面

85mm

第　　　号

再生医療等の安全性の確保等に関する法律第24条第1項若しくは第2項又は第52条第1項若しくは第2項の規定に基づいて立入検査又は質問を行う厚生労働省の職員であることの証明書

職　名

氏　名

　　　　　　　　　年　　　月　　　日生

　　　　　年　　　月　　　日発行

厚　生　労　働　省　　　印

写　真

53mm

裏面

再生医療等の安全性の確保等に関する法律（平成25年法律第85号）抜粋

（立入検査等）
第二十四条　厚生労働大臣は，この章の規定の施行に必要な限度において，再生医療等提供機関の管理者若しくは開設者（医療法第五条第一項に規定する医師又は歯科医師を含む．次項及び第二十六条第一項において同じ．）に対し，必要な報告をさせ，又は当該職員に，再生医療等提供機関に立ち入り，その構造設備若しくは帳簿，書類その他の物件を検査させ，若しくは関係者に質問させることができる．
2　厚生労働大臣は，前項に定めるもののほか，病院若しくは診療所の管理者がこの章の規定若しくはこの章の規定に基づく命令若しくは処分に違反していると認めるとき，又は再生医療等技術の安全性の確保等その他再生医療等の適正な提供のため必要があると認めるときは，病院若しくは診療所の管理者若しくは開設者に対し，必要な報告をさせ，又は当該職員に，病院若しくは診療所に立ち入り，その構造設備若しくは帳簿，書類その他の物件を検査させ，若しくは関係者に質問させることができる．
3　前二項の規定により職員が立ち入るときは，その身分を示す証明書を携帯し，関係者に提示しなければならない．
4　第一項及び第二項の規定による権限は，犯罪捜査のために認められたものと解してはならない．

（立入検査等）
第五十二条　厚生労働大臣は，許可事業者又は届出事業者が設置する当該許可又は届出に係る細胞培養加工施設の構造設備が第四十二条の基準に適合しているかどうかを確認するため必要があると認めるときは，当該許可事業者若しくは届出事業者に対し，必要な報告をさせ，又は当該職員に，当該細胞培養加工施設若しくは事務所に立ち入り，その構造設備若しくは帳簿，書類その他の物件を検査させ，若しくは関係者に質問させることができる．
2　厚生労働大臣は，前項に定めるもののほか，細胞培養加工施設においてこの章の規定若しくはこの章の規定に基づく命令若しくは処分に違反する特定細胞加工物の製造が行われていると認めるとき，又は再生医療等技術の安全性の確保等その他再生医療等の適正な提供のため必要があると認めるときは，特定細胞加工物の製造をする者に対し，必要な報告をさせ，又は当該職員に，細胞培養加工施設若しくは事務所に立ち入り，その構造設備若しくは帳簿，書類その他の物件を検査させ，若しくは関係者に質問させることができる．
3　第二十四条第三項の規定は前二項の規定による立入検査について，同条第四項の規定は前二項の規定による権限について準用する．

【省令第114条】

> 必要な報告をさせるときは，その理由を通知することを定めている．

（報告）
第百十四条　厚生労働大臣は，法第二十四条第一項の規定により，提供機関管理者若しくは開設者（医療法第五条第一項に規定する医師又は歯科医師を含む．以下この条において同じ．）に対して，必要な報告をさせるとき，法第二十四条第二項の規定により，医療機関の管理者若しくは開設者に対して必要な報告をさせるとき，法第三十一条の規定により，認定委員会設置者に対して，報告を求めるとき，法第五十条第一項第一号の規定により，法第三十九条第一項の認定を受けた者（以下「認定事業者」という．）に対して，必要な報告を求めるとき，法第五十二条第一項の規定により，許可事業者若しくは届出事業者に対し，必要な報告をさせるとき又は法第五十二条第二項の規定により，特定細胞加工物を製造する者に対し，必要な報告をさせるときは，その理由を通知するものとする．

解説

　本項では，厚生労働大臣が報告を求める際には，その理由に関する通知が出されることが説明されている．前述通り，本制度が悪用される可能性は低いと考えられるが，別項で定められている報告（疾病等の報告や定期報告）以外のものが求められた際は，本項で定められる通知があるものかどうか確認することが勧められる．

【法律第25条】

> 再生医療等の提供に関し必要な手続その他の事項は厚生労働省令へ委任することを定めている．

（厚生労働省令への委任）
第二十五条　この章に定めるもののほか，再生医療等の提供に関し必要な手続その他の事項は，厚生労働省令で定める．

解説

　本項では，手続きについての詳細は厚生労働省令（同法施行規則）で定めることを述べている．法律はその成立，変更について国会での審議を必要とするため，手続きレベルの規定については，省令によって定めることとされることは，本法律に限らず，法令上よく認められる．

【省令第39条】

認定再生医療等委員会の意見を聴く際の手続について定めている．

(認定再生医療等委員会の意見を聴く際の手続)
第三十九条　提供機関管理者は，法第四条第二項の規定により認定再生医療等委員会（当該再生医療等提供機関の開設者が設置したものを除く．）に意見を聴くときは，当該認定再生医療等委員会の審査等業務に関する規程及び委員名簿を入手しなければならない．

【省令第40条】

認定再生医療等委員会の審査等業務に係る契約について定めている．

(認定再生医療等委員会の審査等業務に係る契約)
第四十条　提供機関管理者は，認定再生医療等委員会（当該再生医療等提供機関の開設者が設置した認定再生医療等委員会及び当該再生医療等提供機関を有する法人が設置したものを除く．）に審査等業務を行わせることとする場合には，あらかじめ，次に掲げる事項を記載した文書により認定委員会設置者（法第二十六条第五項第一号に規定する認定委員会設置者をいう．以下同じ．）との契約[※1]を締結しなければならない．
一　当該契約を締結した年月日
二　当該再生医療等提供機関及び当該認定再生医療等委員会の名称及び所在地
三　当該契約に係る業務の手順に関する事項
四　当該認定再生医療等委員会が意見を述べるべき期限
五　細胞提供者及び再生医療等を受ける者の秘密の保全に関する事項
六　その他必要な事項

※1　「契約」（課長通知 p16）
省令第40条関係
　再生医療等を提供しようとする医療機関の管理者は，当該再生医療等提供機関の開設者が設置した認定再生医療等委員会及び当該再生医療等提供機関を有する法人が設置したものに意見を聴く場合を除き，当該認定再生医療等委員会の設置者と契約を締結すること．
　再生医療等を提供しようとする医療機関の管理者は，再生医療等提供計画に記載される認定再生医療等委員会に意見を聴くときは，提供しようとする再生医療等が第一種再生医療等である場合は厚生労働大臣，第二種再生医療等又は第三種再生医療等の場合は地方厚生局長に提出することとなる書類一式を当該認定再生医療等委員会に提出することとする．
　なお，ex vivo 遺伝子治療を行う場合，再生医療等を提供しようとする医療機関の管理者は，遺伝子治療臨床研究に関する指針に係る臨床研究を審査する体制と同等な審査を行えるような認定再生医療等委員会に意見を聴くこととする．

解説

　本項では，他機関に設置された認定再生医療等委員会へ審査等を依頼する場合に，本項に定める内容を含んだ契約を結ぶことを定めている．この点はある意味当然の事項であり，他機関へ審査を依頼する際の秘密保持に関する契約の締結は，必須と考えられる．また，依頼する業務の手順や，審査に係る期間などは，可能な範囲であらかじめ定めておくこと

が勧められる．ただし，手順や期間については，認定再生医療等委員会毎に多少異なることが想定されるため，審査を依頼する機関へ，あらかじめ確認するべきと考えられる．

【省令第41条】

講じた措置についての認定再生医療等委員会への報告について定めている．

（講じた措置についての認定再生医療等委員会への報告）
第四十一条　提供機関管理者は，認定再生医療等委員会から法第二十六条第一項各号に規定する意見を述べられた場合には，当該意見を受けて講じた再生医療等提供計画の変更その他の措置について，当該認定再生医療等委員会に対し報告を行わなければならない．

解説

本項は認定再生医療等委員会からの意見を受けた際にはそれに対して行った対応を報告する必要があることを述べている．これは認定再生医療等委員会の意見を尊重する観点から，委員会の意見に沿った対応がなされているか確認できるように定められているものと考えられる．

認定再生医療等委員会

本節では，認定再生医療等委員会の要件，認定再生医療等委員会の審査等業務等についての遵守事項を定めている．自施設で認定再生医療等委員会を設置する場合には，必要とされる要件，手順等を正確に理解し，委員会の適切な運用に努める必要がある．委員会での審査業務の水準の維持，向上は本法における再生医療等の安全性の確保の要になるものと考えられる．

【法律第26条】

再生医療等委員会の業務及び厚生労働大臣の認定について定めている．

（再生医療等委員会の認定）

第二十六条　再生医療等に関して識見を有する者から構成される委員会であって，次に掲げる業務（以下「審査等業務」という．）を行うもの（以下この条において「再生医療等委員会」という．）を設置する者（病院若しくは診療所の開設者又は医学医術に関する学術団体その他の厚生労働省令で定める団体（法人でない団体にあっては，代表者又は管理人の定めのあるものに限る．）に限る．）は，その設置する再生医療等委員会が第四項各号に掲げる要件（当該再生医療等委員会が第三種再生医療等提供計画（第三種再生医療等に係る再生医療等提供計画をいう．以下同じ．）のみに係る審査等業務を行う場合にあっては，同項第一号（第三種再生医療等提供計画に係る部分を除く．）に掲げる要件を除く．）に適合していることについて，厚生労働大臣の認定を受けなければならない．(※1)(★1)

一　第四条第二項（第五条第二項において準用する場合を含む．）の規定により再生医療等を提供しようとする病院若しくは診療所又は再生医療等提供機関の管理者から再生医療等提供計画について意見を求められた場合において，当該再生医療等提供計画について再生医療等提供基準に照らして審査を行い，当該管理者に対し，再生医療等の提供の適否及び提供に当たって留意すべき事項について意見を述べること．

二　第十七条第一項の規定により再生医療等提供機関の管理者から再生医療等の提供に起因するものと疑われる疾病，障害若しくは死亡又は感染症の発生に関する事項について報告を受けた場合において，必要があると認めるときは，当該管理者に対し，その原因の究明及び講ずべき措置について意見を述べること．

三　第二十条第一項の規定により再生医療等提供機関の管理者から再生医療等の提供の状況について報告を受けた場合において，必要があると認めるときは，当該管理者に対し，その再生医療等の提供に当たって留意すべき事項若しくは改善すべき事項について意見を述べ，又はその再生医療等の提供を中止すべき旨の意見を述べること．

四　前三号に掲げる場合のほか，再生医療等技術の安全性の確保等その他再生医療等の適正な提供のため必要があると認めるときは，当該再生医療等委員会の名称が記載された再生医療等提供計画に係る再生医療等提供機関の管理者に対し，当

該再生医療等提供計画に記載された事項に関し意見を述べること．
2　前項の認定を受けようとする者は，厚生労働省令で定めるところにより，次に掲げる事項を記載した申請書を厚生労働大臣に提出しなければならない．
　一　氏名又は名称及び住所並びに法人にあっては，その代表者（法人でない団体で代表者又は管理人の定めのあるものにあっては，その代表者又は管理人）の氏名
　二　当該再生医療等委員会の名称
　三　当該再生医療等委員会の委員の氏名及び職業
　四　当該再生医療等委員会が第三種再生医療等提供計画のみに係る審査等業務を行う場合にあっては，その旨
　五　審査等業務を行う体制に関する事項
　六　審査等業務に関し手数料を徴収する場合にあっては，当該手数料の算定の基準
　七　その他厚生労働省令で定める事項
3　前項の申請書には，次に掲げる書類を添付しなければならない．
　一　当該再生医療等委員会の委員の略歴を記載した書類
　二　当該再生医療等委員会の審査等業務に関する規程
　三　その他厚生労働省令で定める書類
4　厚生労働大臣は，第一項の認定の申請があった場合において，その申請に係る再生医療等委員会が次に掲げる要件（当該再生医療等委員会が第三種再生医療等提供計画のみに係る審査等業務を行う場合にあっては，第一号（第三種再生医療等提供計画に係る部分を除く．）に掲げる要件を除く．）に適合すると認めるときは，その認定をするものとする．
　一　第一種再生医療等提供計画，第二種再生医療等提供計画及び第三種再生医療等提供計画について，第一種再生医療等，第二種再生医療等及び第三種再生医療等のそれぞれの再生医療等提供基準に照らして審査等業務を適切に実施する能力を有する者として医学又は法律学の専門家その他の厚生労働省令で定める者から構成されるものであること．
　二　その委員の構成が，審査等業務の公正な実施に支障を及ぼすおそれがないものとして厚生労働省令で定める基準に適合すること．
　三　審査等業務の実施の方法，審査等業務に関して知り得た情報の管理及び秘密の保持の方法その他の審査等業務を適切に実施するための体制が整備されていること．
　四　審査等業務に関し手数料を徴収する場合にあっては，当該手数料の算定の基準が審査等業務に要する費用に照らし，合理的なものとして厚生労働省令で定める基準に適合するものであること．
　五　前各号に掲げるもののほか，審査等業務の適切な実施のために必要なものとして厚生労働省令で定める基準に適合するものであること．
5　厚生労働大臣は，前項の規定により認定をしたときは，次に掲げる事項を公示しなければならない．
　一　当該認定を受けた者（以下「認定委員会設置者」という．）の氏名又は名称及び住所
　二　当該認定に係る再生医療等委員会（以下「認定再生医療等委員会」という．）の名

称
三　当該再生医療等委員会が第三種再生医療等提供計画のみに係る審査等業務を行うものとして認定された場合には，その旨名称

> ※1（課長通知 p18）
> 法第26条第1項関係
> 　認定再生医療等委員会は，再生医療等を提供しようとする医療機関の管理者から再生医療等提供計画について意見を求められた場合においては，再生医療等提供基準に照らして審査を行い，別紙様式第5により当該管理者に意見を通知すること．
> 　再生医療等提供計画について認定再生医療等委員会が意見を述べるときは，当該再生医療等提供計画に関する審査の過程に関する記録を添付すること．

★1
【Q&A】
Q12：認定委員会が，審査を受けようとする再生医療等提供計画を提出した者に対して，再生医療等提供計画及び添付書類以外の書類の追加の提出を求めることは可能か．
A12：認定委員会が審査等業務に必要と判断した場合に，書類の追加の提出を求めることについて，双方で合意されている場合は可能である．

解説

　本項では，認定再生医療等委員会の業務と，認定に係る事項を定めている．認定再生医療等委員会の業務は，1．提供計画の審査，2．疾病等の報告に関する意見，3．定期報告に関する意見，4．その他必要な場合に関する意見となっている．この点については，Q&Aに「認定委員会が審査等業務に必要と判断した場合に，書類の追加の提出を求めることについて，双方で合意されている場合は可能である．」とあることから考えると，双方の合意に基づいて，その他意見が必要な事柄に対しても別途報告できるようにしておくことが適切ではないかと考えられる．

【省令第42条】

法第26条第1項の厚生労働省令で定める団体及び団体に係る要件を定めている．

（再生医療等委員会を設置できる団体）
第四十二条　法第二十六条第一項の厚生労働省令で定める団体は，次に掲げる団体とする．
　一　医学医術に関する学術団体
　二　一般社団法人又は一般財団法人(★1)
　三　特定非営利活動促進法（平成十年法律第七号）第二条第二項に規定する特定非営利活動法人
　四　私立学校法（昭和二十四年法律第二百七十号）第三条に規定する学校法人（医療機関を有するものに限る．）
　五　独立行政法人通則法（平成十一年法律第百三号）第二条第一項に規定する独立行政法人（医療の提供等を主な業務とするものに限る．）
　六　国立大学法人法（平成十五年法律第百十二号）第二条第一項に規定する国立大学法人（医療機関を有するものに限る．）

別紙様式第五（法第二十六条関係）

認定再生医療等委員会意見書

年　　月　　日

｛　医療機関の管理者の氏名　｝　殿

｛　認定再生医療等委員会の名称　｝　印

　下記のとおり，再生医療等の安全性の確保等に関する法律第26条第1項の規定により意見を述べます．

記

意見の対象となる再生医療等を提供しようとする又は提供する医療機関に関する事項	
名称	
所在地	

再生医療等の名称	
意見の対象となる再生医療等提供計画の計画番号（既に厚生労働大臣又は地方厚生局長に再生医療等提供計画を提出している場合に限る．）	

意見の区分	☐ 再生医療等提供計画についての意見（法第26条第1項第1号関係）
	☐ 疾病等の報告を受けた場合における意見（法第26条第1項第2号関係）
	☐ 再生医療等の提供の状況について報告を受けた場合における意見（法第26条第1項第3号関係）
	☐ 再生医療等の適正な提供のため必要があると認められる場合における意見（法第26条第1項第4号関係）

意見の内容	
意見の理由	

（留意事項）
1　用紙の大きさは，日本工業規格A4とすること．
2　各項目の記載欄にその記載事項の全てを記載する事ができないときには，同欄に「別紙のとおり．」と記載し，別紙を添付すること．

七　地方独立行政法人法（平成十五年法律第百十八号）第二条第一項に規定する地方独立行政法人（医療機関を有するものに限る．）

2　再生医療等委員会を前項第一号から第三号までに掲げる団体が設置する場合は，当該者は次に掲げる要件を満たすものでなければならない．
　一　定款その他これに準ずるもの(※1)において，再生医療等委員会を設置する旨の定めがあること．
　二　その役員（いかなる名称によるかを問わず，これと同等以上の職権又は支配力を有する者を含む．次号において同じ．）のうちに医師，歯科医師，薬剤師，看護師その他の医療関係者が含まれていること．
　三　その役員に占める次に掲げる者の割合が，それぞれ三分の一以下であること．
　　イ　特定の医療機関の職員その他の当該医療機関と密接な関係を有する者(※2)
　　ロ　特定の法人(※3)の役員又は職員その他の当該法人と密接な関係を有する者
　四　再生医療等委員会の設置及び運営に関する業務を適確に遂行するに足りる財産的基礎を有していること．(※4)
　五　財産目録，貸借対照表，損益計算書，事業報告書その他の財務に関する書類をその事務所に備えて置き，一般の閲覧に供していること．
　六　その他再生医療等委員会の業務の公正かつ適正な遂行を損なうおそれがないこと．(※5)

（参考）法律
（再生医療等委員会の認定）
第二十六条　再生医療等に関して識見を有する者から構成される委員会であって，次に掲げる業務（以下「審査等業務」という．）を行うもの（以下この条において「再生医療等委員会」という．）を設置する者（病院若しくは診療所の開設者又は医学医術に関する学術団体その他の厚生労働省令で定める団体（法人でない団体にあっては，代表者又は管理人の定めのあるものに限る．）に限る．）は，その設置する再生医療等委員会が第四項各号に掲げる要件（当該再生医療等委員会が第三種再生医療等提供計画（第三種再生医療等に係る再生医療等提供計画をいう．以下同じ．）のみに係る審査等業務を行う場合にあっては，同項第一号（第三種再生医療等提供計画に係る部分を除く．）に掲げる要件を除く．）に適合していることについて，厚生労働大臣の認定を受けなければならない．

※1「定款その他これに準ずるもの」（課長通知 p17）
　省令第42条第2項第1号関係
　　医学医術に関する学術団体，一般社団法人，一般財団法人，特定非営利活動法人が設置する再生医療等委員会については，公益事業又は特定非営利活動に係る事業等として行われるべきものであり，収益事業として行われるべきではないことから，定款その他これに準ずるものにおいて，認定再生医療等委員会を設置及び運営する旨を公益事業又は特定非営利活動に係る事業等として明記していること．認定再生医療等委員会の設置及び運営が一般社団法人等，特定非営利活動法人の目的を達成するために必要な事業であるか否かは，あらかじめ，それぞれ当該法人の主務官庁又は所轄庁に確認しておくこと．

※2「その他の当該医療機関と密接な関係を有する者」（課長通知 p17）
　省令第42条第2項第3号イ関係
　　「その他の当該医療機関と密接な関係を有する者」には，当該医療機関を設置する者（法人である場合は，その役員），当該医療機関の長その他当該医療機関と雇用関係のある者などが含まれる．

※3「特定の法人」（課長通知 p17）
　省令第42条第2項第3号ロ関係

「特定の法人」には，営利法人のみならず，一般社団法人等，特定非営利活動法人その他の非営利法人を含む．また，「当該法人と密接な関係を有する者」には，当該法人の役員及び職員のほか，当該法人の子会社の役員，職員等当該法人に対し，従属的地位にある者を含む．

※4「再生医療等委員会の設置及び運営に関する業務を適確に遂行するに足りる財産的基礎を有していること．」（課長通知p17）

省令第42条第2項第4号関係

認定再生医療等委員会を設置する者（以下「認定委員会設置者」という．）のうち省令第42条第1項第1号から第3号までに掲げる団体は，会費収入，財産の運用収入，恒常的な賛助金収入等の安定した収入源を有するものであること．

ただし，細胞加工物に係る業界団体等からの賛助金（物品の贈与，便宜の供与等を含む．）等については，認定再生医療等委員会における審査等業務の公正かつ適正な遂行に影響が及ばないと一般的に認められる範囲にとどめること．

※5「その他再生医療等委員会の業務の公正かつ適正な遂行を損なうおそれがないこと．」（課長通知p17）

省令第42条第2項第6号関係

「その他再生医療等委員会の業務の公正かつ適正な遂行を損なうおそれがないこと」には以下の事項が含まれる．

① 認定委員会設置者が収益事業を行う場合においては，当該収益事業は，以下の条件を満たす必要があること．
　（ア）認定再生医療等委員会の設置及び運営に必要な財産，資金，要員，施設等を圧迫するものでないこと．
　（イ）収益事業の経営は健全なものであること．
　（ウ）収益事業からの収入については，一般社団法人等，特定非営利活動法人又は医学医術に関する学術団体の健全な運営のための資金等に必要な額を除き，認定再生医療等委員会の設置及び運営を含む公益事業，特定非営利活動に係る事業等に用いること．
② 認定再生医療等委員会が手数料を徴収する場合においては，対価の引下げ，認定再生医療等委員会の質の向上のための人的投資等により収入と支出の均衡を図り，一般社団法人等，特定非営利活動法人又は医学医術に関する学術団体の健全な運営に必要な額以上の利益を生じないようにすること．

★1
【Q&A】
Q9：公益財団法人は認定再生医療等委員会を設置できるのか．
A9：設置できる．

解説

本項では認定再生医療等委員会を設置できる団体の条件について，記載されている．病院若しくは診療所の開設者または本項で定める団体という条件になっており，基本的に，医療機関（医療機関を所有する法人を含む）か，医学に関する学会が想定されている．また，学会や一般社団法人，一般財団法人，特定非営利活動法人については，本委員会業務の公平性，公益性を踏まえて，本業務を営利目的に利用しないために健全な財政基盤を有し，特定の医療機関の職員ばかりで構成されていないことが条件としてあげられている．

【省令第43条】

再生医療等委員会の認定の申請について定めている．

（再生医療等委員会の認定の申請）

第四十三条　法第二十六条第二項の規定による申請は，様式第五による申請書を提出して行うものとする．

2　法第二十六条第二項第七号（法第二十七条第三項及び第二十八条第六項において準用する場合を含む．）の厚生労働省令で定める事項は，再生医療等委員会の所在地及び再生医療等委員会の連絡先とする．

3　法第二十六条第三項第三号（法第二十七条第三項及び第二十八条第六項において準用する場合を含む．）の厚生労働省令で定める書類は，次に掲げる場合に応じ，それぞれ当該各号に定める書類とする．

一　前条第一項第一号から第三号までに掲げる団体が第一項の申請をしようとする場合
　イ　再生医療等委員会を設置する者に関する証明書類
　ロ　再生医療等委員会を設置する者が再生医療等委員会を設置する旨を定めた定款その他これに準ずるもの
　ハ　第四十二条第二項第二号及び第三号の要件を満たすことを証明する書類
　ニ　財産的基礎を有していることを証明する書類
二　医療機関の開設者又は前条第一項第四号から第七号までに掲げる団体が第一項の申請をしようとする場合　再生医療等委員会を設置する者に関する証明書類

様式第五（第四十三条関係）（第一面）

再生医療等委員会認定申請書

年　　月　　日

厚生労働大臣　｝殿
地方厚生局長

　　　　　　　　　　　　　設置者　住　所 ｛法人にあっては，主たる事務所の所在地｝

　　　　　　　　　　　　　　　　　氏　名 ｛法人にあっては，名称及び代表者の氏名｝　　印

　下記のとおり，再生医療等委員会の認定を受けたいので，再生医療等の安全性の確保等に関する法律第26条第2項の規定により申請します．

記

1　再生医療等委員会に関する事項

再生医療等委員会の名称	
再生医療等委員会の所在地	
審査等業務の対象	☐ 第三種再生医療等提供計画のみに係る審査等業務を実施　☐ 左記以外
審査等業務を行う体制	
手数料の算定の基準（手数料を徴収する場合のみ記載）	

2　再生医療等委員会の連絡先

電話番号	
ＦＡＸ番号	
電子メールアドレス	

様式第五（第四十三条関係）（第二面）

3　委員名簿

委員の構成要件の該当性		氏名	職業(所属及び役職)	性別	再生医療等委員会を設置する者との利害関係
特定認定再生医療等委員会の場合	第三種再生医療等提供計画のみに係る審査等業務を行う場合				

様式第五（第四十三条関係）（第三面）

(留意事項)
1　用紙の大きさは，日本工業規格Ａ４とすること．
2　提出は，正本１通とすること．
3　各項目の記載欄にその記載事項の全てを記載する事ができないときには，同欄に「別紙のとおり．」と記載し，別紙を添付すること．
4　１の「審査等業務を行う体制」の欄には，再生医療等委員会の開催頻度その他の診査等業務に関する事項を記載すること．
5　１の「手数料の算定の基準」の欄には，手数料の額及び手数料の算定方法等を記載すること．
6　３の「委員の構成要件の該当性」の欄への記載は，次のとおりとすること．
　　特定認定再生医療等委員会の場合
　　「①分子生物学等」……分子生物学，細胞生物学，遺伝学，臨床薬理学又は病理学の専門家
　　「②再生医療等」……再生医療等について十分な科学的知見及び医療上の識見を有する者
　　「③臨床医」……臨床医（現に診療に従事している医師又は歯科医師）
　　「④細胞培養加工」……細胞培養加工に関する識見を有する者
　　「⑤法律」……法律に関する専門家
　　「⑥生命倫理」……生命倫理に関する識見を有する者
　　「⑦生物統計等」……生物統計その他の臨床研究に関する識見を有する者
　　「⑧一般」……①から⑦までに掲げる者以外の一般の立場の者
　　第三種再生医療等提供計画のみに係る審査等業務を行う場合
　　「ａ，医学・医療」……再生医療等について十分な科学的知見及び医療上の識見を有する者を含む二名以上の医学又は医療の専門家
　　「ｂ，法律・生命倫理」……法律に関する専門家又は生命倫理に関する識見を有する者その他の人文・社会科学の有識者
　　「ｃ，一般」……ａ及びｂに掲げる者以外の一般の立場の者
7　３の「再生医療等委員会を設置する者との利害関係」の欄には，再生医療等委員会を設置する者と利害関係を有している場合は「有」，有していない場合は「無」を記載すること．

再生医療等委員会認定申請書（様式第5）の記載要領等について
※「再生医療等提供計画等の記載要領の改訂等について（平成27年8月21日厚生労働省医政局研究開発振興課事務連絡）」より

※ 再生医療等委員会認定申請を行う際は，再生医療等委員会認定申請書の提出時に，返信用としてA4サイズの用紙を折らずに投函できる封筒（形2号）に切手570円分（簡易書留となる．）を貼付し，宛名を記載したものを併せて提出すること．

「1　再生医療等委員会に関する事項」欄について
（1）「審査等業務を行う体制」欄について
　　次に掲げる事項等について記載すること．
　①　再生医療等委員会の開催頻度等の実施の方法
　②　審査等に関する規程の公表方法
　③　審査等業務が適正かつ公平に行えるよう，その活動の自由及び独立が保障されていること．例えば学術団体が設置する場合は，設置者と委員の関係や委員の適正性について要約を記載すること．また，自由及び独立が保障されていることについては，当該団体の運営が特定の医療機関と利害関係がなく，独立した組織であることなどを記載すること．
　④　審査等業務を継続的に実施できること．例えば，設置者の財政的な基盤やこれまでの運営状況，今後の方針（廃止の場合の他の認定再生医療等委員会の紹介やその他適切な措置に関する事項を含む）について記載すること．
（2）「手数料の算定の基準（手数料を徴収する場合のみ記載）」欄について
　　次に掲げる事項を記載すること．
　①　手数料の額は，審査等業務の対象となる再生医療等技術の種類等によって手数料が異なる場合はそれぞれの額を記載すること．
　②　手数料の額は，提供前の提供計画の審査，疾病等報告に係る審査，提供の状況の報告に係る審査，変更に係る審査等によって手数料が異なる場合はそれぞれの額を記載すること．手数料を徴収しない場合も，その旨を記載すること．
　③　手数料の算定方法は，手数料の額を定めるに当たって算定の基礎となったもの（例えば交通費や委員への謝金）を記載すること．

「3　委員名簿」欄について
（1）「委員の構成要件の該当性」欄の「特定認定再生医療等委員会の場合」欄について
　　設置しようとする再生医療等委員会が特定認定再生医療等委員会である場合は，留意事項6のうち，該当する数字（①～⑧）をそれぞれの欄に記載すること．
（2）「委員の構成要件の該当性」欄の「第三種再生医療等提供計画のみに係る審査等業務を行う場合」欄について
　　設置しようとする再生医療等委員会が第三種再生医療等提供計画のみに係る審査等業務を行う認定再生医療等委員会である場合は，留意事項6のうち，該当する文字（a～c）をそれぞれの欄に記載すること．
（3）「委員の構成要件の該当性」欄の「職業（所属及び役職）」欄について
　　所属及び役職を記載するとともに，委員が医師又は歯科医師である場合は，その旨を記載すること．

「添付書類」について
　　次に掲げる書類を添付しなければならない．
（1）再生医療等委員会の全ての委員の略歴を，通知（※1）VI（8）～（18）を確認の上で各構成要件に該当することが明らかにわかるように記載すること．なお，委員1名につきA4用紙1～2枚程度で記載すること．
　　（※1）「再生医療等の安全性の確保等に関する法律」，「再生医療等の安全性の確保等に関する法律施行令」及び「再生医療等の安全性の確保等に関する法律施行規則」の取扱いについて（平成26年10月31日医政研発1031第1号厚生労働省医政局研究開発振興課長通知）
（2）再生医療等委員会の審査等業務に関する規程
　　「審査等業務に関する規程」には，以下の事項を含めること．
　①　再生医療等委員会の運営に関する事項（手数料を徴収する場合にあっては，当該手数料の額を含む．）
　②　提供中の再生医療等の継続的な審査に関する事項
　　　例えば，意見を述べた提供計画について，当該計画に係る再生医療の提供を終了す

る日まで，定期報告，疾病等報告及び変更に関する審査等を行うことを規定すること
　　が挙げられる．
　③　会議の記録に関する事項（審査等業務の過程の記録とその公表の方法）
　④　記録の保存に関する事項
　⑤　審査等業務に関して知り得た情報の管理及び秘密の保持の方法
　⑥　委員会の委員や職員への教育の機会の確保の方法
　※　その他，規定に盛り込むべき事項についてはチェックリストを参照すること．
（3）再生医療等委員会を設置する者に関する証明書類
　　（病院等の開設許可証又は開設証明証，法人の現在事項全部証明書等）
（4）再生医療等委員会の設置者が，医学医術に関する学術団体，一般社団法人又は一般
　　財団法人，又は特定非営利活動法人である場合は，（1）～（3）の書類に加え，次に
　　掲げる書類を添付しなければならない．
　①　設置者が認定再生医療等委員会を設置する旨を定めた定款その他これに準ずるもの
　②　役員（いかなる名称によるかを問わず，これと同等以上の職権等を有する者を含む）
　　のうちに，医師，歯科医師，薬剤師，看護師その他の医療関係者が含まれていること．
　　また，役員に占める特定の医療機関の職員その他の当該医療機関と密接な関係を有す
　　る者，特定の法人の役員又は職員その他の当該法人と密接な関係者を有する者の割合
　　がそれぞれ，3分の1以下であることを満たすことを確認できる書類
　③　財産的基礎を有していることを確認できる書類（例えば，財産目録，貸借対照表，
　　損益計算書や，会費収入，財産の運用収入，恒常的な賛助金収入等の安定した収入源
　　を有することが分かる書類）
（5）その他（本文中に掲載しきれない説明書類等）
　　　特定認定再生医療等委員会申請書チェックリスト又は認定再生医療等委員会申請書
　　チェックリストのうち，申請に該当するチェックリストの各項目の内容が申請書に記載
　　されていることを確認し，内容確認欄にチェックしたものを添付すること．
　　　認定生成医療等委員会の情報の公表に関する同意書に署名し添付すること．

【省令第44条】

第一種再生医療等提供計画又は第二種再生医療等提供計画の審査等業務を行う再生医療等委員会に係る法第26条第4項第1号の厚生労働省令で定める者を定めている．

（第一種再生医療等提供計画又は第二種再生医療等提供計画に係る審査等業務を行う再生医療等委員会の委員の構成要件）
第四十四条　第一種再生医療等提供計画（法第七条に規定する第一種再生医療等提供計画をいう．以下同じ．）又は第二種再生医療等提供計画（法第十一条に規定する第二種再生医療等提供計画をいう．以下同じ．）に係る審査等業務を行う再生医療等委員会の法第二十六条第四項第一号の厚生労働省令で定める者は，次に掲げる者とする．ただし，各号に掲げる者は当該各号以外に掲げる者を兼ねることができない．(※1)(★1)
一　分子生物学，細胞生物学，遺伝学，臨床薬理学又は病理学の専門家(※2)
二　再生医療等について十分な科学的知見及び医療上の識見を有する者(※3)
三　臨床医(※4)（現に診療に従事している医師又は歯科医師をいう．以下同じ．）
四　細胞培養加工に関する識見を有する者(※5)
五　法律に関する専門家(※6)(★2)
六　生命倫理に関する識見を有する者(※7)(★3)
七　生物統計その他の臨床研究に関する識見を有する者(※8)
八　第一号から前号までに掲げる者以外の一般の立場の者(※9)

（参考）法律
（再生医療等委員会の認定）
第二十六条
　4　厚生労働大臣は，第一項の認定の申請があった場合において，その申請に係る再生医療等

委員会が次に掲げる要件（当該再生医療等委員会が第三種再生医療等提供計画のみに係る審査等業務を行う場合にあっては，第一号（第三種再生医療等提供計画に係る部分を除く．）に掲げる要件を除く．）に適合すると認めるときは，その認定をするものとする．

一　第一種再生医療等提供計画，第二種再生医療等提供計画及び第三種再生医療等提供計画について，第一種再生医療等，第二種再生医療等及び第三種再生医療等のそれぞれの再生医療等提供基準に照らして審査等業務を適切に実施する能力を有する者として医学又は法律学の専門家その他の厚生労働省令で定める者から構成されるものであること．

※1 委員について（課長通知p18）

省令第44条関係

特定認定再生医療等委員会の構成に必要な委員の数は，少なくとも8名となるが，認定に必要な要件を満たした上で，委員の数がこれよりも多い場合には，本条各号に規定する特定の区分の委員の数に偏りがあることのないよう配慮すること．

※2「分子生物学，細胞生物学，遺伝学，臨床薬理学又は病理学の専門家」（課長通知p18）

省令第44条第1号関係

分子生物学，細胞生物学，遺伝学，臨床薬理学又は病理学の専門家とは，当該領域に関する専門的知識・経験に基づき，教育又は研究を行っている者を意味するものであること．

※3「再生医療等について十分な科学的知見及び医療上の識見を有する者」（課長通知p18）

省令第44条第2号関係

「再生医療等について十分な科学的知見及び医療上の識見を有する者」とは，再生医療等に関する専門的知識・経験に基づき，診療，教育又は研究を行っている者を意味するものであること．

※4「臨床医」（課長通知p18）

省令第44条第3号関係

「臨床医」とは，現に診療に従事している医師又は歯科医師であって，審査等業務を行うに当たって，医学的専門知識に基づいて評価・助言を与えることができる者を意味するものであること．

※5「細胞培養加工に関する識見を有する者」（課長通知p19）

省令第44条第4号関係

とは，細胞培養加工に関する教育若しくは研究を行っている者又は細胞培養加工施設における細胞培養加工に関する業務に携わっている者を意味するものであること．

※6「法律に関する専門家」（課長通知p19）

省令第44条第5号関係

「法律に関する専門家」とは，法律学に関する専門的知識に基づいて，教育，研究又は業務を行っている者を意味するものであること．

※7「生命倫理に関する識見を有する者」（課長通知p19）

省令第44条第6号関係

「生命倫理に関する識見を有する者」とは，生命倫理に関する専門的知識に基づいて，教育又は研究を行っている者を意味するものであること．なお，医療機関内の倫理審査委員会の委員の経験者であることのみをもって，これに該当するとみなすことはできないものであること．

※8「生物統計その他の臨床研究に関する識見を有する者」（課長通知p19）

省令第44条第7号関係

「生物統計その他の臨床研究に関する識見を有する者」とは，生物統計等の臨床研究の方法論に関する専門的知識に基づいて，教育，研究又は業務を行っている者を意味するものであること．

※9「一般の立場の者」（課長通知p19）

省令第44条第8号関係

「一般の立場の者」とは，再生医療等の内容及び説明並びに同意文書が一般的に理解できる内容

であるか等，再生医療等を受ける者の立場から意見を述べることができる者を意味するものであること．

★1
【Q&A】
Q10：複数の認定委員会の委員を兼務することは可能か．
A10：可能である．

★2
【Q&A】
Q10：認定委員会の構成要件にある「法律に関する専門家」には，例えばどのような者が該当するのか．
A10：例えば，弁護士又は司法書士として業務を行っている者又は大学において法律学の教育又は研究を行っている教員が該当する．

★3
【Q&A】
Q13：認定委員会の構成要件にある「生命倫理に関する識見を有する者」には，例えばどのような者が該当するのか．
A13：例えば，大学において生命倫理の教育又は研究を行っている教員が該当する．

【省令第45条】

第三種再生医療等提供計画のみに係る審査等業務を行う再生医療等委員会に係る法第26条第4項第1号の厚生労働省令で定める者を定めている．

（第三種再生医療等提供計画のみに係る審査等業務を行う再生医療等委員会の委員の構成要件）
第四十五条　第三種再生医療等提供計画のみに係る審査等業務を行う再生医療等委員会の法第二十六条第四項第一号の厚生労働省令で定める者は，次に掲げる者とする．ただし，各号に掲げる者は当該各号以外に掲げる者を兼ねることができない．
一　再生医療等について十分な科学的知見及び医療上の識見を有する者[※1]を含む二名以上の医学又は医療の専門家（ただし，所属機関が同一でない者が含まれ，かつ，少なくとも一名は医師又は歯科医師であること．）
二　法律に関する専門家[※2]又は生命倫理に関する識見を有する者[※3]その他の人文・社会科学の有識者[※4]
三　前二号に掲げる者以外の一般の立場の者[※5]

（参考）法律
（再生医療等委員会の認定）
第二十六条
4　厚生労働大臣は，第一項の認定の申請があった場合において，その申請に係る再生医療等委員会が次に掲げる要件（当該再生医療等委員会が第三種再生医療等提供計画のみに係る審査等業務を行う場合にあっては，第一号（第三種再生医療等提供計画に係る部分を除く．）に掲げる要件を除く．）に適合すると認めるときは，その認定をするものとする．
一　第一種再生医療等提供計画，第二種再生医療等提供計画及び第三種再生医療等提供計画について，第一種再生医療等，第二種再生医療等及び第三種再生医療等のそれぞれの再生医療等提供基準に照らして審査等業務を適切に実施する能力を有する者として医学又は法律学の専門家その他の厚生労働省令で定める者から構成されるものであること．

> ※1 「再生医療等について十分な科学的知見及び医療上の識見を有する者」(課長通知p19)
> 省令第45条第1号関係
> 「再生医療等について十分な科学的知見及び医療上の識見を有する者」とは,再生医療等に関する専門的知識・経験に基づき,診療,教育又は研究を行っている者を意味するものであること.
> ※2 「法律に関する専門家」(課長通知p19)
> 法第45条第2号関係
> 「法律に関する専門家」とは,法律学に関する専門的知識に基づいて,教育,研究又は業務を行っている者を意味するものであること.
> ※3 「生命倫理に関する識見を有する者」(課長通知p19)
> 法第45条第2号関係
> 「生命倫理に関する識見を有する者」とは,生命倫理に関する専門的知識に基づいて,教育又は研究を行っている者を意味するものであること.なお,医療機関内の倫理審査委員会の委員の経験者であることのみをもって,これに該当するとみなすことはできないものであること.
> ※4 「その他の人文・社会科学の有識者」(課長通知p19)
> 法第45条第2号関係
> 「その他の人文・社会科学の有識者」とは,人文・社会科学の専門的知識に基づいて,教育又は研究を行っている者を意味するものであること.
> ※5 「一般の立場の者」
> 省令第45条第3号関係
> 「一般の立場の者」とは,再生医療等の内容及び説明並びに同意文書が一般的に理解できる内容であるか等,再生医療等を受ける者の立場から意見を述べることができる者を意味するものであること.

解説

　本項では,それぞれ特定認定再生医療等委員会と認定再生医療等委員会の委員構成と要件について規定している.各者について,開催のための定足数の観点から1～2名はそろえる必要があると考えられ,委員会の構成員は全体で特定で15～6名,認定で7～8名程度にはなるものと考えられる.また届出の際の注意事項として,上記の要件が,略歴から十分に読み取れる必要性を指摘されるようであるため,委員の略歴は,上記の要件を踏まえるよう作成することが勧められる.

【省令第46条】

第一種再生医療等提供計画又は第二種再生医療等提供計画に係る審査等業務を行う再生医療等委員会の委員の構成基準について定めている.

> (第一種再生医療等提供計画又は第二種再生医療等提供計画に係る審査等業務を行う再生医療等委員会の委員の構成基準)
> 第四十六条　第一種再生医療等提供計画又は第二種再生医療等提供計画に係る審査等業務を行う再生医療等委員会の法第二十六条第四項第二号の厚生労働省令で定める基準は,次のとおりとする.
> 　一　男性及び女性がそれぞれ二名以上含まれていること.

二　再生医療等委員会を設置する者と利害関係[※1]を有しない者が含まれていること．
　三　同一の医療機関（当該医療機関と密接な関係を有するもの[※2]を含む．）に所属している者が半数未満であること．

(参考) 法律
(再生医療等委員会の認定)
第二十六条
4　厚生労働大臣は，第一項の認定の申請があった場合において，その申請に係る再生医療等委員会が次に掲げる要件（当該再生医療等委員会が第三種再生医療等提供計画のみに係る審査等業務を行う場合にあっては，第一号（第三種再生医療等提供計画に係る部分を除く．）に掲げる要件を除く．）に適合すると認めるときは，その認定をするものとする．
　二　その委員の構成が，審査等業務の公正な実施に支障を及ぼすおそれがないものとして厚生労働省令で定める基準に適合すること

※1　「利害関係」（課長通知 p20）
　省令第46条第2号関係
　「利害関係」とは，金銭の授受や雇用関係などを指すものであること．例えば，再生医療等委員会を設置する者の役員，職員又は会員等が該当するものであること．
※2　「当該医療機関と密接な関係を有するもの」（課長通知 p20）
　省令第46条第3号関係
　「当該医療機関と密接な関係を有するもの」としては，例えば，同一法人内において当該医療機関と財政的な関係を有するものが挙げられること．
　なお，医療機関が複数の学部を有する大学の附属病院である場合に，他学部（法学部等）の教員で実施医療機関と業務上の関係のない者は，「同一の医療機関（当該医療機関と密接な関係を有するものを含む．）に所属している者」には該当しないものであること．

【省令第47条】

第三種再生医療等提供計画のみに係る審査等業務を行う再生医療等委員会の委員の構成基準について定めている．

(第三種再生医療等提供計画のみに係る審査等業務を行う再生医療等委員会の委員の構成基準)
第四十七条　第三種再生医療等提供計画のみに係る審査等業務を行う再生医療等委員会の法二十六条第四項第二号の厚生労働省令で定める基準は，次のとおりとする．[※1]
　一　委員が五名以上であること．
　二　男性及び女性がそれぞれ一名以上含まれていること．
　三　再生医療等委員会を設置する者と利害関係[※2]を有しない者が含まれていること．

(参考) 法律
(再生医療等委員会の認定)
第二十六条
4　厚生労働大臣は，第一項の認定の申請があった場合において，その申請に係る再生医療等委員会が次に掲げる要件（当該再生医療等委員会が第三種再生医療等提供計画のみに係る審査等業務を行う場合にあっては，第一号（第三種再生医療等提供計画に係る部分を除く．）に掲げる要件を除く．）に適合すると認めるときは，その認定をするものとする．

二　その委員の構成が，審査等業務の公正な実施に支障を及ぼすおそれがないものとして厚生労働省令で定める基準に適合すること

> ※1 委員について（課長通知p20）
> 　省令第47条関係
> 　　第三種再生医療等提供計画のみに係る審査等業務を行う認定再生医療等委員会の構成に必要となる委員の数は，少なくとも5名となるが，認定に必要な要件を満たした上で，委員の数がこれよりも多い場合には，本条各号に規定する特定の区分の委員の数に偏りがあることのないよう配慮すること．
> ※2 「利害関係」（課長通知p20）
> 　省令第47条第3号関係
> 　　「利害関係」とは，省令第46条第2号の利害関係をいうものであること．

解説

　本項では，それぞれ特定認定再生医療等委員会と第三種再生医療等提供計画のみに係る審査等業務を行う認定再生医療等委員会の委員構成について定められている．第三種再生医療等提供計画のみに係る審査等業務を行う認定再生医療等委員会では同一の医療機関所属者に関する規定がないが，これは，第三種再生医療等提供計画のみに係る審査等業務を行う認定再生医療等委員会が第三種再生医療等を実施する提供機関自体に設置されることが多いであろうことも考慮しているものと考えられる．ただしこのような場合でも，再生医療等委員会を設置する者（この場合提供機関管理者と同一と想定される）と利害関係を有しない者が含まれていることとされていることから，少なくとも1名は提供機関外の者を加える必要があることがわかる．また，通知からも，委員の数が5名より多い場合であって，例えば医師等医療者が圧倒的多数になるような構成になることは避ける様に配慮する必要があると考えられる．

【省令第48条】

審査等業務を行う再生医療等委員会に係る法第26条第4項第4号の厚生労働省令で定める手数料の算定基準について定めている
（手数料の算定の基準） 第四十八条　法第二十六条第四項第四号の厚生労働省令で定める基準は，再生医療等委員会が，審査等業務に関して徴収する手数料の額を，委員への報酬の支払等，当該再生医療等委員会の健全な運営に必要な経費を賄うために必要な範囲内とし，かつ，公平なもの[※1]となるよう定めていることとする．

（参考）法律
（再生医療等委員会の認定）
第二十六条
4　厚生労働大臣は，第一項の認定の申請があった場合において，その申請に係る再生医療等委員会が次に掲げる要件（当該再生医療等委員会が第三種再生医療等提供計画のみに係る審査等業務を行う場合にあっては，第一号（第三種再生医療等提供計画に係る部分を除く．）

に掲げる要件を除く．）に適合すると認めるときは，その認定をするものとする．
　四　審査等業務に関し手数料を徴収する場合にあっては，当該手数料の算定の基準が審査等業務に要する費用に照らし，合理的なものとして厚生労働省令で定める基準に適合するものであること．

※1　「公平なもの」（課長通知 p20）
省令第48条関係
　「公平なもの」でない場合としては，例えば，再生医療等委員会を設置する者と利害関係を有するか否かで，合理的な範囲を超えて手数料の差額を設ける場合が挙げられること．

解説

　本項では，審査手数料の範囲について定められており，委員への報酬の支払等，当該再生医療等委員会の健全な運営に必要な経費を賄うために必要な範囲内とされていることから，委員への謝金，旅費（必要な場合宿泊費），その他会議室や消耗品費など会議開催に必要な経費等が想定されるものと考えられる．

【省令第49条】

審査等業務を行う再生医療等委員会に係る法第26条第4項第5号の厚生労働省令で定める基準について定めている．

（審査等業務の適切な実施のために必要な基準）
第四十九条　法第二十六条第四項第五号の厚生労働省令で定める基準は，次のとおりとする．
　一　審査等業務が適正かつ公正に行えるよう，その活動の自由及び独立が保障されていること．
　二　審査等業務に関する規程[※1][★1]が定められ，かつ，公表されていること．
　三　審査等業務を継続的に実施できる体制を有すること．

（参考）法律
（再生医療等委員会の認定）
第二十六条
　4　厚生労働大臣は，第一項の認定の申請があった場合において，その申請に係る再生医療等委員会が次に掲げる要件（当該再生医療等委員会が第三種再生医療等提供計画のみに係る審査等業務を行う場合にあっては，第一号（第三種再生医療等提供計画に係る部分を除く．）に掲げる要件を除く．）に適合すると認めるときは，その認定をするものとする．
　　五　前各号に掲げるもののほか，審査等業務の適切な実施のために必要なものとして厚生労働省令で定める基準に適合するものであること．

※1　「審査等業務に関する規程」（課長通知 p20）
省令第49条第2号関係
　「審査等業務に関する規程」には，以下の事項を含めること．
　①　再生医療等委員会の運営に関する事項（手数料を徴収する場合にあっては，当該手数料の額を含む．）
　②　提供中の再生医療等の継続的な審査に関する事項

> ③ 会議の記録に関する事項
> ④ 記録の保存に関する事項
> ⑤ 審査等業務に関して知り得た情報の管理及び秘密の保持の方法
> ⑥ その他必要な事項(★2)

★1
【Q&A】
Q14:認定委員会の行う審査等業務の範囲について,例えば規程により循環器疾患のみに限定することは可能か.
A14:可能である.
★2
【Q&A】
Q15:課長通知VI(24)の審査等業務に関する規程の「その他必要な事項」には何が該当するのか.
A15:委員会の委員や職員への教育の機会の確保の方法が該当する.

解説

本項では,その他認定再生医療等委員会の運用に必要な基準を定めている.委員会は,設置者その他からその公平な議論に影響を受けないように配慮されている必要があり,また,疾病等の報告や定期報告への対応から,継続的に実施できる必要があることがわかる.

【省令第50条】

再生医療等委員会の認定証の交付について定めている.

> (再生医療等委員会の認定証の交付)
> 第五十条 厚生労働大臣は,法第二十六条第四項の規定による認定をしたときは,認定を申請した者に対し,様式第六による認定証を交付しなければならない.法第二十八条第二項の規定による更新をしたときも,同様とする.

(参考)法律
(再生医療等委員会の認定)
第二十六条
4 厚生労働大臣は,第一項の認定の申請があった場合において,その申請に係る再生医療等委員会が次に掲げる要件(当該再生医療等委員会が第三種再生医療等提供計画のみに係る審査等業務を行う場合にあっては,第一号(第三種再生医療等提供計画に係る部分を除く.)に掲げる要件を除く.)に適合すると認めるときは,その認定をするものとする.
(認定の有効期間等)
第二十八条 第二十六条第一項の認定の有効期間は,当該認定の日から起算して三年とする.
2 前項の有効期間の満了後引き続き認定再生医療等委員会を設置しようとする認定委員会設置者は,その有効期間の更新を受けなければならない.

解説

本項では認定再生医療等委員会の認定に際して,認定証が交付される旨が定められている.ここで注意するべきなのは,認定書の有効期間であり,交付された認定証の有効期間を把握し,適切に更新手続きを行う必要がある点である.

様式第六（第五十条関係）

再生医療等委員会認定証

氏　　　　　　　名 { 法人にあっては，その名称 }

再生医療等委員会の名称

再生医療等委員会の所在地

認定の区分　　特定認定再生医療等委員会　・　認定再生医療等委員会
　　　　　　　　　　　　　　　　　　　　　　（第三種再生医療等提
　　　　　　　　　　　　　　　　　　　　　　供計画のみに係る審査
　　　　　　　　　　　　　　　　　　　　　　等業務を実施）

　再生医療等の安全性の確保等に関する法律第26条第4項の規定により認定を受けた再生医療等委員会であることを証明する．

　　　年　　　月　　　日

　　　　　　　　　　　　　　　　　　　　　　　　　厚生労働大臣
　　　　　　　　　　　　　　　　　　　　　　　　　地方厚生局長　　　印

認定番号

有効期間　　　　　年　　　月　　　日　から
　　　　　　　　　年　　　月　　　日　まで

【法律第27条】

> 認定再生医療等委員会の変更の認定等について定めている．

(変更の認定等)
第二十七条　認定委員会設置者は，前条第二項第三号，第五号又は第六号に掲げる事項を変更しようとするときは，厚生労働大臣の認定を受けなければならない．ただし，厚生労働省令で定める軽微な変更については，この限りでない．
2　認定委員会設置者は，前項ただし書の厚生労働省令で定める軽微な変更をしたときは，遅滞なく，その旨を厚生労働大臣に届け出なければならない．
3　前条第二項から第四項までの規定は，第一項の変更の認定について準用する．
4　認定委員会設置者は，前条第二項第一号，第二号若しくは第七号に掲げる事項又は同条第三項各号に掲げる書類に記載した事項に変更があったとき（当該変更が厚生労働省令で定める軽微なものであるときを除く．）は，遅滞なく，その旨を厚生労働大臣に届け出なければならない．
5　前条第五項の規定は，同項第一号又は第二号に掲げる事項について前項の規定による届出があった場合について準用する．

【省令第51条】

> 認定再生医療等委員会の変更の認定の申請方法について定めている．

(認定再生医療等委員会の変更の認定の申請)
第五十一条　法第二十七条第一項の規定による認定の申請は，変更後の第四十三条第一項に規定する申請書及び様式第七による申請書を厚生労働大臣に提出して行うものとする．

(参考) 法律
(変更の認定等)
第二十七条　<u>認定委員会設置者は，前条第二項第三号，第五号又は第六号に掲げる事項を変更しようとするときは，厚生労働大臣の認定を受けなければならない．</u>ただし，厚生労働省令で定める軽微な変更については，この限りでない．

解説

　認定再生医療等委員会の変更にあたり，本項ではまず，再生医療等委員会の委員の氏名及び職業，審査等業務を行う体制，審査手数料の算定の基準の変更に関しては，厚生労働大臣の認定を受ける必要があることが定められている．ただし，後述する軽微な変更に関しては，遅滞なく届け出ることとなっており，変更後の届出でも許容されることが記載されている．また，代表者の氏名，再生医療等委員会の名称，その他厚生労働省令で定める事項の変更についても，遅滞なく届け出ることとなっており，認定事項にはなっていない．変更の認定に関しては様式第七にて申請することとなっている．なお，後述するが，軽微変更に関しては様式第八を，代表者の氏名，再生医療等委員会の名称，その他厚生労働省令で定める事項の変更については様式第九を用いることとなっており，使用する様式が異なる点には注意が必要である．また，当然のことだが，公示するべき内容となっている．

様式第七（第五十一条関係）

再生医療等委員会認定事項変更申請書

年　　月　　日

厚生労働大臣　｝殿
地方厚生局長

　　　　　　　設置者　住　所　｛法人にあっては，主た｝
　　　　　　　　　　　　　　　　る事務所の所在地

　　　　　　　　　　　氏　名　｛法人にあっては，名称　｝　　　印
　　　　　　　　　　　　　　　　及び代表者の氏名

　下記のとおり，再生医療等委員会の認定事項の変更の認定を受けたいので，再生医療等の安全性の確保等に関する法律第27条第1項の規定により申請します．

記

認定再生医療等委員会の認定番号及び認定年月日		
認定再生医療等委員会の名称		
変更内容	変更事項	
	変更前	
	変更後	
	変更理由	

（留意事項）
　1　用紙の大きさは，日本工業規格Ａ4とすること．
　2　提出は，正本1通とすること．
　3　各項目の記載欄にその記載事項の全てを記載する事ができないときには，同欄に「別紙のとおり．」と記載し，別紙を添付すること．

設置者の氏名等，認定再生医療等委員会の名称が変更になった場合は，その変更した後の名称を公示する必要があることが定められている．

【省令第52条】

認定再生医療等委員会の変更に係る法第27条第１項ただし書の厚生労働省令で定める軽微な変更について定めている．
（法第二十七条第一項ただし書の軽微な変更の範囲） 第五十二条　法第二十七条第一項ただし書の厚生労働省令で定める軽微な変更は，次に掲げる変更とする． 　一　当該再生医療等委員会の委員の氏名の変更であって，委員の変更を伴わないもの[※1] 　二　当該再生医療等委員会の委員の職業の変更であって，委員の構成要件（第四十四条及び第四十五条に規定する要件をいう．次号において同じ．）を満たさなくなるもの以外のもの[※2] 　三　当該再生医療等委員会の委員の増減に関する変更であって，委員の構成要件を満たさなくなるもの以外のもの[※3] 　四　審査等業務を行う体制に関する事項の変更であって，審査等業務の適切な実施に支障を及ぼすおそれのないもの[※4]
（参考）法律 （再生医療等委員会の認定） 第二十六条 ２　前項の認定を受けようとする者は，厚生労働省令で定めるところにより，次に掲げる事項を記載した申請書を厚生労働大臣に提出しなければならない． 　三　当該再生医療等委員会の委員の氏名及び職業 　五　審査等業務を行う体制に関する事項 　六　審査等業務に関し手数料を徴収する場合にあっては，当該手数料の算定の基準 （変更の認定等） 第二十七条　認定委員会設置者は，前条第二項第三号，第五号又は第六号に掲げる事項を変更しようとするときは，厚生労働大臣の認定を受けなければならない．ただし，<u>厚生労働省令で定める軽微な変更</u>については，この限りでない．
※1「当該再生医療等委員会の委員の氏名の変更であって，委員の変更を伴わないもの」（課長通知p20） 　省令第52条第１号関係 　　第１号の「当該再生医療等委員会の委員の氏名の変更であって，委員の変更を伴わないもの」としては，例えば，当該委員の婚姻状態の変更に伴う氏名の変更であって，委員は変わらないものが挙げられること． ※2「当該再生医療等委員会の委員の職業の変更であって，委員の構成要件を満たさなくなるもの以外のもの」（課長通知p21） 　省令第52条第２号関係 　　第２号の「当該再生医療等委員会の委員の職業の変更であって，委員の構成要件を満たさなくなるもの以外のもの」としては，例えば，当該委員の所属機関の変更に伴う職名の変更によるものが挙げられること． ※3「<u>当該再生医療等委員会の委員の増減に関する変更であって，委員の構成要件を満たさな</u>

るもの以外のもの」(課長通知 p21)

省令第52条第3号関係

　　第3号の「当該再生医療等委員会の委員の増減に関する変更であって，委員の構成要件を満たさなくなるもの以外のもの」としては，例えば，委員を増員するものが挙げられること．

※4 「審査等業務を行う体制に関する事項の変更であって，審査等業務の適切な実施に支障を及ぼすおそれのないもの」(課長通知 p21)

省令第52条第4号関係

　　第4号の「審査等業務を行う体制に関する事項の変更であって，審査等業務の適切な実施に支障を及ぼすおそれのないもの」としては，例えば，再生医療等委員会の開催頻度が多くなるよう変更を行うものが挙げられること．

【省令第53条】

認定再生医療等委員会の変更に係る法第27条第1項ただし書の厚生労働省令で定める軽微な変更（省令第52条に該当する変更）についての届出の方法について定めている．

（法第二十七条第二項の軽微な変更の届出）
第五十三条　法第二十七条第二項の規定による届出は，様式第八による届書を提出して行うものとする．

（参考）法律
（変更の認定等）
第二十七条　認定委員会設置者は，前条第二項第三号，第五号又は第六号に掲げる事項を変更しようとするときは，厚生労働大臣の認定を受けなければならない．ただし，<u>厚生労働省令で定める軽微な変更については，この限りでない．</u>
2　<u>認定委員会設置者は，前項ただし書の厚生労働省令で定める軽微な変更をしたときは，遅滞なく，その旨を厚生労働大臣に届け出なければならない．</u>

解説

　本項では認定再生医療等委員会の変更にあたり，軽微変更と判断される項目について定められている．委員の変更を伴わない氏名の変更（結婚等による），委員の異動や転職に伴う職位の変更，委員の数の変更の内，委員の数を増やすなど，認定再生医療等委員会の認定要件から外れるもの以外のもの，委員会の定期開催数の変更で，委員会の適切な運営を損なわない変更（開催数を増やす等）は軽微変更とみなされ，変更に際して，認定を受けるのではなく，厚生労働大臣への遅滞のない届出を行うことでよいものと考えられる．なお，変更の届出の場合は様式第七ではなく様式第八を用いることとなる．

【省令第54条】

認定再生医療等委員会の変更に係る法第27条第4項の厚生労働省令で定める軽微な変更について定めている．

（法第二十七条第四項の軽微な変更の範囲）
第五十四条　法第二十七条第四項の厚生労働省令で定める軽微な変更は，次に掲げる変更とする．

様式第八(第五十三条関係)

再生医療等委員会認定事項軽微変更届書

年　　　月　　　日

厚生労働大臣　　｝殿
地方厚生局長

　　　　　　　　設置者　住　所　｛法人にあっては，主たる事務所の所在地｝

　　　　　　　　　　　　氏　名　｛法人にあっては，名称及び代表者の氏名｝　　　　印

　下記のとおり，再生医療等委員会の認定事項を変更したので，再生医療等の安全性の確保等に関する法律第27条第2項の規定により届け出ます．

記

認定再生医療等委員会の認定番号及び認定年月日		
認定再生医療等委員会の名称		
変更内容	変更事項	
	変更前	
	変更後	
	変更年月日	
	変更理由	

(留意事項)
1　用紙の大きさは，日本工業規格A4とすること．
2　提出は，正本1通とすること．
3　各項目の記載欄にその記載事項の全てを記載する事ができないときには，同欄に「別紙のとおり．」と記載し，別紙を添付すること．

一　地域の名称の変更又は地番の変更に伴う変更 (※1)
　二　当該認定再生医療等委員会の委員の略歴の追加に関する変更
　三　再生医療等委員会を設置する旨の定めをした定款その他これに準ずるものの変更であって，次に掲げるもの
　　イ　法その他の法令の制定又は改廃に伴い当然必要とされる規定の整理
　　ロ　第一号及びイに掲げるもののほか，用語の整理，条，項又は号の繰上げ又は繰下げその他の形式的な変更

(参考) 法律
(再生医療等委員会の認定)
第二十六条
2　前項の認定を受けようとする者は，厚生労働省令で定めるところにより，次に掲げる事項を記載した申請書を厚生労働大臣に提出しなければならない．
　一　氏名又は名称及び住所並びに法人にあっては，その代表者（法人でない団体で代表者又は管理人の定めのあるものにあっては，その代表者又は管理人）の氏名
　二　当該再生医療等委員会の名称
　七　その他厚生労働省令で定める事項
3　前項の申請書には，次に掲げる書類を添付しなければならない．
　一　当該再生医療等委員会の委員の略歴を記載した書類
　二　当該再生医療等委員会の審査等業務に関する規程
　三　その他厚生労働省令で定める書類
(変更の認定等)
第二十七条
4　認定委員会設置者は，前条第二項第一号，第二号若しくは第七号に掲げる事項又は同条第三項各号に掲げる書類に記載した事項に変更があったとき（当該変更が厚生労働省令で定める軽微なものであるときを除く．）は，遅滞なく，その旨を厚生労働大臣に届け出なければならない．

※1　「地域の名称の変更又は地番の変更に伴う変更」(課長通知 p21)
　　省令第54条第1号関係
　　　「地域の名称の変更又は地番の変更に伴う変更」とは，認定再生医療等委員会の所在地は変わらず，所在地の地域の名称の変更又は地番の変更に伴うものをいうものであること．

【省令第55条】

認定再生医療等委員会の変更に係る法第27条第4項による変更の届出の方法について定めている．

(法第二十七条第四項の変更の届出)
第五十五条　法第二十七条第四項の規定による届出は，様式第九による届書を提出して行うものとする．
2　法第二十六条第三項各号に掲げる書類に記載した事項に変更があった場合には，前項の届書に，変更後の法第二十六条第三項各号に掲げる書類を添えなければならない．

(参考) 法律
(再生医療等委員会の認定)

様式第九（第五十五条関係）

再生医療等委員会認定事項変更届書

年　　　月　　　日

厚生労働大臣　｝殿
地方厚生局長

　　　　　　　　　　　設置者　住　所　｛法人にあっては，主た｝
　　　　　　　　　　　　　　　　　　　　る事務所の所在地

　　　　　　　　　　　　　　　氏　名　｛法人にあっては，名称｝　　㊞
　　　　　　　　　　　　　　　　　　　　及び代表者の氏名

　下記のとおり，再生医療等委員会の認定事項を変更したので，再生医療等の安全性の確保等に関する法律第27条第4項の規定により届け出ます．

記

認定再生医療等委員会の認定番号及び認定年月日	
認定再生医療等委員会の名称	
変更内容	変更事項	
	変更前	
	変更後	
	変更年月日	
	変更理由	

(留意事項)
1　用紙の大きさは，日本工業規格A4とすること．
2　提出は，正本1通とすること．
3　各項目の記載欄にその記載事項の全てを記載する事ができないときには，同欄に「別紙のとおり．」と記載し，別紙を添付すること．

第二十六条
2 　前項の認定を受けようとする者は，厚生労働省令で定めるところにより，次に掲げる事項を記載した申請書を厚生労働大臣に提出しなければならない．
　一　氏名又は名称及び住所並びに法人にあっては，その代表者（法人でない団体で代表者又は管理人の定めのあるものにあっては，その代表者又は管理人）の氏名
　二　当該再生医療等委員会の名称
　七　その他厚生労働省令で定める事項
3 　前項の申請書には，次に掲げる書類を添付しなければならない．
　一　当該再生医療等委員会の委員の略歴を記載した書類
　二　当該再生医療等委員会の審査等業務に関する規程
　三　その他厚生労働省令で定める書類
（変更の認定等）
第二十七条
4 　認定委員会設置者は，前条第二項第一号，第二号若しくは第七号に掲げる事項又は同条第三項各号に掲げる書類に記載した事項に変更があったとき（当該変更が厚生労働省令で定める軽微なものであるときを除く．）は，遅滞なく，その旨を厚生労働大臣に届け出なければならない．

解説

　本項では軽微変更以外で厚生労働大臣への届出事項となる変更について，その他となっていた項目の詳細と，届出の方法について定めている．地域の名称の変更又は地番の変更に伴う変更とは，委員会所在地の移転等に伴う変更のことを差すのではなく，市町村の統合や地番の整理などに伴い，実際の所在地は変わらないが，住所の記載だけ変更される場合のことを差す点に注意が必要である．また，委員会委員の略歴が追加された場合や法令の変更により必要となった委員会規定の修正，規程内の用語や番号の整理に伴う変更などは，本項に該当することが定められている．届出の際は様式第九を用いる点にも注意が必要である．

【省令第56条】

認定再生医療等委員会の認定証の記載事項に変更が生じた場合の，認定証の書換えの申請方法について定めている．

（認定再生医療等委員会の認定証の書換え交付の申請）
第五十六条　認定委員会設置者は，認定証の記載事項に変更を生じたときは，様式第十による申請書及び認定証を厚生労働大臣に提出してその書換えを申請することができる．

解説

　本項は，認定再生医療等委員会の変更に伴い，認定証の記載事項（氏名等，委員会の名称，所在地，認定の区分）の変更が出た場合に，認定証の書き換えを申請できる事が記載されている．この点から，認定証は自動で書き換えられるのではなく，交付を受けた側か

様式第十（第五十六条関係）

再生医療等委員会認定証書換え交付申請書

年　　　月　　　日

厚生労働大臣　｝殿
地方厚生局長

　　　　　　　　　設置者　住　所｛法人にあっては，主たる事務所の所在地｝

　　　　　　　　　　　　　氏　名｛法人にあっては，名称及び代表者の氏名｝　　印

　下記のとおり，再生医療等委員会の認定証の書換え交付を，再生医療等の安全性の確保等に関する法律施行規則第56条の規定により申請します．

記

認定再生医療等委員会の認定番号及び認定年月日		
認定再生医療等委員会の名称		
変更内容	変更事項	
	変更前	
	変更後	
	変更年月日	
	変更理由	

（留意事項）
1　用紙の大きさは，日本工業規格A4とすること．
2　提出は，正本1通とすること．
3　各項目の記載欄にその記載事項の全てを記載する事ができないときには，同欄に「別紙のとおり．」と記載し，別紙を添付すること．

ら書き換えの申請を行う必要があるものと考えられる．

【省令第57条】

> 認定再生医療等委員会の認定証の再交付の申請方法について定めている．

> （認定再生医療等委員会の認定証の再交付）
> 第五十七条　認定委員会設置者は，認定再生医療等委員会の認定証を破り，汚し，又は失ったときは，様式第十一による申請書を厚生労働大臣に提出してその再交付を申請することができる．この場合において，認定証を破り，又は汚した認定委員会設置者は，申請書に当該認定証を添えなければならない．
> 2　認定委員会設置者は，認定証の再交付を受けた後，失った認定証を発見したときは，遅滞なく，厚生労働大臣にこれを返納しなければならない．

解説

本項は認定証の再交付について定めている．本来紛失，破損等をするべき書類ではないが，万が一の場合は，本項に基づき，再交付を申請することが出来ることとなっている．

【法律第28条】

> 認定再生医療等委員会の認定の有効期間等について定めている．

> （認定の有効期間等）
> 第二十八条　第二十六条第一項の認定の有効期間は，当該認定の日から起算して三年とする．
> 2　前項の有効期間の満了後引き続き認定再生医療等委員会を設置しようとする認定委員会設置者は，その有効期間の更新を受けなければならない．
> 3　前項の有効期間の更新を受けようとする認定委員会設置者は，第一項の有効期間の満了の日の九十日前から六十日前までの間（以下この項において「更新申請期間」という．）に，厚生労働大臣に有効期間の更新の申請をしなければならない．ただし，災害その他やむを得ない事由により更新申請期間にその申請をすることができないときは，この限りでない．
> 4　前項の申請があった場合において，第一項の有効期間の満了の日までにその申請に対する処分がされないときは，従前の認定は，同項の有効期間の満了後もその処分がされるまでの間は，なお効力を有する．
> 5　前項の場合において，第二項の有効期間の更新がされたときは，その認定の有効期間は，従前の認定の有効期間の満了の日の翌日から起算するものとする．
> 6　第二十六条（第一項を除く．）の規定は，第二項の有効期間の更新について準用する．ただし，同条第三項各号に掲げる書類については，既に厚生労働大臣に提出されている当該書類の内容に変更がないときは，その添付を省略することができる．

様式第十一（第五十七条関係）

再生医療等委員会認定証再交付申請書

年　　月　　日

厚生労働大臣　｝殿
地方厚生局長

　　　　　　　設置者　住　所　｛法人にあっては，主たる事務所の所在地｝

　　　　　　　　　　　氏　名　｛法人にあっては，名称及び代表者の氏名｝　　印

　下記のとおり，再生医療等委員会認定証の再交付を，再生医療等の安全性の確保等に関する法律施行規則第57条第1項の規定により申請します．

記

認定再生医療等委員会の認定番号及び認定年月日	
認定再生医療等委員会の名称	
再交付申請の理由	

（留意事項）
　1　用紙の大きさは，日本工業規格A4とすること．
　2　提出は，正本1通とすること．
　3　各項目の記載欄にその記載事項の全てを記載する事ができないときには，同欄に「別紙のとおり．」と記載し，別紙を添付すること．

【省令第58条】

認定再生医療等委員会の認定の更新の申請方法について定めている．
（再生医療等委員会の認定の更新の申請） 第五十八条　法第二十八条第六項において準用する法第二十六条第二項の規定による更新の申請は，様式第十二による申請書を提出して行うものとする． 2　前項の申請書には，申請に係る認定証を添えなければならない．
（参考）法律 （再生医療等委員会の認定） 第二十六条 2　前項の認定を受けようとする者は，厚生労働省令で定めるところにより，次に掲げる事項を記載した申請書を厚生労働大臣に提出しなければならない． 　一　氏名又は名称及び住所並びに法人にあっては，その代表者（法人でない団体で代表者又は管理人の定めのあるものにあっては，その代表者又は管理人）の氏名 　二　当該再生医療等委員会の名称 　三　当該再生医療等委員会の委員の氏名及び職業 　四　当該再生医療等委員会が第三種再生医療等提供計画のみに係る審査等業務を行う場合にあっては，その旨 　五　審査等業務を行う体制に関する事項 　六　審査等業務に関し手数料を徴収する場合にあっては，当該手数料の算定の基準 　七　その他厚生労働省令で定める事項 （認定の有効期間等） 第二十八条 6　第二十六条（第一項を除く．）の規定は，第二項の有効期間の更新について準用する．ただし，同条第三項各号に掲げる書類については，既に厚生労働大臣に提出されている当該書類の内容に変更がないときは，その添付を省略することができる．

解説

　本項では，認定再生医療等委員会の更新について定められており，有効期間の満了の日の九十日前から六十日前までの間に更新の申請を行う必要がある旨が記載されている．ただし，有効期間を過ぎた場合であっても，適切な申請期間の間に申請されていれば，再認定の処分が出ていなくても，認定は効力を失わないこと旨が記載されている．また，更新後の有効期間は，更新の申請を行った日付に関わらず，本来の満了の日の翌日から3年間となる．再認定の認定に関する基準は，初回に認定を受けた場合と同じとなっている．更新の申請の際には，様式第十二を用いることとなっており，初回の申請の際に添付した，委員の略歴，審査等業務規程，その他（設置者の証明書等）については，変更がなければ省略可能となっている．

様式第十二(第五十八条関係)(第一面)

再生医療等委員会認定事項更新申請書

年　　月　　日

厚生労働大臣 ｝殿
地方厚生局長

設置者　住　所 ｛法人にあっては, 主たる事務所の所在地｝

氏　名 ｛法人にあっては, 名称及び代表者の氏名｝　　印

下記のとおり, 認定再生医療等委員会の認定事項の更新を受けたいので, 再生医療等の安全性の確保等に関する法律第28条第6項において準用する法第26条第2項の規定により申請します.

記

1　更新を受けようとする認定再生医療等委員会に関する事項

更新を受けようとする認定再生医療等委員会の認定番号及び認定年月日	
更新を受けようとする認定再生医療等委員会の名称	
更新を受けようとする認定再生医療等委員会の所在地	
変更内容	変更事項	
	変更前	
	変更後	
審査等業務の対象	□ 第三種再生医療等提供計画のみに係る審査等業務を実施　□ 左記以外
審査等業務を行う体制	
手数料の算定の基準(手数料を徴収する場合のみ記載)	

2　認定再生医療等委員会の連絡先

電話番号	
ＦＡＸ番号	
電子メールアドレス	

様式第十二（第五十八条関係）（第二面）

3　委員名簿

委員の構成要件の該当性					
特定認定再生医療等委員会の場合	第三種再生医療等提供計画のみに係る審査等業務を行う場合	氏名	職業(所属及び役職)	性別	再生医療等委員会を設置する者との利害関係

様式第十二（第五十八条関係）（第三面）

（留意事項）
1 　用紙の大きさは，日本工業規格Ａ４とすること．
2 　提出は，正本１通とすること．
3 　各項目の記載欄にその記載事項の全てを記載する事ができないときには，同欄に「別紙のとおり．」と記載し，別紙を添付すること．
4 　1の「審査等業務を行う体制」の欄には，再生医療等委員会の開催頻度その他の診査等業務に関する事項を記載すること．
5 　1の「手数料の算定の基準」の欄には，手数料の額及び手数料の算定方法等を記載すること．
6 　3の「委員の構成要件の該当性」の欄への記載は，次のとおりとすること．
　　特定認定再生医療等委員会の場合
　　「①分子生物学等」……分子生物学，細胞生物学，遺伝学，臨床薬理学又は病理学の専門家
　　「②再生医療等」……再生医療等について十分な科学的知見及び医療上の識見を有する者
　　「③臨床医」……臨床医（現に診療に従事している医師又は歯科医師）
　　「④細胞培養加工」……細胞培養加工に関する識見を有する者
　　「⑤法律」……法律に関する専門家
　　「⑥生命倫理」……生命倫理に関する識見を有する者
　　「⑦生物統計等」……生物統計その他の臨床研究に関する識見を有する者
　　「⑧一般」……①から⑦までに掲げる者以外の一般の立場の者
　　第三種再生医療等提供計画のみに係る審査業務を行う場合
　　「ａ．医学・医療」……再生医療等について十分な科学的知見及び医療上の識見を有する者を含む二名以上の医学又は医療の専門家
　　「ｂ．法律・生命倫理」……法律に関する専門家又は生命倫理に関する識見を有する者その他の人文・社会科学の有識者
　　「ｃ．一般」……ａ及びｂに掲げる者以外の一般の立場の者
7 　3の「再生医療等委員会を設置する者との利害関係」の欄には，再生医療等委員会を設置する者と利害関係を有している場合は「有」，有していない場合は「無」を記載すること．

【法律第29条】

> 秘密保持義務について定めている．
>
> （秘密保持義務）
> 第二十九条　認定再生医療等委員会の委員若しくは認定再生医療等委員会の審査等業務に従事する者又はこれらの者であった者は，正当な理由がなく，当該審査等業務に関して知り得た秘密を漏らしてはならない．

解説

　本項は，認定委員会の委員等の秘密保持義務に関して定めている．通常は，委員会の設置者から委員の委嘱を行う際に，守秘義務契約等を結ばれるものと考えるが，法律上でも義務を課せられている点には留意する必要がある．

【法律第30条】

> 認定再生医療等委員会の廃止の手続について定めている．
>
> （認定再生医療等委員会の廃止）
> 第三十条　認定委員会設置者は，その設置する認定再生医療等委員会を廃止しようとするときは，厚生労働省令で定めるところにより，あらかじめ，その旨を厚生労働大臣に届け出なければならない．
> 2　厚生労働大臣は，前項の規定による届出があったときは，その旨を公示しなければならない．

【省令第59条】

> 認定再生医療等委員会の廃止の届出方法について定めている．
>
> （認定再生医療等委員会の廃止）
> 第五十九条　法第三十条第一項の規定による届出は，様式第十三による届書を提出して行うものとする．
> 2　認定委員会設置者が前項の届出を行おうとするときは，あらかじめ，当該認定再生医療等委員会に再生医療等提供計画を提出していた再生医療等提供機関に，その旨を通知しなければならない．
>
> （参考）法律
> （認定再生医療等委員会の廃止）
> 第三十条　認定委員会設置者は，その設置する認定再生医療等委員会を廃止しようとするときは，厚生労働省令で定めるところにより，あらかじめ，その旨を厚生労働大臣に届け出なければならない．

様式第十三（第五十九条関係）

認定再生医療等委員会廃止届書

年　　　月　　　日

厚生労働大臣　｝殿
地方厚生局長

　　　　　　　設置者　住　所　｛法人にあっては，主た｝
　　　　　　　　　　　　　　　　る事務所の所在地

　　　　　　　　　　　氏　名　｛法人にあっては，名称｝　　　印
　　　　　　　　　　　　　　　　及び代表者の氏名

　下記のとおり，認定再生医療等委員会を廃止したいので，再生医療等の安全性の確保等に関する法律第30条第1項の規定により届け出ます．

記

認定再生医療等委員会の認定番号及び認定年月日	
認定再生医療等委員会の名称	
廃止年月日	
廃止の理由	

（留意事項）
1　用紙の大きさは，日本工業規格A4とすること．
2　提出は，正本1通とすること．
3　各項目の記載欄にその記載事項の全てを記載する事ができないときには，同欄に「別紙のとおり．」と記載し，別紙を添付すること．

解説

　本項では，認定再生医療等委員会の廃止について，あらかじめ様式第十三を用いて，届け出る必要があることが定められている．また，この際に，当該認定再生医療等委員会に再生医療等提供計画を提出していた再生医療等提供機関にはあらかじめ廃止する旨を通知しておかねばならない．これは，定期報告等を受ける委員会が不在となってしまっては，適切な再生医療等の提供を損なう恐れがあるために設けられた項目と考えられる．

【省令第60条】

認定再生医療等委員会を廃止した後の手続等について定めている．

（認定再生医療等委員会の廃止後の手続）
第六十条　認定委員会設置者は，その設置する認定再生医療等委員会を廃止したときは，速やかに，その旨を当該認定再生医療等委員会に再生医療等提供計画を提出していた再生医療等提供機関に通知しなければならない．
2　前項の場合において，認定委員会設置者は，当該認定再生医療等委員会に再生医療等提供計画を提出していた再生医療等医療機関に対し，当該再生医療等提供機関における再生医療等の提供の継続に影響を及ぼさないよう，他の認定再生医療等委員会を紹介することその他の適切な措置[※1]を講じなければならない．

※1「その他の適切な措置」（課長通知 p21）
省令第60条第2項関係
　「その他の適切な措置」とは，認定委員会設置者が，当該認定再生医療等委員会に再生医療等提供計画を提出していた再生医療等提供機関に対し，他の認定再生医療等委員会を紹介することに加え，当該再生医療等提供機関が当該他の認定再生医療等委員会と契約を締結する際には，審査等業務に必要な書類等を提供することをいうものであること．

解説

　本項では，認定再生医療等委員会の廃止後は，他の認定再生医療医療等委員会を紹介し，その際に，以後の審査が適切に行えるように，審査等業務に必要な書類等を提供する必要があることを定めている．認定再生医療等委員会が廃止されることが，適切な再生医療等の継続の妨げとならないように配慮されたものと考えられる．

【法律第31条】

認定再生医療等委員会に対する報告徴収について定めている．

（報告の徴収）
第三十一条　厚生労働大臣は，認定再生医療等委員会の審査等業務の適切な実施を確保するため必要があると認めるときは，認定委員会設置者に対し，当該審査等業務の実施状況について報告を求めることができる．

【法律第32条】

> 認定再生医療等委員会に対する適合命令及び改善命令について定めている．

（適合命令及び改善命令）
第三十二条　厚生労働大臣は，認定再生医療等委員会が第二十六条第四項各号に掲げる要件（当該認定再生医療等委員会が第三種再生医療等提供計画のみに係る審査等業務を行う場合にあっては，同項第一号（第三種再生医療等提供計画に係る部分を除く.）に掲げる要件を除く.）のいずれかに適合しなくなったと認めるときは，認定委員会設置者に対し，これらの要件に適合するために必要な措置をとるべきことを命ずることができる．

2　厚生労働大臣は，前項に定めるもののほか，認定委員会設置者がこの章の規定又はこの章の規定に基づく命令若しくは処分に違反していると認めるとき，その他当該認定再生医療等委員会の審査等業務の適切な実施を確保するため必要があると認めるときは，当該認定委員会設置者に対し，当該審査等業務を行う体制の改善，当該審査等業務に関する規程の変更その他必要な措置をとるべきことを命ずることができる．

解説

　本項では，認定再生医療等委員会の審査業務等に疑義が生じた際には，その実施状況について報告を求めることができることが定められている．これらの状況を踏まえ，認定再生医療等委員会が認定基準に適合していないと判断される場合，厚生労働大臣は適合するように措置をとるように命じたり，体制の改善，規程の変更等を命ずることが出来ることとなっている．

【法律第33条】

> 認定再生医療等委員会に対する取消しについて定めている．

（認定の取消し）
第三十三条　厚生労働大臣は，認定委員会設置者について，次の各号のいずれかに該当するときは，第二十六条第一項の認定を取り消すことができる．
一　偽りその他不正の手段により第二十六条第一項の認定，第二十七条第一項の変更の認定又は第二十八条第二項の有効期間の更新を受けたとき．
二　その設置する認定再生医療等委員会が第二十六条第四項各号に掲げる要件（当該認定再生医療等委員会が第三種再生医療等提供計画のみに係る審査等業務を行う場合にあっては，同項第一号（第三種再生医療等提供計画に係る部分を除く.）に掲げる要件を除く.）のいずれかに適合しなくなったとき．
三　前二号に掲げるもののほか，この章の規定又はこの章の規定に基づく命令若しくは処分に違反したとき．

2　厚生労働大臣は，前項の規定により第二十六条第一項の認定を取り消したときは，その旨を公示しなければならない．

【省令第61条】

> 認定再生医療等委員会の認定証の返納について定めている．

> （再生医療等委員会の認定証の返納）
> 第六十一条　認定委員会設置者は，法第三十三条第一項の規定により認定再生医療等委員会の認定の取消を受けたとき，又は当該認定再生医療等委員会を廃止したときは，遅滞なく，厚生労働大臣に認定証を返納しなければならない．

> （参考）法律
> （認定の取消し）
> 第三十三条　厚生労働大臣は，認定委員会設置者について，次の各号のいずれかに該当するときは，第二十六条第一項の認定を取り消すことができる．

解説

本項では認定再生医療等委員会が，偽り等により認定を受けていた場合，認定基準を満たさなくなった場合，改善命令に従わなかった等の場合に，認定を取り消すことが出来ることが定められている．また，取り消しを受けた際には，認定証を厚生労働大臣に返納する必要がある．

【法律第34条】

> 認定再生医療等委員会に関し必要な事項を厚生労働省令で定めることとすることを定めている．

> （厚生労働省令への委任）
> 第三十四条　この章に定めるもののほか，認定再生医療等委員会に関し必要な事項は，厚生労働省令で定める．

解説

本項では，法律で定めるものの他，認定再生医療等委員会に必要な事項は省令で定めることを明示しており，省令第62条～71条にこの部分が定められている．

【省令第62条】

> 再生医療等委員会の認定台帳について定めている．

> （再生医療等委員会の認定台帳）
> 第六十二条　厚生労働大臣は，法第二十六条第四項の規定による認定に関する台帳を備え，次に掲げる事項を記載するものとする．
> 　一　認定番号及び認定年月日
> 　二　認定委員会設置者の氏名又は名称及び住所並びに法人にあっては，その代表者の氏名
> 　三　認定再生医療等委員会の名称及び所在地

> （参考）法律
> 　（再生医療等委員会の認定）
> 第二十六条
> 4　厚生労働大臣は，第一項の認定の申請があった場合において，その申請に係る再生医療等委員会が次に掲げる要件（当該再生医療等委員会が第三種再生医療等提供計画のみに係る審査等業務を行う場合にあっては，第一号（第三種再生医療等提供計画に係る部分を除く．）に掲げる要件を除く．）に適合すると認めるときは，その認定をするものとする．

解説

本項は厚生労働省側の措置について定めており，認定台帳を準備し，認定された委員会の認定番号等を記録しておくこととなっている．

【省令第63条】

> **第一種再生医療等提供計画又は第二種再生医療等提供計画に係る審査等業務について定めている．**
>
> 　（第一種再生医療等提供計画又は第二種再生医療等提供計画に係る審査等業務）
> 第六十三条　認定再生医療等委員会が，第一種再生医療等提供計画又は第二種再生医療等提供計画に係る審査等業務を行う際には，次に掲げる要件を満たさなければならない．
> 一　過半数の委員[※1]が出席していること．
> 二　男性及び女性の委員がそれぞれ二名以上出席していること．
> 三　次に掲げる者がそれぞれ一名以上出席していること．
> 　イ　第四十四条第二号に掲げる者
> 　ロ　第四十四条第四号に掲げる者
> 　ハ　第四十四条第五号又は第六号に掲げる者
> 　ニ　第四十四条第八号に掲げる者
> 　ホ　技術専門委員[※2]（審査等業務の対象となる再生医療等の対象疾患等に対する専門的知識を有する者をいう．以下同じ．）（第四十四条第二号又は第三号に掲げる者が，審査等業務の対象となる再生医療等の対象疾患等に対する専門知識を有する場合には，当該者）
> 四　出席した委員の中に，審査等業務の対象となる再生医療等提供計画を提出した医療機関（当該医療機関と密接な関係を有するものを含む．）と利害関係[※3]を有しない委員が過半数含まれていること．
> 五　認定委員会設置者と利害関係[※4]を有しない委員が含まれていること．
> 2　認定再生医療等委員会は，第一種再生医療等提供計画又は第二種再生医療等提供計画の変更に係る審査であって，次に掲げる要件を満たすものを行う場合には，前項の規定にかかわらず，当該認定再生医療等委員会における審査等業務に関する規程に定める方法により，これを行うことができる．
> 一　当該再生医療等提供計画の変更が，認定再生医療等委員会の審査を経て指示を受けたものである場合
> 二　当該再生医療等提供計画の変更が，再生医療等の提供に重要な影響を与えないもの[※5]である場合

※1 「過半数の委員」（課長通知 p21）
　省令第63条第1項第1号関係
　　審査等業務を行う際に必要な「過半数の委員」とは，省令第44条第1号から第8号の委員のうちの過半数の委員を指し，技術専門委員は含めないものであること．
※2 「技術専門委員」（課長通知 p21）
　省令第63条第1項第3号関係
　　技術専門委員とは，審査等業務の対象となる再生医療等の対象疾患等に対する専門的知識を有する者として，診療，教育又は研究を行っている者を意味するものであること．
　　再生医療等の審査等業務に当たって選出された技術専門委員は，原則として当該審査等業務の開始から終了に至るまで一貫して関わることのできる者とすること．
　　当該再生医療等の審査等業務の開始から終了までの間に，当該技術専門委員が異動や退職等の理由により，技術専門委員を辞退する場合には，当該審査等業務の対象となる再生医療等の対象疾患等に対する専門的知識を有する者であれば，交代することができることとする．
　　技術専門委員は，やむを得ない理由により出席できない場合にあっては，審査等業務の対象となる再生医療等について，あらかじめ意見書を提出することができる．意見書を提出した場合にあっては，当該技術専門委員は出席したものとみなす．
※3 「利害関係」（課長通知 p22）
　省令第63条第1項第4号関係
　　「利害関係」の判断にあっては，審査の中立性，公平性及び透明性を確保するため，薬事分科会審議参加規程（平成20年12月19日薬事・食品衛生審議会薬事分科会）や医学研究のCOIマネジメントに関するガイドライン（平成23年2月日本医学会臨床部会利益相反委員会）等を目安とすること．
※4 「利害関係」（課長通知 p22）
　省令第63条第1項第5号関係
　　「利害関係」とは，省令第46条第2号の利害関係をいうものであること．
※5 「再生医療等の提供に重要な影響を与えないもの」（課長通知 p22）
　省令第63条第2項第2号関係
　　「再生医療等の提供に重要な影響を与えないもの」とは，省令第29条に該当するものをいう．

解説

　本項では，特定認定再生医療等委員会の開催要件と定足数について定めている．委員会が成立するためには，過半数の委員が外部委員も含めて出席し，出席した委員の内で審査される再生医療等提供機関と関係を持たない委員が半数以上である必要があり，男女それぞれ2名以上が出席し，かつ，再生医療等の専門家，細胞培養加工の専門家，法律若しくは生命倫理の専門家，一般の立場の者が各々1名以上出席している必要があることを定めている．よって，委員会を開催する際には，これらの条件を満たす委員が出席可能かあらかじめ調整する必要があり，また委員の都合による途中退席等で，定足数が委員会の審査の途中で不足するようなことがないように配慮する必要があると考えられる．

【省令第64条】

> 第三種再生医療等提供計画に係る審査等業務について定めている．

> （第三種再生医療等提供計画に係る審査等業務）
> 第六十四条　認定再生医療等委員会が，第三種再生医療等提供計画に係る審査等業務を行う際には，次に掲げる要件を満たさなければならない．
> 一　過半数の委員[※1]が出席していること．
> 二　五名以上の委員が出席していること．
> 三　男性及び女性の委員がそれぞれ一名以上出席していること．
> 四　次に掲げる者がそれぞれ一名以上出席していること．ただしイに掲げる者が医師又は歯科医師である場合にあっては，ロを兼ねることができる．
> 　　イ　第四十五条第一号に掲げる者のうち再生医療等について十分な科学的知見及び医療上の識見を有する者
> 　　ロ　第四十五条第一号に掲げる者のうち医師又は歯科医師
> 　　ハ　第四十五条第二号に掲げる者
> 　　ニ　第四十五条第三号に掲げる者
> 五　出席した委員の中に，審査等業務の対象となる再生医療等提供計画を提出した医療機関（当該医療機関と密接な関係を有するものを含む．）と利害関係[※2]を有しない委員が二名以上含まれていること．
> 六　認定委員会設置者と利害関係[※3]を有しない委員が含まれていること．
> 2　認定再生医療等委員会は，第三種再生医療等提供計画の変更に係る審査であって，次に掲げる要件を満たすものを行う場合には，前項の規定にかかわらず，当該認定再生医療等委員会における審査等業務に関する規程に定める方法により，これを行うことができる．
> 一　当該再生医療等提供計画の変更が，認定再生医療等委員会の審査を経て指示を受けたものである場合
> 二　当該再生医療等提供計画の変更が，再生医療等の提供に重要な影響を与えないもの[※4]である場合

※1　「過半数の委員」（課長通知 p22）
　　省令第64条第1項第1号関係
　　　第三種再生医療等提供計画のみに係る審査等業務を行う認定再生医療等委員会における審査等業務を行う際に必要な「過半数の委員」とは，省令第45条第1号から第3号の委員のうちの過半数であり，技術専門委員は含めないものであること．
※2　「利害関係」（課長通知 p22）
　　省令第64条第1項第5号関係
　　　「利害関係」の判断にあっては，審査の中立性，公平性及び透明性を確保するため，薬事分科会審議参加規定（平成20年12月19日薬事・食品衛生審議会薬事分科会）や医学研究のCOIマネジメントに関するガイドライン(平成23年2月日本医学会臨床部会利益相反委員会)等を目安とすること．
※3　「利害関係」（課長通知 p22）
　　省令第64条第1項第6号関係
　　　「利害関係」とは，省令第46条第2号の利害関係をいうものであること．
※4　「再生医療等の提供に重要な影響を与えないもの」（課長通知 p22）
　　省令第64条第2項第2号関係
　　　「再生医療等の提供に重要な影響を与えないもの」とは，省令第29条に該当するものをいう．
　（参考）省令第29条

(再生医療等提供計画の軽微な変更の範囲)
第二十九条　法第五条第一項の厚生労働省令で定める軽微な変更は，次に掲げる変更以外の変更とする．
一　当該再生医療等の安全性に影響を与える再生医療等の提供方法の変更
二　特定細胞加工物を用いる場合にあっては，当該再生医療等の安全性に影響を与える特定細胞加工物の製造及び品質管理の方法の変更
三　再生医療等製品を用いる場合にあっては，当該再生医療等製品に係る医薬品，医療機器等の品質，有効性及び安全性の確保等に関する法律施行規則（昭和三十六年厚生省令第一号．以下「医薬品医療機器等法施行規則」という．）第百三十七条の二十八第四号に掲げる変更
四　再生医療等が研究として行われる場合にあっては，研究の実施方法の変更
五　前各号に掲げる変更のほか，当該再生医療等の安全性に影響を与えるもの

解説

　本項では認定再生医療等委員会（第三種のみ）の開催要件と定足数について述べている．特定ではない認定再生医療等委員会の場合は，過半数で5名以上の委員が出席しており，男女それぞれ1名以上出席している必要がある．そして，その構成として，再生医療の専門家，医師又は歯科医師，法律・生命倫理等の専門家，一般の立場の者がそれぞれ1名以上出席している必要がある．また，委員の内，2名は再生医療等提供機関と，1名は委員会設置者と利害関係を有していない必要がある．

【省令第65条】

認定再生医療等委員会における判断及び意見を述べるに当たっての遵守事項について定めている．

(認定再生医療等委員会の判断及び意見)
第六十五条　審査等業務の対象となる再生医療等提供計画を提出した提供機関管理者，当該再生医療等提供計画に記載された再生医療等を行う医師又は歯科医師及び実施責任者（実施責任者を置いている場合に限る．）並びに認定再生医療等委員会の運営に関する事務に携わる者は，当該認定再生医療等委員会の審査等業務に参加してはならない．ただし，認定再生医療等委員会の求めに応じて，当該認定再生医療等委員会において説明することを妨げない．
2　認定再生医療等委員会における審査等業務に係る結論を得るに当たっては，原則として，出席委員（技術専門委員が出席する場合にあっては，当該委員を除く．以下この項において同じ．）の全員一致をもって行うよう努めなければならない．ただし，認定再生医療等委員会において議論を尽くしても，出席委員全員の意見が一致しないときは，出席委員の大多数[※1]の同意を得た意見を当該認定再生医療等委員会の結論とすることができる．

※1　「出席委員の大多数」（課長通知 p22）
　省令第65条第2項関係
　　「出席委員の大多数」とは，出席委員の4分の3以上の多数である場合をいうものであること．

解説

　本項では認定再生医療等委員会が審査する際において，提供機関側の責任者や実施者がその内容を委員会の求めに応じて説明する場合を除いて，審査に関わってはいけない旨が定められている．また，基本的には全員一致を以て結論を得るようにするべきとされているが，出席委員の4分の3以上の多数決も場合によっては可能としている．これは委員会の公平性，第三者性を保つ上でも必要なことと考えられる．

【省令第66条】

認定再生医療等委員会が再生医療等提供計画に記載された再生医療等の提供を継続することが適当でない旨の意見を述べたときの厚生労働大臣への報告について定めている．
（厚生労働大臣への報告） 第六十六条　認定委員会設置者は，当該認定再生医療等委員会が再生医療等提供計画に記載された再生医療等の提供を継続することが適当でない旨の意見を述べたときは，遅滞なく，厚生労働大臣にその旨を報告しなければならない．[※1]
※1「報告」（課長通知p22） 　省令第66条関係 　　省令第66条による報告については，別紙様式第6によるものとする．

解説

　本項では，認定再生医療等委員会が提供計画の継続を否決した際に，提供機関のみではなく，厚生労働大臣にも報告しなければいけないことを定めている．提供計画に係る厚生労働大臣への報告義務の多くは，提供機関管理者の責務であるため，本項が委員会業務の一つである点は注意が必要である．

【省令第67条】

認定再生医療等委員会における審査等業務に関する事項を記録するための帳簿について定めている．
（帳簿の備付け等） 第六十七条　認定委員会設置者は，法第二十六条第一項各号に掲げる業務に関する事項を記録するための帳簿[※1]を備えなければならない． 2　認定委員会設置者は，第一項の帳簿を，最終の記載の日から十年間，保存しなければならない．
※1「帳簿」（課長通知p22） 　省令第67条第1項関係 　　帳簿には，次に掲げる場合に応じて，次に掲げる事項を記載することとする． 　　① 法第26条第1項第1号の意見を述べた場合

別紙様式第六（省令第六十六条関係）

再生医療等の提供の継続に関する意見に係る報告

年　　月　　日

厚生労働大臣　｝
地方厚生局長　｝　殿

｛　認定再生医療等委員会の名称　｝　　印

　下記のとおり，再生医療等の提供を継続することが適当でない旨の意見を述べたので，再生医療等の安全性の確保等に関する法律施行規則第66条の規定により報告します．

記

意見の対象となった再生医療等を提供する再生医療等提供機関に関する事項		
	名称	
	所在地	
再生医療等の名称		
意見の対象となった再生医療等提供計画の計画番号		
意見を述べた年月日		
意見の理由		

（留意事項）
1　用紙の大きさは，日本工業規格A4とすること．
2　各項目の記載欄にその記載事項の全てを記載する事ができないときには，同欄に「別紙のとおり．」と記載し，別紙を添付すること．

（ア）審査の対象となった医療機関の名称
　　　（イ）審査を行った年月日
　　　（ウ）審査の対象となった再生医療等提供計画の概要
　　　（エ）述べた意見の内容
　　　（オ）審査の対象となった医療機関が厚生労働大臣又は地方厚生局長に当該再生医療等提供計画を提出した年月日（省令第27条第2項の通知により把握した提出年月日）
　②　法第26条第1項第2号の意見を述べた場合
　　　（ア）報告をした再生医療等提供機関の名称
　　　（イ）報告があった年月日
　　　（ウ）再生医療等提供機関からの報告の内容
　　　（エ）述べた意見の内容
　③　法第26条第1項第3号の意見を述べた場合
　　　（ア）報告をした再生医療等提供機関の名称
　　　（イ）報告があった年月日
　　　（ウ）再生医療等提供機関からの報告の内容
　　　（エ）述べた意見の内容
　④　法第26条第1項第4号の意見を述べた場合
　　　（ア）意見を述べた再生医療等提供機関の名称
　　　（イ）意見を述べた年月日
　　　（ウ）再生医療等技術の安全性の確保等その他再生医療等の適正な提供のために必要があると判断した理由
　　　（エ）述べた意見の内容

解説

　本項では，委員会業務に係る帳簿の記録と保存について定めている．委員会業務を把握するためにも必要なことであるが，最終記載から10年間保存義務が課せられている点には注意が必要である．

【省令第68条】

認定再生医療等委員会の審査等業務に関する規程及び委員名簿の公表について定めている．

（審査等業務に関する規程及び委員名簿の公表）
第六十八条　認定委員会設置者は，当該認定再生医療等委員会の審査等業務に関する規程及び委員名簿[※1]を公表しなければならない．

※1「委員名簿」（課長通知 p23）
　省令第68条関係
　　委員名簿には，委員の氏名，委員の構成要件の該当性及び認定委員会設置者との利害関係が分かる内容が含まれること．

解説

本項では，認定委員会の設置者について，委員会の審査業務規程と委員名簿を公表する義務があることを定めている．公表される委員名簿には設置者との利害関係等がわかるようにしておくことが必要であること，また，これらの内容が変更された場合にはその変更内容を更新する必要がある点にも注意が必要である．

【省令第69条】

認定再生医療等委員会の運営の際に，運営に関する事務を行う者を選任することについて定めている．

（事務を行う者の選任）
第六十九条　認定委員会設置者は，認定再生医療等委員会の運営に関する事務を行う者を選任しなければならない．(※1)

※1 「事務を行う者」（課長通知 p23）
省令第69条関係
　認定委員会設置者は，認定再生医療等委員会の事務を行う者を選任し，認定再生医療等委員会事務局を設けること．
　認定委員会設置者が，倫理審査委員会等を設置している場合，認定再生医療等委員会の事務を行う者が，倫理審査委員会の事務を兼任することは差し支えない．

解説

本項では，認定再生医療等委員会を運営する際に，事務局を設置して，その担当の事務員を選任する必要があることを定めている．ただし，医療機関側の実情も鑑みて，治験や臨床研究の倫理審査委員会の事務局員が認定再生医療等委員会の事務員を兼務することは妨げていない．

【省令第70条】

認定再生医療等委員会の委員の教育又は研修の機会の確保について定めている．

（委員の教育又は研修）
第七十条　認定委員会設置者は，認定再生医療等委員会の委員の教育又は研修の機会を確保しなければならない．(※1)

※1 「委員の教育又は研修の機会の確保」（課長通知 p23）
省令第70条関係
　認定委員会設置者は，再生医療等の安全性の確保及び生命倫理への配慮の観点から，再生医療等提供基準に照らして適切な審査ができるようにするために，委員に対し教育又は研修の機会を設けること．なお，教育又は研修については，外部機関が実施する教育又は研修への参加の機会を確保することでも差し支えないこと．

解説

本項では，認定委員会設置者に，認定再生医療等委員会の委員に教育や研修を受ける機会を設けることを義務付けている．これは，委員会の審査の水準の確保のためにも必要な措置と考えられる．また，外部の教育への参加でも差し支えないことから，委員のこれらの教育への参加記録を委員会で管理しておくことが勧められる．

【省令第71条】

認定再生医療等委員会の審査等業務の過程に関する記録について定めている．

（認定再生医療等委員会の審査等業務の記録等）
第七十一条　認定委員会設置者は，当該認定再生医療等委員会における審査等業務の過程に関する記録[※1]を作成し，個人情報，研究の独創性及び知的財産権の保護に支障を生じるおそれのある事項を除き，これを公表しなければならない．
2　認定委員会設置者は，審査等業務に係る再生医療等提供計画及び前項の記録を，当該計画に係る再生医療等の提供が終了した日から少なくとも十年間保存しなければならない．

※1 「審査等業務の過程に関する記録」（課長通知 p23）
省令第71条第1項関係
　認定委員会設置者は，以下の事項を含む審査等業務の過程に関する記録を作成すること．
① 開催日時
② 開催場所
③ 議題
④ 再生医療等提供計画を提出した医療機関の名称
⑤ 審査等業務の対象となった再生医療等提供計画を受け取った年月日
⑥ 審査等業務に出席した者の氏名
⑦ 結果を含む議論の概要（議論の概要については，質疑応答などのやりとりの分かる内容を記載すること．）
　認定委員会設置者は，認定再生医療等委員会の開催ごとの審査等業務の過程に関する概要を，当該認定再生医療等委員会のホームページで公表することが望ましいが，ホームページを有しない場合には，事務所に備えて置くこと等により一般の閲覧に供していることでも差し支えないこと．

解説

本項では，認定再生医療等委員会の審査の議事録や議事概要を作成し，審査された再生医療等の提供が終了した日から10年間保存しなければならないことを定めている．また，公表に関しては，通知で定められた内容を満たすものでよい形式になっており，例えば，委員の発言を詳細に記載した議事録等で，個人情報や知財権の侵害の恐れのある情報に関しては公表する必要がないと考えられる．

特定細胞加工物の製造

本節では，特定細胞加工物の製造をしようとする者が遵守すべき細胞培養加工施設の構造設備や遵守事項を定めている．自施設で細胞加工物の製造を行う場合には，提供機関管理者等が兼任されることも予想されるが，提供計画の届出とは異なる手続きが必要なこと，また，通常の医療機関に求められる内容とは異なる点も多岐にわたって定められていることから，以下の条文の内容を十分に把握し，適切な製造が行えるように取り計らう必要がある．

【法律第35条】

> 特定細胞加工物の製造の許可について定めている．

（特定細胞加工物の製造の許可）

第三十五条　特定細胞加工物の製造をしようとする者（第四十条第一項の規定に該当する者を除く．）は，厚生労働省令で定めるところにより，細胞培養加工施設ごとに，厚生労働大臣の許可を受けなければならない．

2　前項の許可を受けようとする者は，厚生労働省令で定めるところにより，次に掲げる事項を記載した申請書に細胞培養加工施設の構造設備に関する書類[※1]その他厚生労働省令で定める書類を添付して，厚生労働大臣に提出しなければならない．

一　氏名又は名称及び住所並びに法人にあっては，その代表者の氏名
二　細胞培養加工施設の管理者の氏名及び略歴
三　製造をしようとする特定細胞加工物の種類
四　その他厚生労働省令で定める事項

3　厚生労働大臣は，第一項の許可の申請に係る細胞培養加工施設の構造設備が第四十二条の基準に適合していないと認めるときは，同項の許可をしてはならない．

4　厚生労働大臣は，申請者が，次の各号のいずれかに該当するときは，第一項の許可をしないことができる．

一　第四十九条の規定により許可を取り消され，その取消しの日から三年を経過しない者（当該許可を取り消された者が法人である場合においては，当該取消しの処分に係る行政手続法（平成五年法律第八十八号）第十五条の規定による通知があった日前六十日以内に当該法人の役員（業務を執行する社員，取締役，執行役又はこれらに準ずる者をいい，相談役，顧問その他いかなる名称を有する者であるかを問わず，法人に対し業務を執行する社員，取締役，執行役又はこれらに準ずる者と同等以上の支配力を有するものと認められる者を含む．第四号において同じ．）であった者で当該取消しの日から三年を経過しないものを含む．）

二　禁錮以上の刑に処せられ，その執行を終わり，又は執行を受けることがなくなった日から三年を経過しない者

三　前二号に該当する者を除くほか，この法律，移植に用いる造血幹細胞の適切な提供の推進に関する法律（平成二十四年法律第九十号）若しくは医薬品医療機器等法その他薬事に関する法令で政令で定めるもの又はこれらに基づく処分に違反

149

し，その違反行為があった日から二年を経過しない者
　四　法人であって，その業務を行う役員のうちに前三号のいずれかに該当する者があるもの
5　厚生労働大臣は，第一項の許可の申請があったときは，当該申請に係る細胞培養加工施設の構造設備が第四十二条の基準に適合するかどうかについての書面による調査又は実地の調査を行うものとする．

> ※1 「細胞培養加工施設の構造設備に関する書類」（課長通知 p 24）
> 法第35条第2項関係
> 「細胞培養加工施設の構造設備に関する書類」には次の図面を含めること．
> ① 施設付近略図（周囲の状況がわかるもの．航空写真でも可．必要に応じて提出すること．更新申請の場合は省略可．）
> ② 施設敷地内の建物の配置図（細胞培養加工施設と同一敷地内にある建物は全て記載すること．）
> ③ 施設平面図（平面図には次の例により表示すること．例：窓，出入口，事務室，秤量室，調製室（混合，溶解，ろ過等），充てん室，閉そく室，包装室，試験検査室，原料等の倉庫等製造工程に必要な室名及び面積が識別できるものであること．）
> ④ その他参考となる図面

解説

　本項では，病院若しくは診療所に設置される場合や，再生医療等製品製造所，臍帯血供給事業者以外の者が，特定細胞加工物の製造を行う場合の許可について定めている．ここでの注意点は，例えば大学附属病院等で再生医療等の提供を行う場合であって，医療機関ではない大学医学部側に製造所を設置する際などは，本項の許可に該当することである．許可を受ける際には書面又は実地の調査を受ける必要があり，後述する届出とは，使用する様式，手続きが異なる点に注意が必要である．

【省令第72条】

> 法第35条第1項の規定による特定細胞加工物の製造の許可の申請の方法について定めている．

（特定細胞加工物の製造の許可の申請）
第七十二条　法第三十五条第一項の規定による許可の申請は，様式第十四による申請書（正副二通）を提出して行うものとする．(★1)
2　法第三十五条第二項第四号（法第三十六条第二項及び第三十九条第二項において準用する場合を含む．）に規定する厚生労働省令で定める事項は，次に掲げる事項とする．
　一　細胞培養加工施設の名称及び所在地
　二　申請者が法人である場合は，その業務を行う役員の氏名
　三　申請者（申請者が法人である場合は，その業務を行う役員を含む．）の欠格条項に関する事項
　四　申請者の連絡先
3　法第三十五条第二項（法第三十六条第二項において準用する場合を含む．）の厚生労働省

細胞培養加工施設の構造設備チェックリスト

作業所	照明及び換気	☐	適切であり，かつ，清潔である
	常時居住する場所及び不潔な場所から区別されている	☐	区別されている
	面積	☐	作業を行うのに支障のない面積を有している
	防じん，防虫及び防そのための構造又は設備	☐	有している
	廃水及び廃棄物の処理を要する設備又は器具	☐	備えている
	有毒ガスの処理に要する設備（有毒ガスを取扱う場合のみ必須）	☐	有している
作業室	出入口の構造（いずれかを選択）	☐	屋外に直接面する出入口なし
		☐	上記以外（屋外からの汚染を防止するのに必要な構造および設備を有する）
	出入口及び窓	☐	閉鎖することができる
	排水設備の構造	☐	汚染を防止するために必要な構造である
	天井の構造	☐	ごみの落ちる恐れのない構造である
	室内のパイプ，ダクト等の設備（いずれかを選択）	☐	表面にごみがたまらない構造である
		☐	上記以外（清掃が容易な構造である）
作業室又は作業管理区域	温度及び必要に応じて湿度の維持管理ができる構造及び設備	☐	有している
清浄度管理区域	天井，壁及び床の表面	☐	なめらかでひび割れがなく，かつ，じんあいを発生しないものである
		☐	清掃が容易で，消毒液等による噴射洗浄に耐えるものである
	設備及び器具	☐	滅菌又は消毒が可能なものである
	排水設備の構造	☐	有害な排水による汚染を防止するために適切な構造のものである
	排水口の設置状況（いずれかを選択）	☐	排水口を設置していない
		☐	上記以外（作業室の汚染を防止するために必要な構造である）
無菌操作等区域	天井，壁及び床の表面（いずれかを選択）	☐	なめらかでひび割れがなく，かつ，じんあいを発生しないものであり，清掃が容易で，消毒液等による噴霧洗浄に耐えるものである
		☐	上記以外（無菌操作が閉鎖式操作で行われ無菌性が確保できるものである）
	設備及び器具	☐	滅菌又は消毒が可能なものである
	排水設備の構造	☐	有害な廃水による汚染を防止するために適切な構造のものである
	排水口の設置	☐	設置していない
	流しの設置	☐	設置していない

動物又は微生物を用いる試験を行う区域及び特定細胞加工物の製造に必要のない動物組織又は微生物を取り扱う区域		☐	特定細胞加工物の製造を行う他の区域から明確に区別されており、かつ、空気処理システムが別系統にされている
無菌操作を行う区域	構造及び設備 （いずれかを選択）	☐	フィルターにより処理された清浄な空気を供し、かつ、適切な差圧管理を行うために必要な構造及び設備を有する
		☐	上記以外（無菌操作が閉鎖式操作で行われ無菌性が確保できる）
病原性を持つ微生物を取り扱う区域		☐	適切な陰圧管理を行うために必要な構造及び設備を有する

無菌操作等区域で使用した器具の洗浄、消毒及び滅菌のための設備並びに廃液等の処理のための設備		☐	有している
空気処理システムの構造		☐	微生物等による特定細胞加工物等の汚染を防止するために適切な構造ものである
配管、バルブ及びベント・フィルターの構造		☐	使用の目的に応じ、容易に清掃又は滅菌ができる
製造又は試験検査に使用する動物を管理する施設（備えている場合のみ必須）		☐	使用動物を検査する区域が、他の区域から隔離されている
		☐	害虫の侵入のおそれのない飼料の貯蔵設備を有している
		☐	製造に使用する動物の飼育室と試験検査に使用する動物の飼育室をそれぞれ有している
		☐	使用動物の飼育室は、他の区域と空気処理システムが別系統にされている（野外での飼育が適当と認められる動物以外の場合のみ必須）
		☐	接種室は動物の剖検室と分離されている（使用動物に抗原等を接種する場合のみ必須）
貯蔵設備		☐	特定細胞加工物等及び資材を区分して、衛生的かつ安全に貯蔵するために必要な設備を有する
		☐	恒温装置、温度計その他必要な計器を備えたものである
試験検査の設備及び器具 （いずれかを選択）		☐	施設内に備えている
		☐	密封状態検査の設備及び器具を備えている（密封状態検査を行う必要がある場合のみ必須）
		☐	異物検査の設備及び器具を備えている
		☐	特定細胞加工物等及び資材の理化学試験の設備及び器具を備えている
		☐	無菌検査の設備及び器具を備えている
		☐	発熱性物質試験の設備及び器具を備えている（発熱性物質試験を行う必要がある場合のみ必須）
		☐	生物学的試験の設備及び器具を備えている（生物学的試験を行う必要がある場合のみ必須）
		☐	他の試験検査設備又は試験検査機関等を利用する

令で定める書類は，次に掲げる書類とする．
一　申請者が法人である場合は，登記事項証明書
二　製造をしようとする特定細胞加工物の一覧表^(※1)

(参考) 法律

(特定細胞加工物の製造の許可)

第三十五条　特定細胞加工物の製造をしようとする者 (第四十条第一項の規定に該当する者を除く．) は，厚生労働省令で定めるところにより，細胞培養加工施設ごとに，厚生労働大臣の許可を受けなければならない．

2　前項の許可を受けようとする者は，厚生労働省令で定めるところにより，次に掲げる事項を記載した申請書に細胞培養加工施設の構造設備に関する書類その他厚生労働省令で定める書類を添付して，厚生労働大臣に提出しなければならない．
一　氏名又は名称及び住所並びに法人にあっては，その代表者の氏名
二　細胞培養加工施設の管理者の氏名及び略歴
三　製造をしようとする特定細胞加工物の種類
四　その他厚生労働省令で定める事項

※1　「特定細胞加工物の一覧表」（課長通知 p25）

省令第72条第3項第2号関係

「特定細胞加工物の一覧表」とは，特定細胞加工物の名称^(★2)の一覧を記載するものであること．

★1
【Q&A】

Q25：同一の細胞培養加工施設について，又は互いに一部を共有する細胞培養加工施設について，複数の特定細胞加工物製造事業者が許可の申請又は届出を行うことはできるか．

A25：一つの特定細胞加工物製造事業者が許可を受けた又は届出を行った細胞培養加工施設又はその一部について，他の特定細胞加工物製造事業者が許可を受けること又は届出を行うことはできない．

★2
【Q&A】

Q24：特定細胞加工物の一覧表に記載する「特定細胞加工物の名称」は，どのような名称とすれば良いか．

A24：特定細胞加工物の特徴が的確に判別できる名称とすることが望ましい．例えば，構成細胞として用いられるiPS細胞由来細胞，脂肪組織由来幹細胞，樹状細胞等を含む名称が挙げられる．

解説

本項では，特定細胞加工物製造事業者の許可申請に関する様式について定めている．あらかじめ，製造予定の加工物の一覧をつける必要がある点，一つの特定細胞加工物製造事業者が許可等を受けた細胞培養加工施設又はその一部について，他の特定細胞加工物製造事業者が許可等を受けることはできない点には注意が必要である．

様式第十四（第七十二条関係）（表面）

| 収入
印紙 | 特定細胞加工物製造許可申請書 |

年　　月　　日

地方厚生局長　殿

住　所 { 法人にあっては，主たる事務所の所在地 }

氏　名 { 法人にあっては，名称及び代表者の氏名 }　　印

　下記のとおり，特定細胞加工物の製造の許可を受けたいので，再生医療等の安全性の確保等に関する法律第35条第1項の規定により申請します．

記

1　細胞培養加工施設及び申請者に関する事項

細胞培養加工施設の名称		
細胞培養加工施設の所在地		
施設管理者に関する事項	氏名	
	略歴	
業務を行う役員の氏名（法人の場合）		
申請者（法人にあっては，その業務を行う役員を含む.）の欠格条項	（1）法第49条の規定により許可を取り消されたこと	
	（2）禁錮以上の刑に処せられたこと	
	（3）関係法令又はこれに基づく処分に違反したこと	
製造しようとする特定細胞加工物の種類	□ 人の細胞に培養その他の加工を施した特定細胞加工物	□ 動物の細胞に培養その他の加工を施した特定細胞加工物

2　申請者の連絡先

担当部署	
電話番号	
ＦＡＸ番号	
電子メールアドレス	

様式第十四（第七十二条関係）（裏面）

（留意事項）
 1　用紙の大きさは，日本工業規格Ａ４とすること．
 2　提出は，正副２通とすること．
 3　各項目の記載欄にその記載事項の全てを記載する事ができないときには，同欄に「別紙のとおり．」と記載し，別紙を添付すること．
 4　1の「申請者の欠格条項」欄は当該事実がないときは「無」と記載し，あるときは，（１）欄にあってはその理由及び年月日を，（２）欄にあってはその罰，刑，刑の確定年月日及びその執行を終わり，又は執行を受けることがなくなった場合はその年月日を，（３）欄にあってはその違反の事実及び違反した年月日を記載すること．
 5　収入印紙は，地方厚生局長に提出する申請書の正本にのみ貼り，消印をしないこと．

特定細胞加工物製造許可申請書（様式第14）及び特定細胞加工物製造届出書（様式第27）の記載要領等について（特定細胞加工物製造許可申請書（様式第14）部分）
※「再生医療等提供計画等の記載要領の改訂等について（平成27年８月21日厚生労働省医政局研究開発振興課事務連絡）」より

Ⅰ 特定細胞加工物製造許可申請書の記載要領等（様式第14）

※ 収入印紙貼付欄には収入印紙を貼り付けずに，９万円分の登録免許税の領収証書を添付すること．
※ 正副二通を提出し，正副ともに押印すること．
※ 別途，「特定細胞加工物製造許可／許可の更新調査申請書」（様式第20）を提出し，調査手数料の振込金受取書（写）を添付すること．
※ 申請者が法人にあっては，登記事項証明書に記載されている名称・主たる事務所と代表者の氏名を記載すること．

「1 細胞培養加工施設及び申請者に関する事項」欄について
（1）「細胞培養加工施設の名称」，「細胞培養加工施設の所在地」欄について
　　施設の名称については，事業者名を付記することが望ましい．細胞培養加工施設の所在地については，例えば，建物の一部を細胞培養加工施設として用いる場合，細胞培養加工施設のある階数まで記載すること．
（2）「施設管理者に関する事項」欄について
　　施設管理者の略歴については，医師又は歯科医師の場合は，それを示す資格及び略歴を簡潔に記載すること．それ以外の場合は，職歴，実務経験，管理経験，取得資格，著書，研究実績等のうちから，特定細胞加工物に係る生物学的知識を有することを示す主なものを記載すること．
（3）「業務を行う役員の氏名（法人の場合）」欄について
　　申請者が法人の場合は，次に掲げる場合に応じて当該者の氏名を記載すること．
　　・合名会社にあっては，定款に別段の定めがないときは社員全員
　　・合資会社にあっては，定款に別段の定めがないときは無限責任社員全員
　　・合同会社にあっては，定款に別段の定めがないときは社員全員
　　・株式会社（特例有限会社を含む．）にあっては，会社を代表する取締役及び特定細胞加工物の製造の許可に係る業務を担当する取締役．ただし，委員会設置会社にあっては，代表執行役及び特定細胞加工物の製造に係る業務を担当する執行役．
　　・外国会社にあっては，会社法第817条にいう代表者
　　・医療法人・公益法人・協同組合等（学校法人，独立行政法人等を含む）にあっては理事全員．ただし，特定細胞加工物の製造の許可に係る業務を担当しない理事を除く．
（4）「申請者（法人にあっては，その業務を行う役員を含む．）の欠格条項」欄について
　　「関係法令又はこれに基づく処分に違反したこと」欄に該当する関係法令には，「移植に用いる造血幹細胞の適切な提供の推進に関する法律」（平成24年法律第90号）若しくは「医薬品，医療機器等の品質，有効性及び安全性の確保等に関する法律」（昭和35年法律第145号．以下「医薬品医療機器法」という．），その他薬事に関する法令で再生医療等の安全性の確保等に関する法律施行令第３条の各号に定める法令（「大麻取締法」（昭和23年法律第124号），「毒劇及び劇物取締法」（昭和25年法律第303号）等）が挙げられ

ること．
（5）「製造しようとする特定細胞加工物の種類」欄について
　　特定細胞加工物の製造に使用する細胞に応じて，該当する項目をチェックすること．
　　「動物の細胞に培養その他の加工を施した特定細胞加工物」とは，動物の細胞を構成細胞として含む特定細胞加工物が該当し，加工の過程で動物の細胞を共培養する目的で用いる場合はこの限りではない．

「添付書類」について
（1）細胞培養加工施設の構造設備に関する書類
　　細胞培養加工施設の構造設備に関する書類には次の図面を含めること．
　　イ　細胞培養加工施設付近略図
　　　　周囲の状況がわかるものであること．例えば，航空写真が挙げられる．
　　ロ　細胞培養加工施設の敷地内の建物の配置図又は建物の平面図
　　　　細胞培養加工施設と同一敷地内にある建物を全て記載するものであるが，例えば，建物の一部を細胞培養加工施設として用いる場合，当該建物のフロアのどの位置に細胞培養加工施設が所在しているかを示す図面は必要であるが，細胞培養加工施設と関連のない部分の詳細な図面は含めなくても差し支えない．
　　ハ　細胞培養加工施設平面図
　　　　許可申請に係る細胞培養加工施設の範囲を明示し，製造工程，試験検査及び保管に必要な室名及び面積が識別できるものであること．例えば，表示例として，窓，出入口，事務室，秤量室，調製室（混合，溶解，ろ過等），充てん室，閉そく室，包装室，試験検査室，原料等の倉庫等製造工程に必要な室名を表示すること．また清浄度管理区域及び無菌操作等区域を図示すること．
　　ニ　その他参考となる図面
　　　　その他参考となる図面としては，主要な製造用機器器具と試験用機器器具の配置を含む図面が挙げられる．また，製造しようとする特定細胞加工物の製造工程のフロー図を含めること．他に厚生局で指示する書類として，例えば，医薬品医療機器法第23条の22第1項の許可を受けた製造所に係る平面図が挙げられる．
（2）登記事項証明書
　　法人の場合，法人の履歴事項全部証明書又は現在事項全部証明書を提出すること．
（3）その他
　　細胞培養加工施設（許可）の情報の公表に関する同意書に署名し添付すること．

【政令第 3 条】

法第三十五条第四項第三号等の政令で定める法令について定めている．
（法第三十五条第四項第三号等の政令で定める法令） 第三条　法第三十五条第四項第三号（法第三十六条第二項及び第三十九条第二項において準用する場合を含む．）の政令で定める法令は，次のとおりとする． 　一　大麻取締法（昭和二十三年法律第百二十四号） 　二　毒物及び劇物取締法（昭和二十五年法律第三百三号） 　三　覚せい剤取締法（昭和二十六年法律第二百五十二号） 　四　麻薬及び向精神薬取締法（昭和二十八年法律第十四号） 　五　あへん法（昭和二十九年法律第七十一号） 　六　安全な血液製剤の安定供給の確保等に関する法律（昭和三十一年法律第百六十号） 　七　薬剤師法（昭和三十五年法律第百四十六号） 　八　有害物質を含有する家庭用品の規制に関する法律（昭和四十八年法律第百十二号） 　九　化学物質の審査及び製造等の規制に関する法律（昭和四十八年法律第百十七号） 　十　国際的な協力の下に規制薬物に係る不正行為を助長する行為等の防止を図るための麻薬及び向精神薬取締法等の特例等に関する法律（平成三年法律第九十四号） 　十一　独立行政法人医薬品医療機器総合機構法（平成十四年法律第百九十二号） 　十二　遺伝子組換え生物等の使用等の規制による生物の多様性の確保に関する法律（平成十五年法律第九十七号）
（参考）法律 （特定細胞加工物の製造の許可） 第三十五条 4　厚生労働大臣は，申請者が，次の各号のいずれかに該当するときは，第一項の許可をしないことができる． 　三　前二号に該当する者を除くほか，この法律，移植に用いる造血幹細胞の適切な提供の推進に関する法律（平成二十四年法律第九十号）若しくは<u>医薬品医療機器等法その他薬事に関する法令で政令で定めるもの</u>又はこれらに基づく処分に違反し，その違反行為があった日から二年を経過しない者

解説

本項では，違反行為があった日から 2 年間は特定細胞加工物の製造許可を受けることができない可能性がある薬事関連の法令について定めている．麻薬や覚醒剤等に関する法令の他，カルタヘナ法の違反も該当するため，許可を申請する際には，確認しておくことが必要である．

【省令第73条】

> 法第35条第1項の規定による特定細胞加工物の製造の許可証の交付について定めている．

> （特定細胞加工物の製造の許可証の交付）
> 第七十三条　厚生労働大臣は，法第三十五条第一項の規定による許可をしたときは，許可を申請した者に対し，様式第十五による許可証を交付しなければならない．法第三十六条第一項の規定による更新をしたときも，同様とする．

解説

本項は許可に関して，許可証が交付されることが定められている．細胞培養加工の委託を業者に委託する際には，本許可証を確認することが勧められる．

【法律第36条】

> 特定細胞加工物の製造の許可の更新に係る事項を定めている．

> （許可の更新）
> 第三十六条　前条第一項の許可は，三年を下らない政令で定める期間ごとにその更新を受けなければ，その期間の経過によって，その効力を失う．
> 2　前条（第一項を除く．）の規定は，前項の許可の更新について準用する．

【政令第4条】

> 特定細胞加工物の製造の許可等の有効期間について定めている．

> （特定細胞加工物の製造の許可等の有効期間）
> 第四条　法第三十六条第一項（法第三十九条第二項において準用する場合を含む．）の政令で定める期間は，五年とする．

> （参考）法律
> （許可の更新）
> 第三十六条　前条第一項の許可は，三年を下らない政令で定める期間ごとにその更新を受けなければ，その期間の経過によって，その効力を失う．

解説

本項では，許可証にも記載があるとおり，製造許可に関して有効期間があることを定めている．許可の有効期間は5年とされているので，許可証の記載も併せて，許可を受ける際には確認しておくことが勧められる．

様式第十五（第七十三条関係）

特定細胞加工物製造許可証

氏　　　名 ｛ 法人にあっては，その名称 ｝

細胞培養加工施設の名称

細胞培養加工施設の所在地

　再生医療等の安全性の確保等に関する法律第35条第１項の規定により許可された特定細胞加工物製造事業者であることを証明する．

年　　月　　日

厚生労働大臣　　印

認定番号

有効期間　　　　年　　月　　日　から
　　　　　　　　年　　月　　日　まで

【法律第37条】

> 許可事業者が細胞培養加工施設の構造設備等の変更を行った場合の届出について定めている．

(変更の届出)

第三十七条　第三十五条第一項の許可を受けた者（以下「許可事業者」という．）は，当該許可に係る細胞培養加工施設について構造設備その他厚生労働省令で定める事項を変更したときは，三十日以内に，その旨を厚生労働大臣に届け出なければならない．

【省令第74条】

> 許可事業者が変更があった場合には届出をすべき事項について定めている．

(許可事業者の届出を要する変更の範囲)

第七十四条　法第三十七条の厚生労働省令で定める事項は，次に掲げる事項とする．
一　法第三十五条第一項の許可を受けた者（以下「許可事業者」という．）の氏名又は名称及び住所並びに法人にあっては，その代表者の氏名
二　細胞培養加工施設の名称及び所在地
三　施設管理者の氏名
四　許可事業者が法人である場合は，その業務を行う役員の氏名
五　許可事業者（許可事業者が法人である場合は，その業務を行う役員を含む．）の欠格条項に関する事項
六　製造をしようとする特定細胞加工物の種類
七　許可事業者の連絡先

(参考) 法律
(変更の届出)

第三十七条　第三十五条第一項の許可を受けた者（以下「許可事業者」という．）は，当該許可に係る細胞培養加工施設について構造設備その他厚生労働省令で定める事項を変更したときは，三十日以内に，その旨を厚生労働大臣に届け出なければならない．

【省令第75条】

> 許可事業者が細胞培養加工施設について構造設備等に係る事項について変更をした際の届出の方法について定めている．

(許可事業者の変更の届出)

第七十五条　法第三十七条の規定による届出は，様式第十六による届書を提出して行うものとする．

(参考) 法律
(変更の届出)

第三十七条　第三十五条第一項の許可を受けた者（以下「許可事業者」という．）は，当該許可に係る細胞培養加工施設について構造設備その他厚生労働省令で定める事項を変更したときは，三十日以内に，その旨を厚生労働大臣に届け出なければならない．

解説

本項では，許可に関する構造設備の変更等を行った際は，30日以内に厚生労働大臣に届け出る必要があることが定められている．構造設備以外の届出事項としては，許可事業者の氏名又は名称及び住所，細胞培養加工施設の名称及び所在地，施設管理者の氏名，法人である場合は，その業務を行う役員の氏名，欠格条項に関する事項，特定細胞加工物の種類，連絡先となっている．また，これらの変更は様式第十六を用いて行うこととなっている．

【省令第76条】

> 許可事業者が許可証の記載事項に変更が生じた際に，その書換えの申請方法について定めている．

> （特定細胞加工物の製造の許可証の書換え交付の申請）
> 第七十六条　許可事業者は，特定細胞加工物の製造の許可証の記載事項に変更を生じたときは，様式第十七による申請書及び許可証を厚生労働大臣に提出してその書換えを申請することができる．
> 2　前項の申請をする者は，二千円の手数料を納めなければならない．この場合において，手数料は，申請書に収入印紙を貼って納めるものとする．

解説

本項では，認定再生医療等委員会の許可証と同様，許可証に変更が生じた際の書換えの申請について定めている．認定再生医療等委員会の場合と異なり，手数料について定めらえている点について事務的な注意が必要である．

【省令第77条】

> 許可事業者が許可証の再交付が必要となった際の再交付の申請方法について定めている．

> （特定細胞加工物の製造の許可証の再交付）
> 第七十七条　許可事業者は，特定細胞加工物の製造の許可証を破り，汚し，又は失ったときは，様式第十八による申請書を厚生労働大臣に提出してその再交付を申請することができる．この場合において，許可証を破り，又は汚した特定細胞加工物製造事業者は，申請書に当該許可証を添えなければならない．
> 2　前項の申請をする者は，二千円の手数料を納めなければならない．この場合において，手数料は，申請書に収入印紙を貼って納めるものとする．
> 3　特定細胞加工物製造事業者は，特定細胞加工物の製造の許可証の再交付を受けた後，失った許可証を発見したときは，遅滞なく，厚生労働大臣にこれを返納しなければならない．

解説

本項では，製造加工の許可証に関する再交付の手続きについて定めている．書換えの場合と同様，手数料について定めがある点は事務的に注意を払う必要がある．

様式第十六（第七十五条関係）

特定細胞加工物製造許可事項変更届書

年　　月　　日

地方厚生局長　殿

住　所　{ 法人にあっては，主たる事務所の所在地 }

氏　名　{ 法人にあっては，名称及び代表者の氏名 }　　印

　下記のとおり，特定細胞加工物の製造の許可事項を変更したので，再生医療等の安全性の確保等に関する法律第37条の規定により届け出ます．

記

細胞培養加工施設の施設番号及び許可年月日		
施設管理者の氏名		
細胞培養加工施設の名称		
変更内容	変更事項	
	変更前	
	変更後	
	変更年月日	
	変更理由	

（留意事項）
1　用紙の大きさは，日本工業規格A4とすること．
2　提出は，正本1通とすること．
3　各項目の記載欄にその記載事項の全てを記載する事ができないときには，同欄に「別紙のとおり．」と記載し，別紙を添付すること．

様式第十七（第七十六条，第八十四条関係）

[収入印紙]

許　可　証
認　定　証　書換え交付申請書

年　　月　　日

厚生労働大臣　　｝殿
地方厚生局長

住　所　｛法人にあっては，主たる事務所の所在地｝

氏　名　｛法人にあっては，名称及び代表者の氏名｝　　印

　下記のとおり，許可証／認定証の書換え交付を，再生医療等の安全性の確保等に関する法律施行規則第76条第1項（第84条において準用する場合を含む．）の規定により申請します．

記

細胞培養加工施設の施設番号及び許可年月日及び認定年月日	
細胞培養加工施設の名称	
変更内容	変更事項	
	変更前	
	変更後	
	変更年月日	
	変更理由	

（留意事項）
　1　用紙の大きさは，日本工業規格A4とすること．
　2　提出は，正本1通とすること．
　3　各項目の記載欄にその記載事項の全てを記載する事ができないときには，同欄に「別紙のとおり．」と記載し，別紙を添付すること．
　4　外国の特定細胞加工物製造事業者にあっては，外国語により申請者の住所及び氏名を並記すること．また，署名をもって押印に代えることができるものとする．
　5　収入印紙は，厚生労働大臣又は地方厚生局長に提出する申請書に貼り，消印をしないこと．

様式第十八（第七十七条，第八十四条関係）

| 収入印紙 |

許　可　証
認　定　証　再交付申請書

年　　月　　日

厚生労働大臣　｝殿
地方厚生局長

　　　　　　住　所　｛法人にあっては，主たる事務所の所在地｝

　　　　　　氏　名　｛法人にあっては，名称及び代表者の氏名｝　　印

　下記のとおり，許　可　証／認　定　証　の再交付を，再生医療等の安全性の確保等に関する法律施行規則第77条第1項（第84条において準用する場合を含む．）の規定により申請します．

記

細胞培養加工施設の施設番号及び許可年月日又は認定年月日	
細胞培養加工施設の名称	
再交付申請の理由	

（留意事項）
1　用紙の大きさは，日本工業規格A4とすること．
2　提出は，正本1通とすること．
3　各項目の記載欄にその記載事項の全てを記載する事ができないときには，同欄に「別紙のとおり．」と記載し，別紙を添付すること．
4　外国の特定細胞加工物製造事業者にあっては，外国語により申請者の住所及び氏名を並記すること．また，署名をもって押印に代えることができるものとする．
5　収入印紙は，厚生労働大臣又は地方厚生局長に提出する申請書に貼り，消印をしないこと．

【省令第78条】

特定細胞加工物の製造の許可の更新の申請方法について定めている.
（特定細胞加工物の製造の許可の更新の申請） 第七十八条　法第三十六条第二項において準用する法第三十五条第二項の規定による申請は，様式第十九による申請書（正副二通）を厚生労働大臣に提出して行うものとする． 2　前項の申請書には，申請に係る許可証を添えなければならない．
（参考）法律 （特定細胞加工物の製造の許可） 第三十五条 2　前項の許可を受けようとする者は，厚生労働省令で定めるところにより，次に掲げる事項を記載した申請書に細胞培養加工施設の構造設備に関する書類その他厚生労働省令で定める書類を添付して，厚生労働大臣に提出しなければならない． 一　氏名又は名称及び住所並びに法人にあっては，その代表者の氏名 二　細胞培養加工施設の管理者の氏名及び略歴 三　製造をしようとする特定細胞加工物の種類 四　その他厚生労働省令で定める事項 （許可の更新） 第三十六条 2　前条（第一項を除く．）の規定は，前項の許可の更新について準用する．

解説

　本項では，許可の更新の際には，様式第十九を正副2通用意して，行うことが定められている．許可の有効期間を過ぎて許可が失効しないように，あらかじめ更新の手続きを行っておく必要がある．

【省令第79条】

許可事業者が許可証を返納しなければならない場合について定めている.
（製造の許可証の返納） 第七十九条　特定細胞加工物の製造の許可事業者は，法第四十九条の規定により特定細胞加工物の製造の許可の取消を受けたとき，又はその業務を廃止したときは，遅滞なく，厚生労働大臣に許可証を返納しなければならない．
（参考）法律 （許可の取消し等） 第四十九条　厚生労働大臣は，許可事業者が次の各号のいずれかに該当するときは，その許可を取り消し，又は期間を定めて特定細胞加工物の製造の業務の全部若しくは一部の停止を命ずることができる． 一　当該許可に係る細胞培養加工施設の構造設備が第四十二条の基準に適合しなくなったとき． 二　第三十五条第四項各号のいずれかに該当するに至ったとき． 三　前二号に掲げる場合のほか，この法律，移植に用いる造血幹細胞の適切な提供の推進に関する法律若しくは医薬品医療機器等法その他薬事に関する法令で政令で定めるもの又は

様式第十九（第七十八条関係）（表面）

| 収入
印紙 | 特定細胞加工物製造許可事項更新申請書 |

　　　　　　　　　　　　　　　　　　　　　　　　　　　　年　　月　　日

地方厚生局長　殿

　　　　　　　　　　　住　所　{ 法人にあっては，主たる事務所の所在地 }
　　　　　　　　　　　氏　名　{ 法人にあっては，名称及び代表者の氏名 }　　印

　下記のとおり，特定細胞加工物の製造の許可の更新を受けたいので，再生医療等の安全性の確保等に関する法律第36条第2項において準用する第35条第2項の規定により申請します．

記

1　細胞培養加工施設及び申請者に関する事項

更新を受けようとする細胞培養加工施設の施設番号及び許可年月日		
更新を受けようとする細胞培養加工施設の名称		
変更内容	変更事項	
	変更前	
	変更後	
更新を受けようとする細胞培養加工施設の所在地		
施設管理者に関する事項	氏名	
	略歴	
業務を行う役員の氏名（法人の場合）		
申請者（法人にあっては，その業務を行う役員を含む．）の欠格条項	（1）法第49条の規定により許可を取り消されたこと	
	（2）禁錮以上の刑に処せられたこと	
	（3）関係法令又はこれに基づく処分に違反したこと	
製造しようとする特定細胞加工物の種類	☐ 人の細胞に培養その他の加工を施した特定細胞加工物	☐ 動物の細胞に培養その他の加工を施した特定細胞加工物

2　申請者の連絡先

担当部署	
電話番号	
ＦＡＸ番号	
電子メールアドレス	

様式第十九（第七十八条関係）（裏面）

（留意事項）
1　用紙の大きさは，日本工業規格Ａ４とすること．
2　提出は，正副２通とすること．
3　各項目の記載欄にその記載事項の全てを記載する事ができないときには，同欄に「別紙のとおり．」と記載し，別紙を添付すること．
4　1の「申請者の欠格条項」欄は当該事実がないときは「無」と記載し，あるときは，（１）欄にあってはその理由及び年月日を，（２）欄にあってはその罰，刑，刑の確定年月日及びその執行を終わり，又は執行を受けることがなくなった場合はその年月日を，（３）欄にあってはその違反の事実及び違反した年月日を記載すること．
5　収入印紙は，地方厚生局長に提出する申請書の正本にのみ貼り，消印をしないこと．

これらに基づく処分に違反したとき．

🧑‍🏫 解説

　本項では，後述する法第49条の許可の取り消しを受けた際の許可証の返納について定めている．許可の取り消しは基本的に，基準に適合しなくなった場合若しくは，関連法令に違反した場合が該当するものと考えられる．

【省令第80条】

> **厚生労働大臣が備えるべき特定細胞加工物の製造の許可台帳について定めている．**
>
> （特定細胞加工物の製造の許可台帳）
> 第八十条　厚生労働大臣は，法第三十五条第一項の規定による許可に関する台帳を備え，次に掲げる事項を記載するものとする．
> 　一　施設番号及び許可年月日
> 　二　許可事業者の氏名又は名称及び住所並びに法人にあっては，その代表者の氏名
> 　三　細胞培養加工施設の名称及び所在地
> 　四　施設管理者の氏名

🧑‍🏫 解説

　本項では，厚生労働省側で，許可を与えた業者の氏名住所，許可番号等に関する台帳を作成する旨が定められている．

【法律第38条】

> **機構による調査の実施について定めている．**
>
> （機構による調査の実施）
> 第三十八条　厚生労働大臣は，独立行政法人医薬品医療機器総合機構（以下「機構」という．）に第三十五条第五項（第三十六条第二項において準用する場合を含む．）の調査（以下この条において単に「調査」という．）を行わせることができる．
> 2　厚生労働大臣は，前項の規定により機構に調査を行わせるときは，当該調査を行わないものとする．この場合において，厚生労働大臣は，第三十五条第一項の許可又は第三十六条第一項の許可の更新をするときは，機構が第四項の規定により通知する調査の結果を考慮しなければならない．
> 3　厚生労働大臣が第一項の規定により機構に調査を行わせることとしたときは，第三十五条第一項の許可又は第三十六条第一項の許可の更新の申請者は，機構が行う当該調査を受けなければならない．
> 4　機構は，調査を行ったときは，遅滞なく，当該調査の結果を厚生労働省令で定めるところにより厚生労働大臣に通知しなければならない．
> 5　機構が行う調査に係る処分（調査の結果を除く．）又はその不作為については，厚

生労働大臣に対し，行政不服審査法（昭和三十七年法律第百六十号）による審査請求をすることができる．

> （参考）法律
> （特定細胞加工物の製造の許可）
> 第三十五条
> 5　厚生労働大臣は，第一項の許可の申請があったときは，当該申請に係る細胞培養加工施設の構造設備が第四十二条の基準に適合するかどうかについての書面による調査又は実地の調査を行うものとする．
> （許可の更新）
> 第三十六条　前条第一項の許可は，三年を下らない政令で定める期間ごとにその更新を受けなければ，その期間の経過によって，その効力を失う．
> 2　前条（第一項を除く．）の規定は，前項の許可の更新について準用する．

【省令第81条】

> 特定細胞加工物の製造の許可又は許可の更新にあたり，機構が調査を行う場合に，機構への調査の申請の方法について定めている．

> （機構に対する特定細胞加工物の製造の許可又は許可の更新に係る調査の申請）
> 第八十一条　法第三十八条第一項の規定により独立行政法人医薬品医療機器総合機構（以下「機構」という．）に法第三十五条第五項（法第三十六条第二項において準用する場合を含む．）に規定する調査を行わせることとしたときは，法第三十五条第一項の許可又は法第三十六条第一項の許可の更新の申請者は，機構に当該調査の申請をしなければならない．
> 2　前項の申請は，様式第二十による申請書を，法第三十五条第一項の許可又は法第三十六条第一項の許可の更新の申請書に添付して地方厚生局長を経由して行うものとする．(※1)

> ※1「申請書」（課長通知 p25）
> 省令第81条第2項関係
> 　省令様式第20による申請書には次に挙げるものを添付すること．
> 　① 当該許可又は許可の更新に係る調査の申請の日から過去2年間に実施された特定細胞加工物の製造の許可又は許可の更新に係る調査に係る結果通知書の写し（調査が実施されている場合に限る．）
> 　② その他独立行政法人医薬品医療機器総合機構が必要とする資料

解説

　本項では，製造許可に関する書面又は実地調査について，独立行政法人医薬品医療機器総合機構（PMDA）が行うことが記載されている．法令上は厚生労働大臣が PMDA に行わせることができるという記載になっているが，原則は，PMDA が行うことが想定されているものと考えられ，PMDA が本調査を行う場合は，厚生労働省が二重に調査を行うことはないということになっている．この場合，申請者が調査を PMDA に依頼することとなっているが，地方厚生局長を経由するとされていることから，実際には管轄の地方厚生局に申請し，地方厚生局から PMDA に調査が依頼されることになると考えられる．

様式第二十（第八十一条関係）（表面）

特定細胞加工物製造 {許可 / 許可の更新} 調査申請書

年　　月　　日

独立行政法人医薬品医療機器総合機構理事長　殿

住　所　{法人にあっては，主たる事務所の所在地}

氏　名　{法人にあっては，名称及び代表者の氏名}　　　印

　下記のとおり，特定細胞加工物の製造の {許可 / 許可の更新} に係る調査を，再生医療等の安全性の確保等に関する法律施行規則第81条第2項の規定により申請します．

記

細胞培養加工施設の施設番号及び許可年月日（更新の場合）	
細胞培養加工施設の名称	
細胞培養加工施設の所在地	
施設管理者の氏名	
調査手数料の金額	
連絡先	担当部署	
	電話番号	
	FAX番号	
	電子メールアドレス	
備考	

（留意事項）
1　用紙の大きさは，日本工業規格A4とすること．
2　提出は，正本1通とすること．
3　各項目の記載欄にその記載事項の全てを記載する事ができないときには，同欄に「別紙のとおり．」と記載し，別紙を添付すること．
4　再生医療等の安全性の確保等に関する法律施行令において定める手数料を機構の口座に払いこんだことを証する書類の写しを裏面に貼付すること．
5　これまでに機構による製造の許可に係る調査を受けたことがある場合には，「備考」欄に前回調査申請日及び結果通知日について記載すること．

様式第二十（第八十一条関係）（裏面）

　　　調査手数料振込金受領書（写）貼付欄（この点線の枠内に糊付けしてください．）

（留意事項）
　1　市中銀行等の窓口に備え付けの振込用紙の場合，金融機関により振込金受取書，領収証書，領収済通知書等名称が異なる場合がありますが，正規の領収書となるものなら何れでも使用できます．
　2　各金融機関に設置されている自動振込機の領収書も使用できます．
　3　原本は不要です．コピーした写しを，はがれないよう点線の枠内に糊付けしてください．
　4　調査申請書の「調査手数料の金額」（この用紙の表の金額）と，この欄に糊付けする調査手数料振込金受取書（写）の金額が一致していることを必ず確認してください．
　5　市中銀行に備え付けられた用紙が点線の枠より大きな場合，枠外にはみ出してもかまいませんが，この用紙（日本工業規格A4）の範囲内に糊付けしてください．

【省令第82条】

特定細胞加工物の製造の許可又は許可の更新にあたり機構が調査を行った場合における調査の結果の通知方法について定めている.

（機構による特定細胞加工物の製造の許可等に係る調査の結果の通知）
第八十二条　法第三十八条第四項の規定による通知は，様式第二十一による通知書によって行うものとする．

【法律第39条】

外国における特定細胞加工物の製造の認定について定めている．

（外国における特定細胞加工物の製造の認定）
第三十九条　外国において，本邦において行われる再生医療等に用いられる特定細胞加工物の製造をしようとする者は，厚生労働省令で定めるところにより，細胞培養加工施設ごとに，厚生労働大臣の認定を受けることができる．
2　第三十五条（第一項を除く．）及び前三条の規定は，前項の認定について準用する．この場合において，これらの規定中「許可」とあるのは，「認定」と読み替えるものとするほか，必要な技術的読替えは，政令で定める．

【政令第5条】

外国における特定細胞加工物の製造の認定に関する技術的読替えについて定めている．

（外国における特定細胞加工物の製造の認定に関する技術的読替え）
第五条　法第三十九条第二項の規定による技術的読替えは，次の表のとおりとする．

法の規定中読み替える規定	読み替えられる字句	読み替える字句
第三十五条第二項	前項	第三十九条第一項
第三十五条第三項及び第四項	第一項	第三十九条第一項
第三十五条第四項第一号	第四十九条	第五十条第一項
第三十五条第五項	第一項	第三十九条第一項
第三十六条第一項	前条第一項	第三十九条第一項
第三十七条	第三十五条第一項	第三十九条第一項
第三十八条第一項	第三十五条第五項（	次条第二項において準用する第三十五条第五項（次条第二項において準用する
第三十八条第二項及び第三項	第三十五条第一項	次条第一項
	第三十六条第一項	同条第二項において準用する第三十六条第一項

（参考）法律（法第39条第2項・政令第5条により読替後のもの）
（特定細胞加工物の製造の認定）
第三十五条　（略）
2　第三十九条第一項の認定を受けようとする者は，厚生労働省令で定めるところにより，次に掲げる事項を記載した申請書に細胞培養加工施設の構造設備に関する書類その他厚生労働省令で定める書類を添付して，厚生労働大臣に提出しなければならない．
　一　氏名又は名称及び住所並びに法人にあっては，その代表者の氏名
　二　細胞培養加工施設の管理者の氏名及び略歴

様式第二十一（第八十二条，第八十四条関係）

特定細胞加工物製造 　許　　可
　　　　　　　　　　許可の更新　調査結果通知書
　　　　　　　　　　認　　定
　　　　　　　　　　認定の更新

　　　　　　　　　　　　　　　　　　　　　　年　　月　　日

厚生労働大臣　｜
　　　　　　　｝殿
地方厚生局長　｜

　　　　　　　　　独立行政法人医薬品医療機器総合機構理事長　　印

　　　　　　　　　　　　　　　許　　可
下記のとおり，特定細胞加工物の製造の　許可の更新　に係る調査の結果を，再生医療
　　　　　　　　　　　　　　　認　　定
　　　　　　　　　　　　　　　認定の更新
等の安全性の確保等に関する法律第38条第4項（法第39条第2項において準用する場合を含む．）の規定により通知します．

　　　　　　　　　　　　　　　記

細胞培養加工施設の施設番号及び許可年月日又は認定年月日（更新の場合）	
細胞培養加工施設の名称	
調査結果	
備考	

（留意事項）
　1　用紙の大きさは，日本工業規格A4とすること．
　2　各項目の記載欄にその記載事項の全てを記載する事ができないときには，同欄に「別紙のとおり．」と記載し，別紙を添付すること．

三　製造をしようとする特定細胞加工物の種類
　　四　その他厚生労働省令で定める事項
3　厚生労働大臣は，第三十九条第一項の認定の申請に係る細胞培養加工施設の構造設備が第四十二条の基準に適合していないと認めるときは，同項の認定をしてはならない．
4　厚生労働大臣は，申請者が，次の各号のいずれかに該当するときは，第三十九条第一項の認定をしないことができる．
　　一　第五十条第一項の規定により認定を取り消され，その取消しの日から三年を経過しない者（当該認定を取り消された者が法人である場合においては，当該取消しの処分に係る行政手続法（平成五年法律第八十八号）第十五条の規定による通知があった日前六十日以内に当該法人の役員（業務を執行する社員，取締役，執行役又はこれらに準ずる者をいい，相談役，顧問その他いかなる名称を有する者であるかを問わず，法人に対し業務を執行する社員，取締役，執行役又はこれらに準ずる者と同等以上の支配力を有するものと認められる者を含む．第四号において同じ．）であった者で当該取消しの日から三年を経過しないものを含む．）
　　二　禁錮以上の刑に処せられ，その執行を終わり，又は執行を受けることがなくなった日から三年を経過しない者
　　三　前二号に該当する者を除くほか，この法律，移植に用いる造血幹細胞の適切な提供の推進に関する法律（平成二十四年法律第九十号）若しくは医薬品医療機器等法その他薬事に関する法令で政令で定めるもの又はこれらに基づく処分に違反し，その違反行為があった日から二年を経過しない者
　　四　法人であって，その業務を行う役員のうちに前三号のいずれかに該当する者があるもの
5　厚生労働大臣は，第三十九条第一項の認定の申請があったときは，当該申請に係る細胞培養加工施設の構造設備が第四十二条の基準に適合するかどうかについての書面による調査又は実地の調査を行うものとする．
　（認定の更新）
第三十六条　第三十九条第一項の認定は，三年を下らない政令で定める期間ごとにその更新を受けなければ，その期間の経過によって，その効力を失う．
2　前条（第一項を除く．）の規定は，前項の認定の更新について準用する．
　（変更の届出）
第三十七条　第三十九条第一項の認定を受けた者（以下「認定事業者」という．）は，当該認定に係る細胞培養加工施設について構造設備その他厚生労働省令で定める事項を変更したときは，三十日以内に，その旨を厚生労働大臣に届け出なければならない．
　（機構による調査の実施）
第三十八条　厚生労働大臣は，独立行政法人医薬品医療機器総合機構（以下「機構」という．）に次条第二項において準用する第三十五条第五項（次条第二項において準用する第三十六条第二項において準用する場合を含む．）の調査（以下この条において単に「調査」という．）を行わせることができる．
2　厚生労働大臣は，前項の規定により機構に調査を行わせるときは，当該調査を行

わないものとする．この場合において，厚生労働大臣は，次条第一項の認定又は同条第二項において準用する第三十六条第一項の認定の更新をするときは，機構が第四項の規定により通知する調査の結果を考慮しなければならない．
3　厚生労働大臣が第一項の規定により機構に調査を行わせることとしたときは，次条第一項の認定又は同条第二項において準用する第三十六条第一項の認定の更新の申請者は，機構が行う当該調査を受けなければならない．
4・5　（略）

【省令第83条】

外国における特定細胞加工物の製造の認定の申請について定めている．

（外国における特定細胞加工物の製造の認定の申請）
第八十三条　法第三十九条第一項の規定による認定の申請は，様式第二十二による申請書（正副二通）を厚生労働大臣に提出して行うものとする．
2　法第三十九条第二項の規定において準用する法第三十五条第二項の厚生労働省令で定める書類は，次に掲げる書類とする．
一　施設管理者の履歴書
二　製造をしようとする特定細胞加工物の一覧表(※1)

※1　「特定細胞加工物の一覧表」（課長通知 p25）
省令第83条第2項第2号関係
「特定細胞加工物の一覧表」とは，特定細胞加工物の名称の一覧を記載するものであること．

解説

　本項では，外国において日本国内で行われる再生医療等に用いられる特定細胞加工物を製造する場合の認定について定めている．本項並びに次項で許可からの読み替えが示されるように，基本的に国内で製造される場合の許可と類似の手続き，考え方で認定を受けることは可能となっている．本項に基づき，外国の製造所でも本法に基づいた加工物の製造は可能となっているが，実際の運用には，輸出入の問題など，他の関連法規への適合性も求められることになるのではないかと考えられる．

【省令第84条】

特定細胞加工物の製造の認定の申請方法についての読み替えを定めている．

（準用）
第八十四条　法第三十九条第一項の規定による認定については，第七十三条から第八十二条までの規定を準用する．この場合において，これらの規定中「法第三十五条第一項」とあるのは「法第三十九条第一項」と，「許可」とあるのは「認定」と，「許可証」とあるのは「認定証」と，「法第三十六条第一項」とあるのは「法第三十九条第二項において準用する法第三十六条第一項」と，「許可事業者」とあるのは「認定事業者」と読み替えるほか，次の表の上欄に掲げる規定中同表の中欄に掲げる字句は，それぞれ同表の下欄に掲げる字句に読み替えるものとする．

様式第二十二（第八十三条関係）（第一面）
Form No.22 (related to Article 83) (Page 1)

収 入 印 紙 Revenue Stamp	特定細胞加工物製造認定申請書 Application for accreditation of foreign cell processor

年　　月　　日
Date (Year/Month/Day)

厚生労働大臣　殿
To Minister of Health, Labour and Welfare

住　所　　邦　文　Japanese
Address　　外国文　Foreign language
　　　　　　{ 法人にあっては，主たる事務所の所在地
　　　　　　　Location of the head office in case of a corporation }

氏　名　　邦　文　Japanese
Name　　　外国文　Foreign language
　　　　　　{ 法人にあっては，名称及び代表者の氏名
　　　　　　　Name of the corporation and its representative in case of a corporation }

印又は署名 ／ Signature

　下記のとおり，特定細胞加工物の製造の認定を受けたいので，再生医療等の安全性の確保等に関する法律第39条第１項の規定により申請します．

I hereby apply for the accreditation of the foreign cell processor by Article 39, Paragraph 1 of the Act on the Safety of Regenerative Medicine as indicated below.

記

1　細胞培養加工施設及び申請者に関する事項
　　Cell processing facility and applicant's information

細胞培養加工施設の名称 Name of the cell processing facility	
細胞培養加工施設の所在地 Location of the cell processing facility	
施設管理者に関する事項 Details of the manager of the cell processing facility	氏名 Name	
	略歴 Career summary	

177

様式第二十二（第八十三条関係）（第二面）
Form No.22 (related to Article 83) (Page 2)

業務を行う役員の氏名（法人の場合） Name of the executive (in case of a corporation)		
申請者（法人にあっては，その業務を行う役員を含む．）の欠格条項 Applicant's disqualifications (including those of the executive engaged in the services in case of a corporation)	（１）法第50条第１項の規定により認定を取り消されたこと History of having accreditation being canceled pursuant to the provision of Article 50, Paragraph 1	
	（２）禁錮以上の刑に処せられたこと History of a court sentence of imprisonment or a severe punishment	
	（３）関係法令又はこれに基づく処分に違反したこと Violation of related Japanese laws or measures taken in accordance with these laws and regulations	
製造をしようとする特定細胞加工物の種類 Types of planned specific processed cells	☐ 人の細胞に培養その他の加工を施した特定細胞加工物 Human cells derived	☐ 動物の細胞に培養その他の加工を施した特定細胞加工物 Animal's cells derived

2　申請者の連絡先
　　Applicant's contact information

担当部署 Department	
電話番号 Telephone number	
FAX 番号 FAX number	
電子メールアドレス E-mail address	

様式第二十二（第八十三条関係）（第三面）
Form No.22（related to Article 83）（Page 3）

（留意事項）
(Notes)

1　用紙の大きさは，日本工業規格Ａ４とすること．
Use paper of Japanese Industrial Standards Sizz A4.

2　提出は，正副２通とすること．
Applicant should submit one original and one copy of this form.

3　各項目の記載欄にその記載事項の全てを記載する事ができないときには，同欄に「別紙のとおり．」と記載し，別紙を添付すること．
In case there is not enough space to fill in all the information in the column, write "See attached paper" in the column and attach another paper on which all the information is written.

4　１の「申請者の欠格条項」欄は当該事実がないときは「無」と記載し，あるときは，（１）欄にあってはその理由及び年月日を，（２）欄にあってはその罰，刑，刑の確定年月日及びその執行を終わり，又は執行を受けることがなくなった場合はその年月日を，（３）欄にあってはその違反の事実及び違反した年月日を記載すること．
Write down "No" in each column of (1), (2) and (3) if an applicant doesn't meet any conditions of its disqualifications. If an applicant meets one or more conditions of its disqualifications, please write down as below.
(1) The date (year, month, day) and grounds for cancellation.
(2) Crime, sentence, the date (year, month, day) of final judgment, the date (year, month, day) of sentence/parole completion.
(3) Description and the date (year, month, day) of the violation(s).

5　収入印紙は，厚生労働大臣に提出する申請書の正本にのみ貼り，消印をしないこと．
Put revenue stamp only on the original form, not on its copy. Do not cancel it.

第七十三条	様式第十五	様式第二十三
第七十四条	法第三十七条	法第三十九条第二項において準用する法第三十七条
第七十五条	法第三十七条	法第三十九条第二項において準用する法第三十七条
	様式第十六	様式第二十四
第七十六条第二項	二千円	二千四百円
第七十七条第二項	二千円	二千四百円
第七十八条	法第三十六条第二項において準用する法第三十五条第二項	法第三十九条第二項において準用する法第三十六条第二項
	様式第十九	様式第二十五
第七十九条	法第四十九条	法第五十条第一項
第八十条	許可年月日	認定年月日
第八十一条第一項	法第三十八条第一項	法第三十九条第二項において準用する法第三十八条第一項
	法第三十五条第五項	法第三十九条第二項において準用する法第三十五条第五項
	法第三十六条第二項	法第三十九条第二項において準用する法第三十六条第二項
第八十一条第二項	様式第二十	様式第二十六
	地方厚生局長	厚生労働大臣
第八十二条	法第三十八条第四項	法第三十九条第二項において準用する法第三十八条第四項

(参考) 省令 (省令第84条により読替後のもの)
(特定細胞加工物の製造の認定証の交付)

第七十三条 厚生労働大臣は,法第三十九条第一項の規定による認定をしたときは,認定を申請した者に対し,様式第二十三による認定証を交付しなければならない.法第三十九条第二項において準用する法第三十六条第一項の規定による更新をしたときも,同様とする.

(認定事業者の届出を要する変更の範囲)

第七十四条 法第三十九条第二項において準用する法第三十七条の厚生労働省令で定める事項は,次に掲げる事項とする.
一 法第三十九条第一項の認定を受けた者(以下「認定事業者」という.)の氏名又は名称及び住所並びに法人にあっては,その代表者の氏名
二 細胞培養加工施設の名称及び所在地
三 施設管理者の氏名
四 認定事業者が法人である場合は,その業務を行う役員の氏名
五 認定事業者(認定事業者が法人である場合は,その業務を行う役員を含む.)の欠格条項に関する事項
六 製造をしようとする特定細胞加工物の種類
七 認定事業者の連絡先

(認定事業者の変更の届出)

第七十五条 法第三十九条第二項において準用する法第三十七条の規定による届出は,様式第二十四による届書を提出して行うものとする.

(特定細胞加工物の製造の認定証の書換え交付の申請)

第七十六条 認定事業者は,特定細胞加工物の製造の認定証の記載事項に変更を生じたときは,様式第十七による申請書及び許可証を厚生労働大臣に提出してその書換えを申請することができる.
2 前項の申請をする者は,二千四百円の手数料を納めなければならない.この場合において,手数料は,申請書に収入印紙を貼って納めるものとする.

（特定細胞加工物の製造の認定証の再交付）
第七十七条　認定事業者は，特定細胞加工物の製造の認定証を破り，汚し，又は失ったときは，様式第十八による申請書を厚生労働大臣に提出してその再交付を申請することができる．この場合において，認定証を破り，又は汚した特定細胞加工物製造事業者は，申請書に当該認定証を添えなければならない．
2　前項の申請をする者は，二千四百円の手数料を納めなければならない．この場合において，手数料は，申請書に収入印紙を貼って納めるものとする．
3　特定細胞加工物製造事業者は，特定細胞加工物の製造の認定証の再交付を受けた後，失った認定証を発見したときは，遅滞なく，厚生労働大臣にこれを返納しなければならない．
　　　（特定細胞加工物の製造の認定の更新の申請）
第七十八条　法第三十九条第二項において準用する法第三十六条第二項の規定による申請は，様式第二十五による申請書（正副二通）を厚生労働大臣に提出して行うものとする．
2　前項の申請書には，申請に係る認定証を添えなければならない．
　　　（製造の認定証の返納）
第七十九条　特定細胞加工物の製造の認定事業者は，法第五十条第一項の規定により特定細胞加工物の製造の認定の取消を受けたとき，又はその業務を廃止したときは，遅滞なく，厚生労働大臣に認定証を返納しなければならない．
　　　（特定細胞加工物の製造の認定台帳）
第八十条　厚生労働大臣は，法第三十九条第一項の規定による認定に関する台帳を備え，次に掲げる事項を記載するものとする．
　一　施設番号及び認定年月日
　二　認定事業者の氏名又は名称及び住所並びに法人にあっては，その代表者の氏名
　三　細胞培養加工施設の名称及び所在地
　四　施設管理者の氏名
　　　（機構に対する特定細胞加工物の製造の許可又は許可の更新に係る調査の申請）
第八十一条　法第三十九条第二項において準用する法第三十八条第一項の規定により独立行政法人医薬品医療機器総合機構（以下「機構」という．）に法第三十九条第二項において準用する法第三十五条第五項（法第三十九条第二項において準用する法第三十六条第二項において準用する場合を含む．）に規定する調査を行わせることとしたときは，法第三十九条第一項の認定又は法第三十九条第二項において準用する法第三十六条第一項の認定の更新の申請者は，機構に当該調査の申請をしなければならない．
2　前項の申請は，様式第二十六による申請書を，法第三十九条第一項の認定又は法第三十九条第二項において準用する法第三十六条第一項の認定の更新の申請書に添付して厚生労働大臣を経由して行うものとする．
　　　（機構による特定細胞加工物の製造の認定等に係る調査の結果の通知）
第八十二条　法第三十九条第二項において準用する法第三十八条第四項の規定による通知は，様式第二十一による通知書によって行うものとする．

解説

　本項では，認定に係る許可の部分の読み替えについて記載されている．更新や再交付に関する手続きの手数料が2400円になっている点，また，PMDAに調査を依頼する際に経由するのが地方厚生局長ではなく厚生労働大臣になっていることから，申請は直接厚生労働省に行うことが想定される点が異なる点ではないかと考えられる．

様式第二十三（第八十四条関係）
Form No.23 (related to Article 84)

特定細胞加工物製造認定証
Accreditation certificate of foreign cell processor

氏　　　　名
Name

法人にあっては，その名称
Name of the corporation and its representative in case of a corporation

細胞培養加工施設の名称
Name of the cell processing facility

細胞培養加工施設の所在地
Location of the cell processing facility

　再生医療等の安全性の確保等に関する法律第39条第1項の規定により認定を受けた特定細胞加工物製造事業者であることを証明する．
It is certified that the above cell processor is certificated foreign cell processor pursuant to Article 39, Paragraph 1 of the Act on the Safety of Regenerative Medicine.

　　　　年　　　月　　　日
Date (Year/Month/Day)

厚生労働大臣　　印
Minister of Health, Labour and Welfare

施設番号
Accreditation number

有効期間　　　　　年　　　月　　　日　から
Date of issue　　　Year/Month/Day

　　　　　　　　　年　　　月　　　日　まで
Date of expiry　　Year/Month/Day

様式第二十四（第八十四条関係）（表面）
Form No.24（related to Article 84）（Face side）

特定細胞加工物製造認定事項変更届書
Application for change in accreditation items of foreign cell processor

年　　月　　日
Date（Year/Month/Day）

厚生労働大臣　殿
To Minister of Health, Labour and Welfare

		邦　文 Japanese		法人にあっては，主たる事務所の所在地 Location of the head office in case of a corporation
住　所 Address		外国文 Foreign language		

		邦　文 Japanese		法人にあっては，名称及び代表者の氏名 Name of the corporation and its representative in case of a corporation
氏　名 Name		外国文 Foreign language		

印又は署名　／　Signature

　下記のとおり，特定細胞加工物の製造の認定事項を変更したので，再生医療等の安全性の確保等に関する法律第39条第2項において準用する第36条第2項の規定により届け出ます．

I hereby apply for change in the accreditation items of the foreign cell processor by Article 36, Paragraph 2 applied by Article 39, Paragraph 2 of the Act on the Safety of Regenerative Medicine as indicated below.

記

細胞培養加工施設の施設番号及び認定年月日 Number and date of the accreditation		
施設管理者の氏名 Name of the manager of the cell processing facility		
細胞培養加工施設の名称 Name of the cell processing facility		
変更内容 Changes	変更事項 Changed items	
	変更前 Before	
	変更後 After	
	変更年月日 The date of changes	
	変更理由 Reasons	

様式第二十四（第八十四条関係）（裏面）
Form No.24 （related to Article 84）（Reverse side）

(留意事項)
(Notes)

 1 用紙の大きさは，日本工業規格Ａ４とすること．
Use paper of Japanese Industrial Standards Sizz A4.

 2 提出は，正本１通とすること．
Applicant should submit an original form.

 3 各項目の記載欄にその記載事項の全てを記載する事ができないときには，同欄に「別紙のとおり．」と記載し，別紙を添付すること．
In case there is not enough space to fill in all the information in the column, write "See attached paper" in the column and attach another paper on which all the information is written.

様式第二十五（第八十四条関係）（第一面）
Form No.25 (related to Article 84) (Page 1)

|収入印紙
Revenue Stamp| 特定細胞加工物製造認定事項更新申請書
Application for accreditation renewal of foreign cell processor |

年　月　日
Date (Year/Month/Day)

厚生労働大臣　殿
To Minister of Health, Labour and Welfare

住　所　邦　文　Japanese
Address　外国文　Foreign language
 ｝ 法人にあっては，主たる事務所の所在地
Location of the head office in case of a corporation

氏　名　邦　文　Japanese
Name　外国文　Foreign language
 ｝ 法人にあっては，名称及び代表者の氏名
Name of the corporation and its representative in case of a corporation

印又は署名　／　Signature

　下記のとおり，特定細胞加工物製造の認定事項の更新を受けたいので，再生医療等の安全性の確保等に関する法律第39条第2項において準用する第36条第2項の規定により申請します．
I hereby apply for the accreditation renewal of the foreign cell processor by Article 36, Paragraph 2 applied by Article 39, Paragraph 2 of the Act on the Safety of Regenerative Medicine as indicated below.

記

1　細胞培養加工施設及び申請者に関する事項
　　Cell processing facilty and applicant's information

更新を受けようとする細胞培養加工施設の施設番号及び認定年月日 Number and date of the accreditation	
更新を受けようとする細胞培養加工施設の名称 Name of the cell processing facility	
変更内容 Changes	変更事項 Changed items	
	変更前 Before	
	変更後 After	

185

様式第二十五（第八十四条関係）（第二面）
Form No.25 (related to Article 84) (Page 2)

細胞培養加工施設の所在地 Location of the cell processing facility		
施設管理者に関する事項 Details of the manager of the cell processing facility	氏名 Name	
	略歴 Career summary	
業務を行う役員の氏名（法人の場合） Name of the executive (in case of a corporation)		
申請者（法人にあっては，その業務を行う役員を含む.）の欠格条項 Applicant's disqualifications (including those of the executive engaged in the services in case of a corporation)	（1）法第50条第1項の規定により認定を取り消されたこと History of having accreditation being canceled pursuant to the provision of Article 50, Paragraph 1	
	（2）禁錮以上の刑に処せられたこと History of a court sentence of imprisonment or a severe punishment	
	（3）関係法令又はこれに基づく処分に違反したこと Violation of related Japanese laws or measures taken in accordance with these laws and regulations	
製造をしようとする特定細胞加工物の種類 Types of planned specific processed cells	☐ 人の細胞に培養その他の加工を施した特定細胞加工物 Human cells derived	☐ 動物の細胞に培養その他の加工を施した特定細胞加工物 Animal's cells derived

様式第二十五（第八十四条関係）（第三面）
Form No.25（related to Article 84）（Page 3）

2 　申請者の連絡先
　　Applicant's contact information

担当部署 Department	
電話番号 Telephone number	
FAX 番号 FAX number	
電子メールアドレス E-mail address	

（留意事項）
（Notes）

1 　用紙の大きさは，日本工業規格A4とすること．
Use paper of Japanese Industrial Standards Sizz A4.

2 　提出は，正本1通とすること．
Applicant should submit an original form.

3 　各項目の記載欄にその記載事項の全てを記載する事ができないときには，同欄に「別紙のとおり．」と記載し，別紙を添付すること．
In case there is not enough space to fill in all the information in the column, write "See attached paper" in the column and attach another paper on which all the information is written.

4 　1の「申請者の欠格条項」欄は当該事実がないときは「無」と記載し，あるときは，（1）欄にあってはその理由及び年月日を，（2）欄にあってはその罰，刑，刑の確定年月日及びその執行を終わり，又は執行を受けることがなくなった場合はその年月日を，（3）欄にあってはその違反の事実及び違反した年月日を記載すること．
Write down "No" in each column of (1), (2) and (3) if an applicant doesn't meet any conditions of its disqualifications. If an applicant meets one or more conditions of its disqualifications, please write down as below.
(1) The date (year, month, day) and grounds for cancellation.
(2) Crime, sentence, the date (year, month, day) of final judgment, the date (year, month, day) of sentence/parole completion.
(3) Description and the date (year, month, day) of the violation(s).

5 　収入印紙は，厚生労働大臣に提出する申請書の正本に貼り，消印をしないこと．
Put revenue stamp only on the original form. Do not cancel it.

様式第二十六（第八十四条関係）（表面）
Form No.26（related to Article 84）（Face side）

特定細胞加工物製造 認　　　定 調査申請書
　　　　　　　　　認定の更新

Application for examination for accreditation / accreditation renewal of foreign cell processor

年　　月　　日
Date（Year/Month/Day）

独立行政法人医薬品医療機器総合機構理事長　殿
To Chief Executive of the Pharmaceuticals and Medical Devices Agency

住　所　　邦　文 Japanese ／ 外国文 Foreign language　　｛ 法人にあっては，主たる事務所の所在地 Location of the head office in case of a corporation ｝
Address

氏　名　　邦　文 Japanese ／ 外国文 Foreign language　　｛ 法人にあっては，名称及び代表者の氏名 Name and name of its representative in case of a corporation ｝
Name

印又は署名 ／ Signature

下記のとおり，特定細胞加工物の製造の 認　　　定 / 認定の更新 に係る調査を，再生医療等の安全性の確保等に関する法律施行規則第84条において準用する第81条第2項の規定により申請します。

I hereby apply for the examination for accreditation / accreditation renewal of the foreign cell processor by Article 81, Paragraph 2 applied by Article 84 of the Ministerial order on the Safety of Regenerative Medicine as indicated below.

記

細胞培養加工施設の施設番号及び認定年月日（更新の場合） Number and date of the accreditation (In the case of renewal)	
細胞培養加工施設の名称 Name of the cell processing facility	
細胞培養加工施設の所在地 Location of the cell processing facility	

様式第二十六（第八十四条関係）（裏面）
Form No.26 (related to Article 84) (Reverse side)

施設管理者の氏名 Name of the manager of the cell processing facility		
調査手数料の金額 Fee of the examination		
連絡先 Contact information	担当部署 Department	
	電話番号 Telephone number	
	FAX番号 FAX number	
	電子メールアドレス E-mail address	
備考 Remarks		

（留意事項）
(Notes)

1 用紙の大きさは，日本工業規格A4とすること．
Use paper of Japanese Industrial Standards Sizz A4.

2 提出は，正本1通とすること．
Applicant should submit an original.

3 各項目の記載欄にその記載事項の全てを記載する事ができないときには，同欄に「別紙のとおり．」と記載し，別紙を添付すること．
In case there is not enough space to fill in all the information in the column, write "See attached paper" in the column and attach another paper on which all the information is written.

4 再生医療等の安全性の確保等に関する法律施行令において定める手数料を機構の口座に払いこんだことを証する書類の写しを裏面に貼付すること．
Attach to the reverse of this form a copy of the document proving payment of the fee specified under the Cabinet Order on the Safety of Regenerative Medicine through a bank transfer to the account of the Pharmaceuticals and Medical Devices Agency.

5 これまでに機構による製造の認定に係る調査を受けたことがある場合には，「備考」欄に前回調査申請日及び結果通知日について記載すること．
If the applicant has previously been the subject of the examination for accreditation of foreign cell processor by the Pharmaceuticals and Medical Devices Agency. specify in the column of "Remarks" the date of the previous application and the notification date of the result.

【法律第40条】

特定細胞加工物の製造の届出について定めている．

(特定細胞加工物の製造の届出)

第四十条　細胞培養加工施設（病院若しくは診療所に設置されるもの，医薬品医療機器等法第二十三条の二十二第一項の許可（厚生労働省令で定める区分に該当するものに限る．）を受けた製造所に該当するもの又は移植に用いる造血幹細胞の適切な提供の推進に関する法律第三十条の臍帯血供給事業の許可を受けた者が臍帯血供給事業の用に供するものに限る．以下この条において同じ．）において特定細胞加工物の製造をしようとする者は，厚生労働省令で定めるところにより，細胞培養加工施設ごとに，次に掲げる事項を厚生労働大臣に届け出なければならない．(★1)
　一　氏名又は名称及び住所並びに法人にあっては，その代表者の氏名
　二　細胞培養加工施設の管理者の氏名及び略歴
　三　製造をしようとする特定細胞加工物の種類
　四　その他厚生労働省令で定める事項
2　前項の規定による届出には，当該届出に係る細胞培養加工施設の構造設備に関する書類(※1)その他厚生労働省令で定める書類を添付しなければならない．
3　第一項の規定による届出をした者は，当該届出に係る細胞培養加工施設について構造設備その他厚生労働省令で定める事項を変更したときは，三十日以内に，その旨を厚生労働大臣に届け出なければならない．

※1 「細胞培養加工施設の構造設備に関する書類」（課長通知 p25）
　法第40条第2項関係
　　「細胞培養加工施設の構造設備に関する書類」には次の図面を含めること．
　　① 施設付近略図（周囲の状況がわかるもの．航空写真でも可．必要に応じて提出すること．更新申請の場合は省略可．）
　　② 施設敷地内の建物の配置図（細胞培養加工施設と同一敷地内にある建物は全て記載すること．）
　　③ 施設平面図（平面図には次の例により表示すること．例：窓，出入口，事務室，秤量室，調製室（混合，溶解，ろ過等），充てん室，閉そく室，包装室，試験検査室，原料等の倉庫等製造工程に必要な室名及び面積が識別できるものであること．）
　　④ その他参考となる図面

★1
【Q&A】
Q16：手術室又は処置室で特定細胞加工物の製造を行う場合においても，細胞培養加工施設としての届出が必要か．
A16：必要である．

【省令第85条】

特定細胞加工物の製造の届出の方法について定めている．

(特定細胞加工物の製造の届出)

第八十五条　法第四十条第一項の規定による届出は，様式第二十七による届書を提出して行うものとする．
2　法第四十条第一項の厚生労働省令で定める区分は，医薬品医療機器等法施行規則第百三十七条の九第一号に規定する区分とする．
3　法第四十条第一項第四号の厚生労働省令で定める事項は，次に掲げる事項とする．
　一　届出をする者の区分
　二　細胞培養加工施設の名称及び所在地
　三　届出をする者が法人である場合は，その業務を行う役員の氏名
　四　届出をする者（届出をする者が法人である場合には，その業務を行う役員を含む．）の停止事由に係る事項
　五　届出をする者の連絡先
4　法第四十条第二項の厚生労働省令で定める書類は，次に掲げる書類とする．
　一　届出をする者が法人であるときは，登記事項証明書
　二　製造をしようとする特定細胞加工物の一覧表[※1]
　三　届出をする者が医薬品医療機器等法第二十三条の二十二第一項の許可（医薬品医療機器等法施行規則第百三十七条の九第一号に規定する区分に該当するものに限る．）を受けている場合にあっては，当該許可証の写し
　四　届出をする者が移植に用いる造血幹細胞の適切な提供の推進に関する法律（平成二十四年法律第九十号）第三十条の臍帯血供給事業の許可を受けている場合にあっては，当該許可証の写し

※1「特定細胞加工物の一覧表」（課長通知 p25）
省令第85条第4項第2号関係
「特定細胞加工物の一覧表」とは，特定細胞加工物の名称の一覧を記載するものであること．

解説

　本項では，病院若しくは診療所，再生医療等製品製造所，臍帯血供給事業者が特定細胞加工物を製造する場合の届出について記載されている．これらの場合は，許可ではなく届出となっており，書面又は実地による調査は必要ないこととなっている点が大きな違いとなっている．また，注意を払うべき点は，特定細胞加工物に該当するものの製造を行う場合は，例え病院や診療所の手術室や処置室であっても，製造所としての届出が必要な点であり，専門の細胞培養加工施設でなくても，届出の対象となっている点である．これまで手術室等で用事調整していた加工物がある場合，本法の対象とならないか，確認が必要と考えられる．

様式第二十七（第八十五条関係）（表面）

特定細胞加工物製造届書

年　　月　　日

地方厚生局長　殿

住　所 { 法人にあっては，主たる事務所の所在地 }

氏　名 { 法人にあっては，名称及び代表者の氏名 }　　印

　下記のとおり，再生医療等の安全性の確保等に関する法律第40条第1項の規定により届け出ます．

記

1　細胞培養加工施設及びその内容

届出をする者の区分	病院に設置されるもの	□
	診療所に設置されるもの	□
	医薬品，医療機器等の品質，有効性及び安全性の確保等に関する法律第23条の22第1項の許可を受けた製造所	□
	移植に用いる造血幹細胞の適切な提供の推進に関する法律第30条の臍帯血供給事業の許可を受けた者であって，臍帯血供給事業の用に供するもの	□

細胞培養加工施設の名称	
細胞培養加工施設の所在地	
施設管理者に関する事項	氏名	
	略歴	
業務を行う役員の氏名（法人の場合）		
届出をする者（法人にあっては，その業務を行う役員を含む.）の停止事由	（1）法第49条の規定により許可を取り消されたこと	
	（2）禁錮以上の刑に処せられたこと	
	（3）関係法令又はこれに基づく処分に違反したこと	
製造をしようとする特定細胞加工物の種類	□ 人の細胞に培養その他の加工を施した特定細胞加工物	□ 動物の細胞に培養その他の加工を施した特定細胞加工物

様式第二十七（第八十五条関係）（裏面）

2　届出をする者の連絡先

担当部署	
電話番号	
FAX 番号	
電子メールアドレス	

（留意事項）
1　用紙の大きさは，日本工業規格A4とすること．
2　提出は，正本1通とすること．
3　各項目の記載欄にその記載事項の全てを記載する事ができないときには，同欄に「別紙のとおり．」と記載し，別紙を添付すること．
4　1の「届出をする者の区分」欄は当てはまる□欄にチェックを入れること．
5　1の「届出をする者の停止事由」欄は当該事実がないときは「無」と記載し，あるときは，（1）欄にあってはその理由及び年月日を，（2）欄にあってはその罰，刑，刑の確定年月日及びその執行を終わり，又は執行を受けることがなくなった場合はその年月日を，（3）欄にあってはその違反の事実及び違反した年月日を記載すること．

特定細胞加工物製造許可申請書（様式第14）及び特定細胞加工物製造届出書（様式第27）の記載要領等について（特定細胞加工物製造届出書（様式第27）部分）

※「再生医療等提供計画等の記載要領の改訂等について（平成27年8月21日厚生労働省医政局研究開発振興課事務連絡）」より

II 特定細胞加工物製造届出書の記載要領等（様式第27）

※ 届出者が法人にあっては，登記事項証明書に記載されている名称・主たる事務所と代表者の氏名を記載すること．

「1 細胞培養加工施設及びその内容」欄について

（1）「届出をする者の区分」について

「病院に設置されるもの」，「診療所に設置されるもの」，「医薬品医療機器法第23条の22第1項の許可を受けた製造所」，「移植に用いる造血幹細胞の適切な提供の推進に関する法律第30条の臍帯血供給事業の許可を受けた者であって，臍帯血供給事業の用に供するもの」のいずれかをチェックすること．

（2）「細胞培養加工施設の名称」，「細胞培養加工施設の所在地」欄について

病院又は診療所の手術室等を細胞培養加工施設とする場合は，例えば，医療機関名に手術室を付記すること．細胞培養加工施設の所在地は，例えば，建物の一部を細胞培養加工施設として用いる場合，細胞培養加工施設のある階数まで記載すること．

（3）「施設管理者に関する事項」欄について

施設管理者の略歴については，医師又は歯科医師の場合は，それを示す資格及び略歴を簡潔に記載すること．それ以外の場合は，特定細胞加工物に係る生物学的知識を有することを示す職歴，実務経験，管理経験，取得資格，著書，研究実績等を記載すること．

（4）「業務を行う役員の氏名（法人の場合）」欄について

- 合名会社にあっては，定款に別段の定めがないときは社員全員
- 合資会社にあっては，定款に別段の定めがないときは無限責任社員全員
- 合同会社にあっては，定款に別段の定めがないときは社員全員
- 株式会社（特例有限会社を含む．）にあっては，会社を代表する取締役及び特定細胞加工物の製造の届出に係る業務を担当する取締役．ただし，委員会設置会社にあっては，代表執行役及び特定細胞加工物の製造の届出に係る業務を担当する執行役．
- 外国会社にあっては，会社法第817条にいう代表者
- 医療法人・公益法人・協同組合等（学校法人，独立行政法人等を含む）にあっては理事全員．ただし，特定細胞加工物の製造に係る業務を担当しない理事を除く．

（5）「届出をする者（法人にあっては，その業務を行う役員を含む．）の停止事由」欄について

「関係法令又はこれに基づく処分に違反したこと」欄に該当する関係法令には，「移植に用いる造血幹細胞の適切な提供の推進に関する法律」（平成24年法律第90号）若しくは医薬品医療機器法，その他薬事に関する法令で再生医療等の安全性の確保等に関する法律施行令第3条の各号に定める法令（「大麻取締法」（昭和23年法律第124号），「毒劇及び劇物取締法」（昭和25年法律第303号）等）が挙げられること．

（6）「製造しようとする特定細胞加工物の種類」欄について

特定細胞加工物の製造に使用する細胞に応じて，該当する項目をチェックすること．「動物の細胞に培養その他の加工を施した特定細胞加工物」とは，動物の細胞を構成細胞として含む特定細胞加工物が該当し，加工の過程で動物の細胞を共培養する目的で用

いる場合はこの限りではない．

「添付書類」について
（１）細胞培養加工施設の構造設備に関する書類
　細胞培養加工施設の構造設備に関する書類には次の図面を含めること．
　イ　細胞培養加工施設付近略図
　　　周囲の状況がわかるものであること．例えば，航空写真が挙げられる．
　ロ　細胞培養加工施設の敷地内の建物の配置図又は建物の平面図
　　　細胞培養加工施設と同一敷地内にある建物を全て記載するものであるが，例えば，建物の一部を細胞培養加工施設として用いる場合，当該建物のフロアのどの位置に細胞培養加工施設が所在しているかを示す図面は必要であるが，細胞培養加工施設と関連のない部分の詳細な図面は含めなくても差し支えない．また例えば，建物の一部を占める診療所内に細胞培養加工施設を設置する場合，当該建物中にある診療所と関連のない部分の図面は含めなくても差し支えない．
　ハ　細胞培養加工施設平面図
　　　製造工程に必要な室名及び面積が識別できるものであること．例えば,表示例として，窓，出入口，事務室，秤量室，調製室（混合，溶解，ろ過等），充てん室，閉そく室，包装室，試験検査室，原料等の倉庫等製造工程に必要な室名を表示すること．また清浄度管理区域及び無菌操作等区域を図示すること．
　ニ　その他参考となる図面
　　　その他参考となる図面としては，主要な製造用機器器具と試験用機器器具の配置を含む図面が挙げられる．また，製造しようとする特定細胞加工物の製造工程のフロー図を含めること．他に厚生局で指示する書類として，例えば，病院の開設届に係る平面図，医薬品医療機器等法第23条の22第１項の許可を受けた製造所に係る平面図が挙げられる．
（２）登記事項証明書
　　　法人の場合，法人の履歴事項全部証明書又は現在事項全部証明書を提出すること．
（３）許可証の写し
　　　医薬品医療機器法第23条の22第１項の許可又は移植に用いる造血幹細胞の適切な提供の推進に関する法律（平成24年法律第90号）第30条の許可を受けている場合は，添付すること．
（４）その他
　　　細胞培養加工施設（届出）の情報の公表に関する同意書に署名し添付すること．

【省令第86条】

> 届出事業者の届出を要する変更の範囲について定めている．

（届出事業者の届出を要する変更の範囲）
第八十六条　法第四十条第三項の厚生労働省令で定める事項は，次に掲げる事項とする．
　一　法第四十条第一項の規定による届出をした者（以下「届出事業者」という．）の氏名又は名称及び住所並びに法人にあっては，その代表者の氏名
　二　届出事業者の区分
　三　細胞培養加工施設の名称及び所在地
　四　施設管理者の氏名
　五　届出事業者が法人である場合は，その業務を行う役員の氏名
　六　届出事業者（届出事業者が法人である場合は，その業務を行う役員を含む．）の停止事由に関する事項
　七　製造をしようとする特定細胞加工物の種類
　八　届出事業者の連絡先

【省令第87条】

> 届出事業者の変更の届出を行う際の届出の方法について定めている．

（届出事業者の変更の届出）
第八十七条　法第四十条第三項の規定による届出は，様式第二十八による届書を提出して行うものとする．

（参考）法律
（特定細胞加工物の製造の届出）
第四十条
3　第一項の規定による届出をした者は，当該届出に係る細胞培養加工施設について構造設備その他厚生労働省令で定める事項を変更したときは，三十日以内に，その旨を厚生労働大臣に届け出なければならない．

解説

本項では届出を必要とする変更の範囲を定めており，構造設備の変更と，上記の一〜八に該当する事項に関する変更に関しては，30日以内に，厚生労働大臣に届け出る必要がある．

【法律第41条】

> 特定細胞加工物の製造を廃止した場合の届出義務について定めている．

（廃止の届出）
第四十一条　特定細胞加工物製造事業者は，特定細胞加工物の製造を廃止したときは，厚生労働省令で定めるところにより，三十日以内に，その旨を厚生労働大臣に届け出なければならない．

様式第二十八（第八十七条関係）

特定細胞加工物製造届出事項変更届書

年　月　日

地方厚生局長　殿

住　所　{法人にあっては，主たる事務所の所在地}

氏　名　{法人にあっては，名称及び代表者の氏名}　　印

　下記のとおり，特定細胞加工物の製造の届出事項を変更したので，再生医療等の安全性の確保等に関する法律第40条第3項の規定により届け出ます．

記

細胞培養加工施設の施設番号及び届出年月日		
施設管理者の氏名		
細胞培養加工施設の名称		
変更内容	変更事項	
	変更前	
	変更後	
	変更年月日	
	変更理由	

（留意事項）
1. 用紙の大きさは，日本工業規格A4とすること．
2. 提出は，正本1通とすること．
3. 各項目の記載欄にその記載事項の全てを記載する事ができないときには，同欄に「別紙のとおり．」と記載し，別紙を添付すること．

【省令第88条】

> 届出事業者の廃止の届出の方法について定めている．

（廃止の届出）
第八十八条　法第四十一条の規定による届出は，様式第二十九による届書を提出して行うものとする．

（参考）法律
（廃止の届出）
第四十一条　特定細胞加工物製造事業者は，特定細胞加工物の製造を廃止したときは，厚生労働省令で定めるところにより，三十日以内に，その旨を厚生労働大臣に届け出なければならない．

解説

本項では特定細胞加工物の製造を廃止した際には，廃止してから30日以内に，厚生労働大臣に届け出る必要があることが定められている．

【法律第42条】

> 細胞培養加工施設の構造設備の基準について定めている．

（構造設備の基準）
第四十二条　細胞培養加工施設の構造設備は，厚生労働省令で定める基準に適合したものでなければならない．

【省令第89条第1号〜第8号】

> 細胞培養加工施設の構造設備について定めている．

（細胞培養加工施設の構造設備）
第八十九条　法第四十二条の細胞培養加工施設の構造設備の基準(※1)は，次のとおりとする．
一　当該細胞培養加工施設において特定細胞加工物を製造するのに必要な設備及び器具を備えていること．
二　特定細胞加工物等及び資材の混同並びに汚染を防止し，円滑かつ適切な作業を行うのに支障のないよう配置されており，かつ，清掃及び保守が容易なものであること(※2)．
三　手洗設備及び更衣を行う場所(※3)，その他必要な衛生設備を有すること．
四　原料の受入れ，特定細胞加工物の保管等を行う区域は，特定細胞加工物の製造を行う他の区域から区分されていること．
五　原料の受入れ，特定細胞加工物の保管等を行う区域は，これらを行うために必要な構造及び設備を有すること．
六　作業所は，次に掲げる要件に適合するものであること．
　　イ　照明及び換気が適切であり，かつ，清潔であること．
　　ロ　常時居住する場所及び不潔な場所から明確に区別されていること．
　　ハ　作業を行うのに支障のない面積を有すること．

様式第二十九（第八十八条関係）

特定細胞加工物製造廃止届書

年　　月　　日

厚生労働大臣　｝殿
地方厚生局長

住　所　｛法人にあっては，主たる事務所の所在地｝

氏　名　｛法人にあっては，名称及び代表者の氏名｝　　印

　下記のとおり，特定細胞加工物の製造を廃止したので，再生医療等の安全性の確保等に関する法律第41条の規定により届け出ます．

記

細胞培養加工施設の施設番号及び許可，認定又は届出年月日	
細胞培養加工施設の名称	
廃止年月日	
廃止の理由	

（留意事項）
1　用紙の大きさは，日本工業規格Ａ４とすること．
2　提出は，正本1通とすること．
3　各項目の記載欄にその記載事項の全てを記載する事ができないときには，同欄に「別紙のとおり．」と記載し，別紙を添付すること．

ニ　防じん，防虫及び防そのための構造又は設備を有すること．
　　　ホ　廃水及び廃棄物の処理に要する設備又は器具を備えていること．
　　　ヘ　特定細胞加工物等により有毒ガスを取り扱う場合には，その処理に要する設備を有すること．
　七　作業所のうち，作業室は，次に掲げる要件に適合するものであること．
　　　イ　屋外に直接面する出入口（非常口を除く．）がないこと．ただし，屋外からの汚染を防止するのに必要な構造及び設備を有している場合においては，この限りでない．
　　　ロ　出入口及び窓は，閉鎖することができるものであること．
　　　ハ　室内の排水設備は，作業室の汚染を防止するために必要な構造であること．
　　　ニ　作業室の天井は，ごみの落ちるおそれのないような構造であること．
　　　ホ　室内のパイプ，ダクト等の設備は，表面にごみがたまらないような構造であること．ただし，清掃が容易である場合においてはこの限りでない．
　八　作業所のうち作業室又は作業管理区域（作業室及び廊下等から構成されていて，全体が同程度に清浄の維持ができるように管理される区域をいう．）は，温度及び必要に応じて湿度を維持管理できる構造及び設備を有すること．

（参考）法律
（構造設備の基準）
第四十二条　細胞培養加工施設の構造設備は，厚生労働省令で定める基準に適合したものでなければならない．
（参考）省令
　（定義）
第一条
　十　「作業所」とは，製造作業を行う場所をいう．

※1　「構造設備の基準」（課長通知 p25）
　省令第89条関係
　　本規定は，法第42条に規定する細胞培養加工施設の構造設備の基準を定めたものであること．病院又は診療所の手術室等で細胞培養加工を行う場合についても，当該基準を満たさなければならないものであること．
※2　「円滑かつ適切な作業を行うのに支障のないよう配置されており，かつ，清掃及び保守が容易なものであること」（課長通知 p26）
　省令第89条第2号関係
　　「円滑かつ適切な作業を行うのに支障のないよう配置されており，かつ，清掃及び保守が容易なものであること」とは，次のことをいうものであること．
　　①　作業室の配置・設備及び器具が，作業中における特定細胞加工物等及び資材の混同並びに汚染を防止し，円滑かつ適切な作業を行うのに支障のないよう配置されており，かつ，清掃及び保守が容易にできるように配慮されたものであること．
　　②　構造設備は，特定細胞加工物等及び資材の汚染防止の観点から製造方法に応じて清掃及び保守が容易な建材を使用したものであり，かつ，製造方法に応じた広さを有するものであること．
※3　「更衣を行う場所」（課長通知 p26）
　省令第89条第3号関係
　　「更衣を行う場所」とは，必ずしも更衣のための専用の部屋の設置を求めるものではないこと．

解説

　本項では，細胞培養加工施設が満たすべき，構造設備の要件が列挙されている．特定細胞加工物の製造と見なされる行為を行う場合は，例え病院や診療所の処置室等であっても，これらの要件を満たす必要があり，不足する部分には追加工事等で対応する必要がある点に注意が必要である．本項では特に，施設全体に適応される要件と，搬入，保管の管理を行う場所，作業所，作業室と呼ばれる箇所について定められている．温度，湿度の維持管理に関しては，単に空調で温度調整が可能であることのみならず，その必要性に応じて，温度，湿度を定点ないし連続で観測する設備を有することが勧められる．また，防虫，防鼠（ぼうそ）の対策については，特に病院，診療所などの設備では盲点となりやすい部分であるため，注意が必要がである．

【省令第89条第9号～第14号】

細胞培養加工施設の構造設備について定めている．

（細胞培養加工施設の構造設備）
第八十九条　法第四十二条の細胞培養加工施設の構造設備の基準は，次のとおりとする．
　九　作業所のうち，清浄度管理区域[※1]は，次に掲げる要件に適合するものであること．
　　イ　天井，壁及び床の表面は，なめらかでひび割れがなく，かつ，じんあいを発生しないものであること．また，清掃が容易で，消毒液等による噴霧洗浄に耐えるものであること．
　　ロ　設備及び器具は，滅菌又は消毒が可能なものであること．
　　ハ　排水設備は，有害な廃水による汚染を防止するために適切な構造のものであること．
　　ニ　排水口を設置していないこと．ただし，やむを得ないと認められる場合には，作業室の汚染を防止するために必要な構造であること．
　十　作業所のうち，無菌操作等区域[※2]は，次に定めるところに適合するものであること．
　　イ　天井，壁及び床の表面は，なめらかでひび割れがなく，かつ，じんあいを発生しないものであること．また，清掃が容易で，消毒液等による噴霧洗浄に耐えるものであること．ただし，無菌操作が閉鎖式操作で行われ無菌性が確保できる場合は，この限りではない．
　　ロ　設備及び器具は，滅菌又は消毒が可能なものであること．
　　ハ　排水設備は，有害な廃水による汚染を防止するために適切な構造のものであること．
　　ニ　排水口を設置していないこと．
　　ホ　流しを設置していないこと．
　十一　作業所のうち，動物又は微生物を用いる試験を行う区域及び特定細胞加工物の製造に必要のない動物組織又は微生物を取り扱う区域は，当該特定細胞加工物の製造を行う他の区域から明確に区別されており，かつ，空気処理システムが別系統にされていること．
　十二　作業所のうち，無菌操作を行う区域は，フィルターにより処理された清浄な空気を供し，かつ，適切な差圧管理を行うために必要な構造及び設備を有すること．ただし，無菌操作が閉鎖式操作で行われ無菌性が確保できる場合[※3]は，この限りではない．
　十三　作業所のうち，病原性を持つ微生物等を取り扱う区域[※4]は，適切な陰圧管理を行うために必要な構造及び設備を有すること．
　十四　無菌操作等区域で使用した器具の洗浄，消毒及び滅菌のための設備並びに廃液等の処理のための設備を有すること．

> (参考) 法律
> （構造設備の基準）
> 第四十二条　細胞培養加工施設の構造設備は，厚生労働省令で定める基準に適合したものでなければならない．
> (参考) 省令
> （定義）
> 第一条
> 　十三　「清浄度管理区域」とは，作業所のうち，特定細胞加工物等（無菌操作により取り扱う必要のあるものを除く．）の調製作業を行う場所及び滅菌される前の容器等が作業所内の空気に触れる場所をいう．
> 　十四　「無菌操作等区域」とは，作業所のうち，無菌操作により取り扱う必要がある特定細胞加工物等の調製作業を行う場所，滅菌された容器等が作業所内の空気に触れる場所及び無菌試験等の無菌操作を行う場所をいう．

※1「清浄度管理区域」（課長通知 p26）

省令第89条第9号関係

　清浄度管理区域は，製造する特定細胞加工物の製造工程によって決定されるものであること．

　ハの「有害な廃水」としては，例えば，不活性化前の病原体（BSL 2以上）等を含む廃液その他人体や環境への影響がある廃水が挙げられること．「有害な廃水による汚染を防止するために適切な構造」としては，例えば，排水トラップ等を備えた排水口が挙げられること．

　ニの「排水口を設置しないこと」については，既存の構造設備に既に排水口が設けられている場合には排水口を撤去することをいうものであること．「作業室の汚染を防止するために必要な構造」とは，清掃が容易な排水トラップ（消毒を行うことができる構造のものであること．）及び逆流の防止装置等を有するものであること．

※2「無菌操作等区域」（課長通知 p26）

省令第89条第10号関係

　「無菌操作等区域」については，培養工程を伴わず，短時間の操作で人体への特定細胞加工物の投与が行われる場合(★1)であって無菌操作が閉鎖式操作で行われない場合は，バイオセーフティ対策用キャビネット等(★2)を使用し操作の無菌性及び操作者の安全性の確保に努めること．

　イの「無菌操作が閉鎖式操作で行われ無菌性が確保できる場合」とは，無菌操作が閉鎖式操作のみで行われ，培養工程を伴わず，短時間の操作で人体への特定細胞加工物の投与が行われる場合であって操作の無菌性が確保される場合をいうものであること．

　ニの「排水口を設置しないこと」については，既存の構造設備に既に排水口が設けられている場合には排水口を撤去することをいうものであること．ただし，撤去が困難な場合においては，例外的に，製造作業中に排水口を密閉することができる構造とした上で汚染防止措置を採ることによって対応することでも差し支えない．また，バイオセーフティ対策用キャビネット又はアイソレータ内に設けられたアスピレータ等の用に供する排水口（外部と直接接続されておらず，作業室を汚染しない構造のものに限る．）については，汚染及び交さ汚染を防止するために適切に管理されていることでも差し支えないが，そのための手順についてあらかじめ衛生管理基準書等に規定しておくこと．

※3「無菌操作が閉鎖式操作で行われ無菌性が確保できる場合」（課長通知 p27）

省令第89条第12号関係

　「無菌操作が閉鎖式操作で行われ無菌性が確保できる場合」とは，無菌操作が閉鎖式操作のみで行われ，培養工程を伴わず，短時間の操作で人体への特定細胞加工物の投与が行われる場合であって操作の無菌性が確保される場合をいうものであること．

※4 「病原性を持つ微生物等を取り扱う区域」（課長通知 p27）
省令第89条第13号関係
　「病原性を持つ微生物等を取り扱う区域」は，特定細胞加工物を製造する過程で病原体を取り扱う区域のほか，病原体が混入しているおそれのある物を取り扱う区域であって封じ込めを行わなければ特定細胞加工物等の汚染又は交さ汚染のおそれがある場所も含むものであること．「適切な陰圧管理を行うために必要な構造及び設備」としては，例えば，病原性を持つ微生物等を取り扱う区域を，密閉式の建屋構造とし，前室，廊下等に対して陰圧（必ずしも外気に対して陰圧であることを要しない．）の環境とすることが挙げられること．なお，病原性を持つ微生物等については封じ込め要件に従って取り扱うことが必要であり，「国立感染症研究所病原体等安全管理規程」，「生物学的製剤等の製造所におけるバイオセーフティの取扱いについて」（平成12年2月14日医薬監第14号）その他関連する規程等を参考にすること．

★1
【Q&A】
Q18：課長通知のⅦ（11）にある「培養工程を伴わず，短時間の操作で人体への特定細胞加工物の投与が行われる場合」には，例えばどのような技術が該当するのか．
A18：例えば，多血小板血漿（PRP）が該当する．
★2
【Q&A】
Q19：「バイオセーフティ対策用キャビネット等」には，クリーンベンチも含まれるのか．
A19：含まれる．

解説

　本項では，構造設備の内，作業所の清浄度管理区域，無菌操作等区域，動物又は微生物を用いる試験を行う区域及び特定細胞加工物の製造に必要のない動物組織又は微生物を取り扱う区域，病原性を持つ微生物等を取り扱う区域について定めている．基本的に清浄度管理区域，無菌操作等区域では外部とつながる排水口を設けてはならず，専用の排水設備（廃水容器等（廃液の種別によっては容器を分ける））を設ける必要性がある．また，設備器具に関しては，滅菌，消毒が可能である必要があり，さらに無菌操作等区域には流しを設けてはならず，閉鎖式操作で行う場合を除き，空調にフィルターが必要であることとなっている．ただし，どうしても排水口を撤去できない場合には，作業中に密閉できる様にすることでも差し支えないとなっており，代替法が示されている．

【省令第89条第15号～第20号】

細胞培養加工施設の構造設備について定めている．

（細胞培養加工施設の構造設備）
第八十九条　法第四十二条の細胞培養加工施設の構造設備の基準は，次のとおりとする．
　十五　空気処理システム(※1)は，微生物等による特定細胞加工物等の汚染を防止するために適切な構造のものであること．
　十六　配管，バルブ及びベント・フィルターは，使用の目的に応じ，容易に清掃又は滅菌ができる構造のものであること．

十七　製造又は試験検査に使用する動物（ドナー動物を含む．以下「使用動物」という．）を管理する施設は，次に定めるところに適合するものであること．
　　イ　使用動物を検査するための区域は，他の区域から隔離されていること．(※2)
　　ロ　害虫の侵入のおそれのない飼料の貯蔵設備を有していること．
　　ハ　製造に使用する動物の飼育室と試験検査に使用する動物の飼育室をそれぞれ有していること．
　　ニ　使用動物の飼育室は，他の区域と空気処理システムが別系統にされていること．ただし，野外での飼育が適当と認められる動物については，この限りでない．
　　ホ　使用動物に抗原等を接種する場合には，接種室を有していること．この場合，接種室は動物の剖検室と分離されていること．
十八　特定細胞加工物等及び資材を区分(※3)して，衛生的かつ安全に貯蔵するために必要な設備を有すること．
十九　貯蔵設備は，恒温装置，温度計その他必要な計器を備えたものであること．
二十　次に掲げる試験検査の設備及び器具を備えていること．ただし，当該特定細胞加工物製造事業者の他の試験検査設備又は他の試験検査機関を利用して自己の責任において当該試験検査を行う場合であって，支障がないと認められるときは，この限りでない．
　　イ　密封状態検査を行う必要がある場合には，密封状態検査の設備及び器具
　　ロ　異物検査の設備及び器具
　　ハ　特定細胞加工物等及び資材の理化学試験の設備及び器具
　　ニ　無菌試験の設備及び器具
　　ホ　発熱性物質試験を行う必要がある場合には，発熱性物質試験の設備及び器具
　　ヘ　生物学的試験を行う必要がある場合には，生物学的試験の設備及び器具

（参考）法律
（構造設備の基準）
第四十二条　細胞培養加工施設の構造設備は，厚生労働省令で定める基準に適合したものでなければならない．

（参考）省令
（定義）
第一条
　十五　「ドナー動物」とは，再生医療等に用いる細胞を提供する動物をいう．

※1　「空気処理システム」（課長通知p27）
　　省令第89条第15号関係
　　「空気処理システム」については，無菌操作等区域のみならず，その他の区域についても微生物等による特定細胞加工物等の汚染を防止するために適切な構造のものでなければならない．ただし，バイオセーフティ対策用キャビネット等を使用する場合など，合理的な理由がある場合についてはこの限りではない．
　　「微生物等による特定細胞加工物等の汚染を防止するために適切な構造のもの」とは，必要に応じて，次のような構造をいうものであること．
　　① 病原性を持つ微生物等を取り扱う場合においては，当該微生物等の空気拡散を防止するために適切な構造のもの．
　　② 病原性を持つ微生物等を取り扱う区域（試験検査において病原性を持つ微生物等を使用する区域を含む．）から排出される空気を，高性能エアフィルターにより当該微生物等を除去した後に排出する構造のもの．
※2　「使用動物を検査するための区域は，他の区域から隔離されていること．」（課長通知p27）

省令第89条第17号関係
　イについては，新たに使用動物を受け入れる場合において，当該動物が感染している病原因子等により，飼育中の使用動物等を通じて特定細胞加工物等が汚染され，又は交さ汚染されることのないよう，使用動物を検査するための区域は使用動物の飼育室その他の区域から隔離することを目的として規定されたものであること．

※3「区分」（課長通知 p27）
省令第89条第18号関係
　「区分」とは，線引き，ついたて等により一定の場所や物を分けることをいうものであること．「区分」を具体的にどのような形態によって実現すべきかは，個々の事例においてその目的に応じて判断されるべきものであること．

解説

　本項では，施設全体の空調設備に関する事項，動物管理施設，貯蔵設備，検査設備について定めている．貯蔵設備に関しては特に温度管理が厳密な細胞加工物では，恒温装置の他，温度変化の連続記録が可能な器具等を準備し，温度管理に問題がないことを確認できるようにするべきである．検査設備に関しては，必ずしも自施設で持つ必要はなく，外注しても問題ないと考えられる．

【法律第43条】

細胞培養加工施設における管理者について定めている．

（管理者の設置）
第四十三条　特定細胞加工物製造事業者は，厚生労働省令で定めるところにより，特定細胞加工物の製造を実地に管理させるために，細胞培養加工施設ごとに，特定細胞加工物に係る生物学的知識を有する者その他の厚生労働省令で定める基準に該当する者を置かなければならない．

【省令第90条】

法第43条の施設管理者の基準について定めている．

（施設管理者の基準）
第九十条　法第四十三条の厚生労働省令で定める基準は，特定細胞加工物に係る生物学的知識を有する者であること[★1]とする．
2　施設管理者は，細胞培養加工施設ごとに一名置かなければならない．

（参考）法律
（管理者の設置）
第四十三条　特定細胞加工物製造事業者は，厚生労働省令で定めるところにより，特定細胞加工物の製造を実地に管理させるために，細胞培養加工施設ごとに，特定細胞加工物に係る生物学的知識を有する者その他の厚生労働省令で定める基準に該当する者を置かなければならない．

★1
【Q&A】
Q17：「施設管理者」の基準である「特定細胞加工物に係る生物学的知識を有する者」には，例えばどのような者が該当するか．
A17： 例えば，細胞培養加工施設の特定細胞加工物の製造に係る教育，研究又は業務の経験を有する者又は医師若しくは歯科医師が該当する．

解説

本項では，特定細胞加工物製造業者が生物学の専門知識を有する施設管理者を置く必要があることを定めている．施設管理者となるものは，生物学の専門知識を有する者が適切とされており，単に大学，大学院等で生物学を収めるだけではなく，学会が主催するセミナー等を受講し，認定医，臨床培養士等の資格を持つことが望ましいのではないかと考えられる．

【法律第44条】

特定細胞加工物製造事業者の遵守事項について定めている．

（特定細胞加工物製造事業者の遵守事項）
第四十四条　厚生労働大臣は，厚生労働省令で，細胞培養加工施設における特定細胞加工物の製造及び品質管理の方法，試験検査の実施方法，保管の方法並びに輸送の方法その他特定細胞加工物製造事業者がその業務に関し遵守すべき事項を定めることができる．

【省令第91条】

特定細胞加工物製造事業者の遵守事項について定めている．

（特定細胞加工物製造事業者の遵守事項）
第九十一条　法第四十四条の厚生労働省令で定める特定細胞加工物製造事業者の遵守事項は，次条から第百十条までに定めるところによる．

（参考）法律
（特定細胞加工物製造事業者の遵守事項）
第四十四条　厚生労働大臣は，厚生労働省令で，細胞培養加工施設における特定細胞加工物の製造及び品質管理の方法，試験検査の実施方法，保管の方法並びに輸送の方法その他特定細胞加工物製造事業者がその業務に関し遵守すべき事項を定めることができる．

解説

特定細胞加工物製造事業者が遵守すべき製造及び品質管理の方法，試験検査の実施方法，保管の方法並びに輸送の方法等に関しては，省令第92条から第100条にかけて定められている．以降で順に解説を行う．

【省令第92条】

> 法第44条の特定細胞加工物製造事業者の遵守事項のうち，品質リスクマネジメントの活用の考慮について定めている．

（品質リスクマネジメント）
第九十二条　特定細胞加工物製造事業者は，製造管理及び品質管理を行う際に，品質リスクマネジメント(※1)(★1)（特定細胞加工物の品質に対するリスクについて適切な手続に従い評価，管理等を行うことをいう．）の活用を考慮するものとする．

※1　「品質リスクマネジメント」（課長通知 p28）
　省令第92条関係
　「品質リスクマネジメント」とは，例えば，リスクアセスメント，リスクコントロール，リスクコミュニケーション，リスクレビュー等の手続に従い，特定細胞加工物の品質に対するリスクについて評価，管理等を行うことをいうものである．
　特定細胞加工物に係る品質リスクマネジメントについては，特定細胞加工物を投与する医師又は歯科医師が行う品質リスクマネジメントと，特定細胞加工物を製造する特定細胞加工物製造事業者が行う品質リスクマネジメントがあるが，特定細胞加工物製造事業者が行う品質リスクマネジメントについては，必要に応じて，製造する特定細胞加工物を投与することとなる医師又は歯科医師の指示を仰ぐこと．

★1
【Q&A】
Q20：省令第92条の品質リスクマネジメントについて，どのようなものが参考になるか．
A20：例えば，「品質リスクマネジメントに関するガイドライン」（平成18年9月1日薬食審査発第0901004号，薬食審査発第0901005号）が挙げられる．

解説

　本項では，製造管理及び品質管理を行う際に，品質リスクマネジメントの活用を考慮することとしている．一般的に，品質リスクマネジメントとは，開発及び製造中に潜在する品質問題を特定し，コントロールする予防的な手段を提供し，品質問題が生じた場合の意思決定を改善させることを目的としたものとする意見が多い．医療現場でこの概念を考慮する際には，例えば，あらかじめ法律の要求事項や工程に必要な手順を文書化すること，従業員の教育訓練の程度を把握すること，品質欠陥が発生した際にはその原因を特定，評価すること，そして定期的な監査等を受けるよう手配しておくことなどが検討の対象になるのではないかと考えられる．Q&Aにもあるように，ICH Q9「品質リスクマネジメントに関するガイドライン」を参考とすることも一案と考えられる．

【省令第93条】

法第44条の特定細胞加工物製造事業者の遵守事項のうち，製造部門と品質部門の設置について定めている．

（製造部門及び品質部門）
第九十三条　特定細胞加工物製造事業者は，細胞培養加工施設ごとに，施設管理者の監督の下に，製造管理に係る部門（以下「製造部門」という．）及び品質管理に係る部門（以下「品質部門」という．）を置かなければならない．
2　品質部門は，製造部門から独立していなければならない．^{(※1)(★1)}

※1「品質部門は，製造部門から独立していなければならない」（課長通知 p28）
省令第93条第2項関係
　品質部門の製造部門からの独立については，やむを得ない場合においては，細胞培養加工施設の規模に応じ，品質部門の機能が適切に維持されている場合にあっては品質部門と製造部門の担当者が同一であっても差し支えないが，当該担当者は同時に両部門の業務を行ってはならないこととする．

★1
【Q&A】
Q22：施設管理者が品質部門の担当者と同一であっても差し支えないか．
A22：差し支えない．

解説

　本項では，細胞培養加工施設において，製造部門と品質部門を分けて設置する必要があることが述べられている．特定細胞加工物の品質の確保のためには，製造に直接関わる者とは別に，製造ラインから一歩離れた視点で加工物の品質をチェックし，管理するものが必要という観点に基づいており，医薬品に限らず，製造における品質向上のための仕組みの一つであり，病院や診療所等で人的資源が限られている場合においても，守るべき事項である．

【省令第94条】

法第44条の特定細胞加工物製造事業者の遵守事項のうち，施設管理者について定めている．

（施設管理者）
第九十四条　施設管理者は，次に掲げる業務を行わなければならない．
　一　製造管理及び品質管理に係る業務（以下「製造・品質管理業務」という．）を統括し，その適正かつ円滑な実施が図られるよう管理監督すること．
　二　品質不良その他特定細胞加工物の品質に重大な影響が及ぶおそれがある場合においては，所要の措置が速やかに採られていること及びその進捗状況を確認し，必要に応じ，再生医療等提供機関の医師又は歯科医師へ報告し，得られた指示に基づき，改善等所要の措置を採るよう指示すること．
2　特定細胞加工物製造事業者は，施設管理者が業務を行う際に支障を生ずることがないようにしなければならない．^(※1)

※1 「支障を生ずることがないようにしなければならない」（課長通知 p 28）

省令第94条第2項関係

「支障を生ずることがないようにしなければならない」とは，特定細胞加工物製造事業者は，施設管理者が業務を遂行するに当たり必要となるものに対する支援を行わなければならないことを求めているものであること．

解説

本項では，細胞培養加工施設における施設管理者の業務について定めており，製造部門，品質管理部門の管理監督を行うこととなっている．特定細胞加工物製造業者は施設管理者の業務を支援する義務を課せられている．

【省令第95条】

法第44条の特定細胞加工物製造事業者の遵守事項のうち，業務責任者等の職員について定めている．

（職員）

第九十五条　特定細胞加工物製造事業者は，製造・品質管理業務を適正かつ円滑に実施し得る能力を有する責任者[※1]（以下「業務責任者」という．）を，細胞培養加工施設の組織，規模及び業務の種類等に応じ，適切に置かなければならない．

2　特定細胞加工物製造事業者は，細胞培養加工施設の組織，規模及び業務の種類等に応じ，適切な人数の業務責任者を配置しなければならない．

3　特定細胞加工物製造事業者は，製造・品質管理業務を適切に実施し得る能力を有する人員を十分に確保しなければならない．

4　特定細胞加工物製造事業者は，製造・品質管理業務に従事する職員（施設管理者及び業務責任者を含む．）の責務及び管理体制を文書[※2]により適切に定めなければならない．

※1 「製造・品質管理業務を適正かつ円滑に実施し得る能力を有する責任者」（課長通知 p28）

省令第95条第1項関係

「製造・品質管理業務を適正かつ円滑に実施し得る能力を有する責任者」とは，責任を負う業務の種類等と実務経験，教育訓練等とを照らし合わせた上でその業務を適正かつ円滑に実施し得る能力を有するものと特定細胞加工物製造事業者が判断した者であること．

※2 「文書」（課長通知 p28）

省令第95条第4項関係

「文書」としては，例えば，製造・品質管理業務に従事する職員の責務及び管理体制が記載された組織図が挙げられること．

解説

本項では，細胞培養加工施設における業務責任者について定めており，事業者は，製造，品質管理の業務に関して適切な業務責任者を配置し，その責務や管理体制について文書にして定める必要がある．これらの業務の責任者に関しては，その必要な能力について，例えば類似の業務の実務経験や専門機関における教育履歴，学会での認定等に基づいて，事業者が判断する必要がある．

【省令第96条】

法第44条の特定細胞加工物製造事業者の遵守事項のうち，特定細胞加工物標準書について定めている．
（特定細胞加工物標準書） 第九十六条　特定細胞加工物製造事業者は，特定細胞加工物ごとに，次に掲げる事項について記載した特定細胞加工物標準書を当該特定細胞加工物の製造に係る細胞培養加工施設ごとに作成し，保管するとともに，品質部門の承認を受けるものとしなければならない．(※1) 　一　特定細胞加工物概要書記載事項(※2) 　二　製造手順（前号に掲げる事項を除く．）(※3) 　三　品質に関する事項（前二号に掲げる事項を除く．） 　四　その他所要の事項

※1 「特定細胞加工物標準書」（課長通知 p28）
　省令第96条関係
　　特定細胞加工物標準書に記載する事項は，当該細胞培養加工施設が行う製造工程及び保管に係る製造・品質管理業務の内容をいうものであり，必ずしも当該特定細胞加工物の全ての製造工程に関する内容が求められているものではないこと．

※2 「特定細胞加工物概要書記載事項」（課長通知 p28）
　省令第96条第1号関係
　　「特定細胞加工物概要書記載事項」とは，特定細胞加工物概要書に記載された事項のうち，次に掲げるものであること．
　　① 特定細胞加工物を使用する再生医療等技術に関する事項
　　　（ア）再生医療等の名称
　　　（イ）再生医療等提供計画の概要（内容，適応疾患等，期待される効果，安全性及び妥当性についての検討内容，当該再生医療等の国内外の実施状況等）
　　② 特定細胞加工物に関する事項
　　　（ア）特定細胞加工物の名称
　　　（イ）特定細胞加工物の概要（特定細胞加工物の特性及び規格の設定根拠，外観）
　　　（ウ）特定細胞加工物の原料等及び規格
　　　（エ）その他特定細胞加工物の使用上の注意及び留意事項
　　③ 特定細胞加工物の製造及び品質管理に関する事項
　　　（ア）特定細胞加工物を製造する予定の細胞培養加工施設の名称及び所在地並びに委託の範囲
　　　（イ）製造・品質管理の方法の概要，原料の検査及び判定基準，製造工程における検査，判定基準及び設定根拠，特定細胞加工物の検査及び判定基準
　　　（ウ）特定細胞加工物の取扱いの決定方法
　　　（エ）特定細胞加工物への表示事項
　　　（オ）特定細胞加工物の保管条件及び投与可能期間
　　　（カ）特定細胞加工物の輸送の方法
　　　（キ）その他製造・品質管理に係る事項（製造手順に関する事項，検査手順に関する事項，記録に関する事項，衛生管理，製造管理，品質管理に関する事項等）

※3 「製造手順」・「品質に関する事項」（課長通知 p29）
　省令第96条第2号及び第3号関係
　　第2号の「製造手順」及び第3号の「品質に関する事項」は，(23)に掲げる以外のものであって，特定細胞加工物概要書を踏まえ，特定細胞加工物製造事業者が定めるものであること．

解説

　本項では，特定細胞加工物概要書とともに届出に添付する必要のある特定細胞加工物標準書についてその記載事項等が定められている．「特定細胞加工物標準書に記載する事項は，当該細胞培養加工施設が行う製造工程及び保管に係る製造・品質管理業務の内容をいうものであり，必ずしも当該特定細胞加工物の全ての製造工程に関する内容が求められているものではないこと．」の記載から，特定細胞加工物概要書に対して，標準書は各細胞培養加工施設が，その委託を受けた業務の範囲で定めるべきものであり，概要書は提供機関側から指示される製造工程等の概要を示したもの，標準書は培養加工業務を委託された事業者側の業務を示したものという位置づけではないかと考えられる．

【省令第97条】

法第44条の特定細胞加工物製造事業者の遵守事項のうち，手順書等について定めている．

（手順書等）

第九十七条　特定細胞加工物製造事業者は，細胞培養加工施設ごとに，構造設備の衛生管理，職員の衛生管理その他必要な事項について記載した衛生管理基準書[※1]を作成し，これを保管しなければならない．

2　特定細胞加工物製造事業者は，細胞培養加工施設ごとに，特定細胞加工物等の保管，製造工程の管理その他必要な事項について記載した製造管理基準書[※2]を作成し，これを保管しなければならない．

3　特定細胞加工物製造事業者は，細胞培養加工施設ごとに，検体の採取方法，試験検査結果の判定方法その他必要な事項を記載した品質管理基準書[※3]を作成し，これを保管しなければならない．

4　特定細胞加工物製造事業者は，前三項に定めるもののほか，製造管理及び品質管理を適正かつ円滑に実施するため，次に掲げる手順に関する文書（以下「手順書」という．）を細胞培養加工施設ごとに作成し，これを保管しなければならない．

　一　細胞培養加工施設からの特定細胞加工物の提供の管理に関する手順[※4]
　二　第百二条の検証又は確認に関する手順[※5]
　三　特定細胞加工物の品質の照査に関する手順[※6]
　四　第百四条の変更の管理に関する手順[※7]
　五　第百五条の逸脱の管理に関する手順[※8]
　六　品質等に関する情報及び品質不良等の処理に関する手順[※9]
　七　重大事態報告等に関する手順[※10]
　八　自己点検に関する手順[※11]
　九　教育訓練に関する手順[※12]
　十　文書及び記録の管理に関する手順[※13]
　十一　その他製造管理及び品質管理を適正かつ円滑に実施するために必要な手順

5　特定細胞加工物製造事業者は，特定細胞加工物標準書，衛生管理基準書，製造管理基準書，品質管理基準書及び手順書（以下「手順書等」と総称する．）を細胞培養加工施設に備え付けなければならない．

※1　「衛生管理基準書」（課長通知 p29）
　　省令第97条第1項関係

「衛生管理基準書」については，試験検査業務（製造工程に係る試験検査業務及び品質管理に係る試験検査業務を含む．）等において衛生管理が必要な場合においてはその内容を含むものであること．

　「構造設備の衛生管理，職員の衛生管理」としては，例えば，次の事項が挙げられること．
　① 構造設備の衛生管理に関する事項
　　（ア）清浄を確保すべき構造設備に関する事項
　　（イ）清浄作業の頻度に関する事項
　　（ウ）清浄作業の手順に関する事項
　　（エ）構造設備（試験検査に関するものを除く．）の微生物等による汚染の防止措置に関する事項
　　（オ）その他構造設備の衛生管理に必要な事項
　② 職員の衛生管理に関する事項
　　（ア）職員の更衣に関する事項
　　（イ）手洗いの方法に関する事項
　　（ウ）その他職員の衛生管理に必要な事項

※2 「製造管理基準書」（課長通知 p30）
　省令第97条第2項関係
　「製造管理基準書」は，省令第99条に規定する製造管理に係る業務を適切に遂行するための事項を定めたものであること．
　「特定細胞加工物等の保管，製造工程の管理」としては，例えば，次の事項が挙げられること．
　① 構造設備の点検整備，計器の校正等に関する事項
　② 原料となる細胞の微生物等による汚染の防止措置に関する事項
　③ 原料となる細胞の確認等（輸送の経過の確認を含む．）に関する事項
　④ 特定細胞加工物等及び資材の保管及び出納に関する事項
　⑤ 特定細胞加工物等及び資材の管理項目の設定及び管理に関する事項
　⑥ 細胞の混同及び交さ汚染の防止措置に関する事項
　⑦ 特定細胞加工物等の微生物等による汚染の防止措置に関する事項
　⑧ 微生物等により汚染された物品等の処置に関する事項
　⑨ 輸送において特定細胞加工物等の品質の確保のために必要な措置等に関する事項
　⑩ 製造工程の管理が適切に行われていることの確認及びその結果の品質部門に対する報告に関する事項
　⑪ 重大事態発生時における措置に関する事項

※3 「品質管理基準書」（課長通知 p30）
　省令第97条第3項関係
　「品質管理基準書」は，省令第100条に規定する品質管理に係る業務を適切に遂行するための事項を定めたものであること．
　「検体の採取方法，試験検査結果の判定方法」としては，例えば，次の事項が挙げられること．なお，外部試験検査機関等を利用して試験検査を行う場合においては，検体の送付方法及び試験検査結果の判定方法等を品質管理基準書に記載しておくこと．
　① 試験検査に関する設備及び器具の点検整備，計器の校正等に関する事項
　② 特定細胞加工物等及び資材の試験検査における検体の採取等に関する事項（採取場所の指定を含む．）
　③ 検体の識別及び区分の方法に関する事項
　④ 採取した検体の試験検査に関する事項
　⑤ 提供先となる再生医療等機関からの求めに応じ実施する試験検査の結果の判定等に関する事項

⑥　提供先となる再生医療等機関からの求めに応じ実施する試験検査の結果の記録の作成及び保管に関する事項
　　⑦　原料等の供給者管理に関する事項
　　⑧　製造管理に係る確認の結果について，製造部門から報告された場合における当該結果についての取扱いに関する事項

※4 「細胞培養加工施設からの特定細胞加工物の提供の管理に関する手順」（課長通知 p31）
　省令第97条第4項第1号関係
　　「細胞培養加工施設からの特定細胞加工物の提供の管理に関する手順」に関する文書は，省令第101条に規定する特定細胞加工物の取扱いに関する業務を適切に遂行するための内容であること．

※5 「検証又は確認に関する手順」（課長通知 p31）
　省令第97条第4項第2号関係
　　「検証又は確認に関する手順」に関する文書は，省令第102条に規定する検証・確認に関する業務を適切に遂行するための内容であること．

※6 「特定細胞加工物の品質の照査に関する手順」（課長通知 p31）
　省令第97条第4項第3号関係
　　「特定細胞加工物の品質の照査に関する手順」に関する文書は，省令第103条に規定する特定細胞加工物の品質の照査に関する業務を適切に遂行するための内容であること．

※7 「第104条の変更の管理に関する手順」（課長通知 p31）
　省令第97条第4項第4号関係
　　「第104条の変更の管理に関する手順」に関する文書は，省令第104条に規定する変更の管理に関する業務を適切に遂行するための内容であること．

※8 「第105条の逸脱の管理に関する手順」（課長通知 p31）
　省令第97条第4項第5号関係
　　「第105条の逸脱の管理に関する手順」に関する文書は，省令第105条に規定する逸脱の管理に関する業務を適切に遂行するための内容であること．

※9 「品質等に関する情報及び品質不良等の処理に関する手順」（課長通知 p32）
　省令第97条第4項第6号関係
　　「品質等に関する情報及び品質不良等の処理に関する手順」に関する文書は，省令第106条に規定する品質に関する情報及び品質不良等の処理に関する業務を適切に遂行するための内容であること．

※10 「重大事態報告等に関する手順」（課長通知 p32）
　省令第97条第4項第7号関係
　　「重大事態報告等に関する手順」に関する文書は，省令第107条に規定する重大事態報告等に関する業務を適切に遂行するための内容であること．

※11 「自己点検に関する手順」（課長通知 p32）
　省令第97条第4項第8号関係
　　「自己点検に関する手順」に関する文書は，省令第108条に規定する自己点検に関する業務を適切に遂行するための内容であること．

※12 「教育訓練に関する手順」（課長通知 p32）
　省令第97条第4項第9号関係
　　「教育訓練に関する手順」に関する文書は，省令第109条に規定する教育訓練に関する業務を適切に遂行するための内容であること．

※13 「文書及び記録の管理に関する手順」（課長通知 p33）
　省令第97条第4項第10号関係
　　「文書及び記録の管理に関する手順」に関する文書は，省令第110条に規定する文書及び記録の管理に関する業務を適切に遂行するための内容であること．

> **解説**

　本項では，届出に添付する必要がある，衛生，製造，品質の三管理基準書の記載事項等と，届出には不要だが，文書化し，所有しておく必要のある10＋αの手順書について定めている．これらの雛形については一般社団法人日本再生医療学会のHPにも公表しており，本書にも転載しているため，参考にされたい．

【省令第98条】

法第44条の特定細胞加工物製造事業者の遵守事項のうち，構造設備について定めている．

(特定細胞加工物の内容に応じた構造設備)
第九十八条　細胞培養加工施設の構造設備は，製造する特定細胞加工物の内容に応じ，適切なものでなければならない．

> **解説**

　本項では前述する構造設備の原則に加え，製造する特定細胞加工物の特徴や工程に応じて，適切な構造設備を準備する必要があることを定めている．例えば，工程に特定の病原となりうるものを用いる場合の封じ込めの対策や，温度・湿度管理が厳密な加工物を取り扱う際の温度管理やモニタリングの設備など，製造される特定細胞加工物に応じた対策をとる必要があるものと考えられる．

【省令第99条第1号～第15号】

法第44条の特定細胞加工物製造事業者の遵守事項のうち，製造管理について定めている．

(製造管理)
第九十九条　特定細胞加工物製造事業者は，製造部門に，手順書等に基づき，次に掲げる製造管理に係る業務を適切に行わせなければならない．
　一　製造工程における指示事項，注意事項その他必要な事項[※1]を記載した製造指図書を作成し，これを保管すること．
　二　製造指図書に基づき特定細胞加工物を製造すること．
　三　特定細胞加工物の製造に関する記録[※2]をロットごと（ロットを構成しない特定細胞加工物については製造番号ごと．以下同じ．）に作成し，これを保管すること．
　四　特定細胞加工物の資材についてロットごとにそれが適正である旨を確認するとともに，その結果に関する記録を作成し，これを保管すること．
　五　特定細胞加工物等についてはロットごとに，資材については管理単位ごとに適正に保管し，出納を行うとともに，その記録を作成し，これを保管すること．
　六　構造設備の清浄を確認するとともに，その結果に関する記録を作成し，これを保管すること．
　七　構造設備を定期的に点検整備するとともに，その記録を作成し，これを保管すること．また，計器の校正を適切に行うとともに，その記録を作成し，これを保管すること．
　八　製造，保管及び出納並びに衛生管理に関する記録により製造管理が適切に行われていることを確認し，その結果を品質部門に対して文書により報告すること．

九　作業室又は作業管理区域については，製造する特定細胞加工物の種類，構造，特性，製造工程及び当該作業室又は作業管理区域で行う作業内容等に応じて，清浄の程度等作業環境の管理の程度を適切に設定し，管理すること．

十　特定細胞加工物等及び資材については，製造する特定細胞加工物の種類，構造，特性及び製造工程等に応じて，微生物等の数等必要な管理項目を適切に設定し，管理すること．

十一　製造工程において，特定細胞加工物等及び資材の微生物等による汚染等を防止するために必要な措置[※3]を採ること．

十二　製造する特定細胞加工物の種類，構造，特性及び製造工程等に応じて，特定細胞加工物の微生物等による汚染を回避するために重要な工程等については，工程管理のために必要な管理値を適切に定め，管理すること．

十三　製造用水については，その用途に応じ，所要の微生物学的項目及び物理化学的項目に係る管理値を適切に定め，管理すること．[※4]

十四　製造工程において，特定細胞加工物等に含まれる微生物等を不活化し，又は除去する場合においては，当該不活化又は除去が行われていない特定細胞加工物等による汚染を防止するために必要な措置を採ること．

十五　製造工程において，培養槽中に連続的に培地を供給し，かつ，連続的に培養液を排出させる培養方式を用いる場合においては，培養期間中の当該培養槽における培養条件を維持するために必要な措置を採ること．

※1　「製造工程における指示事項，注意事項その他必要な事項」（課長通知 p32）

省令第99条第1項第1号関係

「製造工程における指示事項,注意事項その他必要な事項」とは,次の事項をいうものであること．

① 指図者及び指図年月日
② 特定細胞加工物の名称及びロット番号又は製造番号の記載方法
③ 使用する原料
④ 各製造工程における作業上の指示

「製造指図書」は，原則としてロットごと（ロットを構成しない特定細胞加工物にあっては，製造番号ごと）に作成しなければならないものであること．

※2　「特定細胞加工物の製造に関する記録」（課長通知 p32）

省令第99条第1項第3号関係

「特定細胞加工物の製造に関する記録」とは，いわゆる製造記録であり，次に掲げる事項が記録されていなければならないものであること．

① 特定細胞加工物の名称及びロット番号又は製造番号
② 作業年月日（必要に応じ時刻）及び作業者名
③ 原料等の名称，特記事項（細胞提供者又はドナー動物に関する情報）及び使用量
④ 製造部門による製造工程における試験検査の結果及びその結果が不適であった場合において採られた措置
⑤ 品質部門による試験検査の結果が不適であった場合において採られた措置
⑥ 記録者名及び記録年月日
⑦ 品質部門が特定細胞加工物の取扱いを決定した内容
⑧ その他特定細胞加工物の製造に関する記録として必要な事項

※3　「特定細胞加工物等及び資材の微生物等による汚染等を防止するために必要な措置」（課長通知 p32）

省令第99条第1項第11号関係

「特定細胞加工物等及び資材の微生物等による汚染等を防止するために必要な措置」としては，

例えば，特定細胞加工物の混同，汚染及び交さ汚染を防止する観点から，原則として，同一培養装置内において，異なる細胞提供者又はドナー動物から採取した細胞を同時に取り扱わないことが挙げられること．ただし，取り違え防止と交さ汚染に対し十分に配慮し，識別情報を付与した気密容器等を使用するなどの措置を行う場合は上記の措置を要しない．

※4 「製造用水」（課長通知 p32）
省令第99条第1項第13号関係
　　製造用水を直接特定細胞加工物等に触れない部分に用いる場合は，微生物学的項目及び物理化学的項目に係る管理値を適切に定める代わりに，適切な品質を有した製造用水をオートクレーブ等による滅菌水で対応しても差し支えないものであること．

解説

本項では，製造管理に関して必要な事項を定めている．製造指図書の作成と遵守，ロット毎に特定細胞加工物の製造，資材管理に関する記録を保管し，構造設備の清浄確認，定期点検を行い，その記録を保管しておく必要がある．また，これらの製造，保管，出納，衛生管理の結果を文書により品質管理部門に報告することとなっている．製造工程については，特定細胞加工物等の汚染防止，回避に対する措置を定めて，必要な管理値を定める必要があること，細菌，ウイルス等の除去工程においては交さ汚染を防止する措置を取ることなどが定められている．

【省令第99条第16号～第28号】

法第44条の特定細胞加工物製造事業者の遵守事項のうち，製造管理について定めている．

（製造管理）
第九十九条　特定細胞加工物製造事業者は，製造部門に，手順書等に基づき，次に掲げる製造管理に係る業務を適切に行わせなければならない．

十六　微生物等により汚染された全ての物品（製造の過程において汚染されたものに限る．）等を，保健衛生上の支障が生ずるおそれのないように処置すること．

十七　製造に使用する細胞の株[※1]の取扱いについて，次に掲げる事項に関する記録を作成し，これを保管すること．
　　イ　細胞の株の名称及び容器ごとに付された番号
　　ロ　譲受けの年月日並びに相手方の氏名及び住所（法人にあっては，名称及び所在地）
　　ハ　生物学的性状及びその検査年月日
　　ニ　継代培養の状況

十八　特定細胞加工物の製造に使用する生物（植物を除く．）に由来する原料（以下「特定細胞加工物生物由来原料」という．）については，当該特定細胞加工物生物由来原料が当該特定細胞加工物の特定細胞加工物標準書に照らして適切なものであることを確認するとともに，その結果に関する記録を作成し，これを保管すること．

十九　第八号及び前号の記録を，製造する特定細胞加工物のロットごとに作成し，これを保管すること．

二十　異なる細胞提供者又はドナー動物から採取した細胞を取り扱う場合においては，当該細胞の混同及び交さ汚染を防止するために必要な措置を採ること．[※2]

二十一　再生医療等に用いる細胞について，受入れ時に，次に掲げる事項に関する記録によ

り，当該特定細胞加工物の特定細胞加工物標準書に照らして適切なものであることを確認するとともに，その結果に関する記録を作成し，これを保管すること．
　　イ　当該細胞の提供又は動物の細胞の採取が行われた施設
　　ロ　当該細胞の提供又は動物の細胞の採取が行われた年月日
　　ハ　当該細胞が人に係るものである場合においては，ドナースクリーニング（細胞提供者について，問診，検査等による診断を行い，再生医療等に用いる細胞を提供するにつき十分な適格性を有するかどうかを判定することをいう．）のための細胞提供者の問診，検査等による診断の状況
　　ニ　当該細胞が動物に係るものである場合においては，ドナー動物の受入れの状況並びにドナースクリーニング（ドナー動物について，試験検査及び飼育管理を行い，再生医療等に用いる細胞を提供するにつき十分な適格性を有するかどうかを判定することをいう．）のためのドナー動物の試験検査及び飼育管理の状況
　　ホ　当該細胞の提供又は動物の細胞の採取に係る作業の経過
　　ヘ　当該細胞の輸送の経過
　　ト　イからヘまでに掲げるもののほか，特定細胞加工物の品質の確保に関し必要な事項
二十二　ドナー動物から細胞を採取する場合においては，採取の過程における微生物等による汚染を防止するために必要な措置を採るとともに，当該措置の記録を作成し，これを保管すること．
二十三　特定細胞加工物について，特定細胞加工物ごとに，当該特定細胞加工物の提供先の施設名，提供日及びロットを把握するとともに，その記録を作成し，これを保管すること．
二十四　輸送について，特定細胞加工物の品質の確保のために必要な措置を採るとともに，当該措置の記録を作成し，これを保管すること．^{（※3）}
二十五　第二十一号から前号までの記録を，ロット（第二十三号の記録にあっては，特定細胞加工物）ごとに作成し，これを保管すること．
二十六　次に定めるところにより，職員の衛生管理を行うこと．^{（※4）}
　　イ　製造作業に従事する職員以外の者の作業所への立入りをできる限り制限すること．
　　ロ　現に作業が行われている清浄度管理区域又は無菌操作等区域への職員の立入りをできる限り制限すること．
　　ハ　人若しくは動物の細胞又は微生物等の培養その他の加工等（その製造工程において現に原料等として使用されているものを除く．）に係る作業に従事する職員による汚染の防止のための厳重な手順を定め，これを遵守する場合を除き，特定細胞加工物の作業室又は作業管理区域に立入りさせないこと．
　　ニ　製造作業に従事する職員を，使用動物（その製造工程において現に使用されているものを除く．）の管理に係る作業に従事させないこと．
二十七　次に定めるところにより，清浄度管理区域又は無菌操作等区域で作業する職員の衛生管理を行うこと．^{（※5）}
　イ　製造作業に従事する職員に，消毒された作業衣，作業用のはき物，作業帽，作業マスク及び作業手袋を着用させること．
　ロ　製造作業に従事する職員が清浄度管理区域又は無菌操作等区域へ立ち入る際には，当該区域の管理の程度に応じて，更衣等を適切に行わせること．
　ハ　職員が特定細胞加工物等を微生物等により汚染するおそれのある疾病にかかっていないことを確認するために，職員に対し，定期的に健康診断を行うこと．
　ニ　職員が特定細胞加工物等を微生物等により汚染するおそれのある健康状態にある場合（皮膚若しくは毛髪の感染症若しくは風邪にかかっている場合，負傷している場合又は下痢若しくは原因不明の発熱等の症状を呈している場合を含む．）においては，当該職員を

清浄度管理区域又は無菌操作等区域における作業に従事させないこと．
　　　　ホ　職員が細胞の採取又は加工の直前に細胞を汚染するおそれのある微生物等を取り扱っている場合においては，当該職員を清浄度管理区域又は無菌操作等区域における作業に従事させないこと．
　　　　ヘ　前号及びイからホまでの記録を作成し，これを保管すること．
　　二十八　その他製造管理のために必要な業務
2　前項に規定する特定細胞加工物に係る記録は，製造に使用した特定細胞加工物生物由来原料に関する記録から当該特定細胞加工物生物由来原料を使用して製造された特定細胞加工物に関する記録までの一連のものを適切に確認できるように保管されなければならない．[※6]

※1　「製造に使用する細胞の株」（課長通知 p33）
　　省令第99条第1項第17号関係
　　　「製造に使用する細胞の株」としては，例えば，特定細胞加工物の原料となる細胞株，プラスミドベクター又はウイルスベクターをトランスフェクトさせるパッケージング細胞株，フィーダー細胞として用いられる細胞株が挙げられること．
※2　「異なる細胞提供者又はドナー動物から採取した細胞を取り扱う場合においては，当該細胞の混同及び交さ汚染を防止するために必要な措置を採ること．」（課長通知 p33）
　　省令第99条第1項第20号関係
　　　第1項第20号の規定は，細胞の混同や細菌，真菌，ウイルス等による交さ汚染を防止するために，異なる細胞提供者又はドナー動物から採取した細胞を同一の場所で同時に取り扱わないこと（ただし，同一の場所であっても別々の無菌操作等区域で取り扱う場合にあってはこの限りではない．），混同又は交さ汚染のリスクがある不適切な保管を行わないこと等の必要な措置を採ることを求めているものであること．
　　　「当該細胞の混同及び交さ汚染を防止するために必要な措置」としては，例えば，次に掲げる措置が挙げられること．
　　　　①　細胞を，細胞提供者又はドナー動物を識別し，かつ，混同を確実に防止するために適切な情報（以下「ドナー識別情報」という．）により管理すること．ドナー識別情報は，匿名化された場合にあっては細胞提供者の氏名及び住所等の個人情報を特定できない記号，番号等とし，混同を起こす可能性のある紛らわしいものではないこと．
　　　　②　製造工程にある細胞は，混同を確実に防止するために最低限度必要なドナー識別情報の表示（培養容器等には直接表示すること．）がなされた状態で移動等の取扱いを行うこと．
　　　　③　異なる細胞提供者又はドナー動物から採取した細胞を同時に取り扱う場合においては，細胞とそれに係るドナー識別情報とが常に適正な対応関係で移動することを確保し，混同を確実に防止するために，以下に掲げる事項に留意し，必要な措置を採ること．
　　　　　・細胞の培養に係る作業を開始するに当たっては，培養装置ごと（同一培養装置内に複数の容器がある場合にはその容器ごと）に，ドナー識別情報（必要に応じ採取部位等の識別に係るものを含む．）を分かりやすく表示すること．この表示については，混同の原因とならないように適切な時期に廃棄すること．
　　　　④　培養装置の使用に当たっては，混同を確実に防止するために必要な情報の記録を作成し，これを保管すること．
※3　「輸送について，特定細胞加工物の品質の確保のために必要な措置」（課長通知 p33）
　　省令第99条第1項第24号関係
　　　「輸送について，特定細胞加工物の品質の確保のために必要な措置」としては，例えば，特定細胞加工物の輸送の過程において，運搬容器，運搬手順（温度管理，輸送時間管理等を含む．）等の輸送の条件が遵守され，特定細胞加工物標準書に規定された条件が維持されていることを確認する

ことが挙げられること．
※4 「厳重な手順」（課長通知 p34）
　省令第99条第1項第26号関係
　　ハの「厳重な手順」としては，例えば，病原体による感染のおそれのある職員に，適切なワクチンの接種等を受けさせ，必要な場合においては，定期的な検査を受けさせるほか，ワクチンの追加接種を受けさせる等の適切な感染防止措置等を講じる手順が挙げられること．
※5 「清浄度管理区域又は無菌操作等区域における作業」（課長通知 p34）
　省令第99条第1項第27号関係
　　ニの「清浄度管理区域又は無菌操作等区域における作業」とは，清浄度管理区域又は無菌操作等区域において，特定細胞加工物を製造する作業をいうものであること．
※6 「記録」（課長通知 p34）
　省令第99条第2項関係
　　本規定は，特定細胞加工物の製造にあっては，特定細胞加工物等又は資材に何らかの問題が発見された場合及び特定細胞加工物の安全性の確保に重大な影響を及ぼすおそれがある事態が発生した場合において，直ちに原因の調査を可能とするために，特定細胞加工物の原料から，特定細胞加工物等に接触した物の取扱い，特定細胞加工物の細胞培養加工施設から再生医療等提供機関への提供までの全ての段階に関する記録を追跡できるように管理することを求めているものであること．

解説

　本項では，製造に関して，必要な事項を前項に引き続き定めている．微生物等により汚染された物品の処置については，例えば，廃棄物処理法に基づいた感染性廃棄物処理マニュアル（平成24年5月環境省大臣官房廃棄物・リサイクル対策部）なども参考になるものと考えられる．また，細胞株，生物由来原料の適切性，細胞の受け入れ，細胞採取に係る汚染防止措置，細胞の提供，輸送等に関する記録とその保管が義務付けられている．さらに，職員の衛生管理についても定められているので注意を要する．

【省令第100条】

法第44条の特定細胞加工物製造事業者の遵守事項のうち，品質管理について定めている．

（品質管理）
第百条　特定細胞加工物製造事業者は，品質部門に，手順書等に基づき，次に掲げる特定細胞加工物の品質管理に係る業務を計画的かつ適切に行わせなければならない．
　一　特定細胞加工物等についてはロットごとに，資材については管理単位ごとに試験検査を行うのに必要な検体を採取するとともに，その記録を作成し，これを保管すること．(※1)
　二　採取した検体について，ロットごと又は管理単位ごとに試験検査（当該特定細胞加工物製造事業者の他の試験検査設備又は他の試験検査機関を利用して自己の責任において行う試験検査であって，当該利用につき支障がないと認められるものを含む．以下同じ．）を行うとともに，その記録を作成し，これを保管すること．(※2)
　三　試験検査に関する設備及び器具を定期的に点検整備するとともに，その記録を作成し，これを保管すること．また，試験検査に関する計器の校正を適切に行うとともに，その記録を作成し，これを保管すること．
　四　第二号の試験検査の結果の判定を行い，その結果を製造部門に対して文書により報告す

ること．（※3）
　五　検体の混同及び交さ汚染を防止するために，検体を適切な識別表示により区分すること．
　六　品質管理上重要であり，かつ，特定細胞加工物では実施することができない試験検査については，製造工程の適切な段階で実施すること．
　七　微生物等により汚染された全ての物品（試験検査の過程において汚染されたものに限る．）等を，保健衛生上の支障が生ずるおそれのないように処置すること．
　八　試験検査に細胞の株を使用する場合においては，次に掲げる事項に関する記録を作成し，これを保管すること．
　　イ　細胞の株の名称及び容器ごとに付された番号
　　ロ　譲受けの年月日並びに相手方の氏名及び住所（法人にあっては，名称及び所在地）
　　ハ　生物学的性状及びその検査年月日
　　ニ　継代培養の状況
　九　試験検査結果の記録を，製造する特定細胞加工物のロットごとに作成し，これを保管すること．
　十　ドナー動物の受入れ時及び受入れ後の試験検査を行うことその他必要な業務を自ら行い，又は当該業務の内容に応じてあらかじめ指定した者に行わせること．
　十一　前号に規定する業務の記録を作成し，これを保管すること．
　十二　その他の品質管理のために必要な業務
2　前項に規定する特定細胞加工物に係る記録は，製造に使用した特定細胞加工物生物由来原料に関する記録から当該特定細胞加工物生物由来原料を使用して製造された特定細胞加工物に関する記録までの一連のものを適切に確認できるように保管されなければならない．
3　特定細胞加工物製造事業者は，品質部門に，手順書等に基づき，前条第一項第八号の規定により製造部門から報告された製造管理に係る確認の結果をロットごとに確認させなければならない．

※1　「検体の採取」（課長通知 p34）
省令第100条第1項第1号関係
　検体の採取において，品質部門は，その責任において，その承認した適切な方法により，必要な教育訓練を受けた製造部門の者を指定して実際の採取作業を行わせるものであること．
　細胞提供者への侵襲性が高く採取可能な検体が少ない場合その他必要な検体採取が困難な場合においては，特定細胞加工物が適切なことがわかるような方法を採ること．
　検体の採取に当たっては，次の事項に留意すること．ただし，培養工程を伴わず，短時間の操作で細胞の採取から投与までの一連の行為が手術室又は処置室等で行われる場合は，必要に応じ実施すること．
　・　採取する検体がそのロット（ロットを構成しない特定細胞加工物にあっては，製造番号）又は管理単位を代表するものとなるようにすること．
　・　検体の採取は，あらかじめ定められた場所において，採取した特定細胞加工物等及び資材の汚染並びに他の特定細胞加工物等及び資材その他の物との交さ汚染を防止するような手順により行うものとすること．
　・　検体が採取された特定細胞加工物等及び資材の容器は，検体が採取された旨を表示するものとすること．
　検体の採取の記録（以下「検体採取記録」という．）は，次の事項が記載されているものであること．ただし，それらの事項が試験検査記録に記載されている場合には，検体採取記録を別に作成する必要はないこと．
　　①　検体名

② ロット番号若しくは製造番号又は管理番号
　　　③ 検体採取年月日及び採取した者の氏名
※2 「試験検査の記録」（課長通知 p35）
省令第100条第1項第2号関係
　試験検査の記録は，次の事項が記載されていなければならないものであること．
　　・ 検体名
　　・ ロット番号若しくは製造番号又は管理番号
　　・ 試験検査項目，試験検査実施年月日，試験検査を行った者の氏名及び試験検査の結果
　　・ 試験検査の結果の判定の内容，判定をした年月日及び判定を行った者の氏名
　試験検査記録は，外部試験検査機関等を利用して試験検査を行う場合においては，当該試験検査に係る特定細胞加工物の製造作業を行う細胞培養加工施設において作成しなければならないものであること．この場合において，「試験検査を行った者の氏名」に関してはそれに代えて「外部試験検査機関等の名称」を記載し，「試験検査実施年月日」及び「判定をした年月日」に関してはそれらに加えて「試験検査依頼年月日」及び「試験検査結果の受理年月日」を併記するようにすること．
　「当該特定細胞加工物製造事業者等の他の試験検査設備又は他の試験検査機関を利用して自己の責任において行う試験検査」を行うこととは，当該特定細胞加工物製造事業者等の職員に外部試験検査機関等を利用して試験検査を行わせること又は当該特定細胞加工物製造事業者等の自己の責任で外部試験検査機関等に試験検査を依頼しその結果を判定することを意味するものであること．これらの方法により試験検査を行う場合においては，あらかじめ外部試験検査機関等と，相互の連絡方法，当該試験検査の委託に関し必要な技術的条件，検体の運搬時における品質管理の方法等必要な事項について取り決めておくほか，次の措置を採ること．
　　① 特定細胞加工物等又は資材ごとに試験検査依頼品目・特定細胞加工物リストを作成し，保存すること．なお，当該リストの記載事項に変更があったときには，その都度修正すること．
　　② 試験検査依頼に際しては，試験検査依頼書とともに検体の規格及び試験検査の方法に関する情報を提供し，必要な量の検体を送付すること．なお，送付する検体については，次の事項を表示すること．
　　（ア）検体名
　　（イ）ロット番号若しくは製造番号又は管理番号
　　（ウ）細胞培養加工施設の名称
　　（エ）保管上の注意事項
　　（オ）その他必要な事項
　なお，試験検査結果に関する記録としては，特定細胞加工物の使用により疾病等が発生したときに原因究明を行うために必要な記録を保管すること．
※3 「試験検査の結果の判定」（課長通知 p36）
省令第100条第1項第4号関係
　本規定は，試験検査の結果の判定及びその結果の製造部門への文書による報告について定めたものであること．
　原料の試験検査が長い日数を要するものである場合において，手順書等に当該試験検査の結果の取扱いが規定されている場合は，品質部門が当該試験検査の結果を文書で製造部門に報告することを待たずに，当該原料を製造に用いることとしても差し支えないこと．

> 💬 **解説**

　本項では，細胞培養加工施設における品質管理について定められている．特定細胞加工物はロットごと，資材については管理単位ごとに試験検体を採取し，試験結果については文書により製造部門に報告するとともに，採取，試験結果に関する記録を保管することが必要がある．また，試験検査に関する設備器具の定期点検とその記録の保管を義務付けており，工程内管理試験の必要性についても言及している．試験検査に細胞株を用いる場合は，その細胞株に関する記録の保管も必要である．加えて，製造部門からの製造管理に関する報告の確認も品質管理部門の業務となっている．

【省令第101条】

> **特定細胞加工物の取扱いについて定めている．**

> （特定細胞加工物の取扱い）
> 第百一条　特定細胞加工物製造事業者は，品質部門に，手順書等に基づき，製造管理及び品質管理の結果を適切に評価し，その結果を踏まえ，製造した特定細胞加工物の取扱いについて決定する業務を行わせなければならない．(※1)(※2)
> 2　前項の業務を行う者は，当該業務を適正かつ円滑に実施し得る能力を有する(※3)者でなければならない．
> 3　特定細胞加工物製造事業者は，第一項の業務を行う者が当該業務を行う際に支障が生ずることがないようにしなければならない．

> ※1　「製造した特定細胞加工物の取扱い」（課長通知 p36）
> 省令第101条関係
> 　　細胞培養加工施設からの特定細胞加工物の提供については，試験検査の結果が判明し，医師又は歯科医師が提供の可否の決定をした後に行うことが原則であること．ただし，無菌試験のような実施に一定の日数を要する試験検査の結果の判明を待たずに医師又は歯科医師が提供の可否の決定を行わざるを得ない場合において，特定細胞加工物の提供後に規格外の試験検査結果が得られた場合において採るべき措置（当該特定細胞加工物の提供先となる再生医療等提供機関との連絡を含む．）があらかじめ手順書等に規定されている場合，例外的に，当該試験検査の結果の判明を待たずに提供の可否の決定を行っても差し支えないこと．
> ※2　「製造管理及び品質管理の結果を適切に評価し，その結果を踏まえ，製造した特定細胞加工物の取扱いについて決定する」（課長通知 p36）
> 省令第101条第1項関係
> 　　「製造管理及び品質管理の結果を適切に評価し，その結果を踏まえ，製造した特定細胞加工物の取扱いについて決定する」とは，製造された特定細胞加工物について，製造管理状況及び品質管理状況を正確に把握した上で医師又は歯科医師が提供の可否を決定した後に，品質部門が当該特定細胞加工物の取扱いを決定することであり，この決定がなされていない特定細胞加工物を特定細胞加工物製造事業者等は提供してはならないこと．
> ※3　「業務を適正かつ円滑に実施し得る能力を有する」（課長通知 p36）
> 省令第101条第2項関係
> 　　「業務を適正かつ円滑に実施し得る能力を有する」とは，業務の内容と実務経験及び教育訓練等とを照らし合わせた上でその業務を適正かつ円滑に実施しうる能力を有する者であることを特定細胞加工物製造事業者として判断していることを求めているものであること．

解説

本項では，品質部門において，製造管理及び品質管理の評価と，出荷等の取扱いの決定を行うことが定められている．注意する点として，「製造された特定細胞加工物について，製造管理状況及び品質管理状況を正確に把握した上で医師又は歯科医師が提供の可否を決定した後に，品質部門が当該特定細胞加工物の取扱いを決定する」とされており，品質部門の出荷等の取扱いの決定の前に，例えば出荷判定に必要な製造管理，品質管理の結果について，医師又は歯科医師に正確に報告し，提供の可否の判断を仰ぐ必要がある点である．これは，患者が再生医療等を受けられる状況かどうかも含めて特定細胞加工物の取扱いを決定する必要性があることから，定められている手続きと考えられる．

【省令第102条】

> **特定細胞加工物の検証又は確認について定めている．**
>
> （検証又は確認[※1]）
> 第百二条　特定細胞加工物製造事業者は，あらかじめ指定した者[※2]に，手順書等に基づき，次に掲げる業務を行わせなければならない．この場合において，特定細胞加工物製造事業者は，必要に応じ，再生医療等提供機関の医師又は歯科医師の指示を受けるものとする．
> 　一　次に掲げる場合において細胞培養加工施設の構造設備並びに手順，工程その他の製造管理及び品質管理の方法（以下「製造手順等」という．）が期待される結果を与えることを検証し，これを文書とすること又は製造手順等が期待される結果を与えたことを確認し，これを文書とすること．
> 　　イ　当該細胞培養加工施設において新たに特定細胞加工物の製造を開始する場合[※3]
> 　　ロ　製造手順等に特定細胞加工物の品質に大きな影響を及ぼす変更がある場合[※4]
> 　　ハ　その他特定細胞加工物の製造管理及び品質管理を適切に行うために必要と認められる場合
> 　二　前号の検証又は確認の計画及び結果を品質部門に対して文書により報告すること．
> 2　特定細胞加工物製造事業者は，前項第一号の検証又は確認の結果に基づき，製造管理又は品質管理に関し改善が必要な場合においては，所要の措置を採るとともに，当該措置の記録を作成し，これを保管しなければならない．

※1 「検証又は確認」（課長通知 p36）
省令第102条関係
　本規定は，特定細胞加工物製造事業者が，あらかじめ指定した者に，検証又は確認に関する業務を行わせなければならないことを規定したものであること．

※2 「あらかじめ指定した者」（課長通知 p36）
省令第102条第1項関係
　「あらかじめ指定した者」とは，当該業務の内容を熟知した職員のうち当該業務の責任者としてあらかじめ指定した者をいうものであり，当該職員の責務等については省令第97条第4項第2号の文書において適切に規定しておくこと．

※3 「新たに特定細胞加工物の製造を開始する場合」（課長通知 p37）
省令第102条第1項第1号関係
　イの「新たに特定細胞加工物の製造を開始する場合」とは，当該細胞培養加工施設においてその特定細胞加工物の製造を初めて行おうとする場合をいうものであること．

※4 「特定細胞加工物の品質に大きな影響を及ぼす変更がある場合」（課長通知 p37）
　省令第102条第1項第1号関係
　　ロの「特定細胞加工物の品質に大きな影響を及ぼす変更がある場合」とは，原料，資材，製造工程，構造設備等について，特定細胞加工物の品質に大きな影響を及ぼすことが予想される変更を行おうとする場合をいうものであること．

解説

本項では特定細胞加工物の検証と確認について定めている．本法においては例えば，初めてその施設で取り扱う細胞加工物を製造する際には，何度かの試行で工程や品質管理試験が想定通りに実施でき，その結果，加工物が期待されたとおりに製造できることを検証，確認した記録を文書にして残しておくこと等が必要となると考えられる

【省令第103条】

特定細胞加工物の品質の照査について定めている．

（特定細胞加工物の品質の照査(※1)）
第百三条　特定細胞加工物製造事業者は，あらかじめ指定した者に，手順書等に基づき，次に掲げる業務を行わせなければならない．
　一　製造工程の一貫性及び特定細胞加工物等の規格の妥当性について検証することを目的として，定期的に又は随時，特定細胞加工物の品質の照査を行うこと．
　二　前号の照査の結果を品質部門に対して文書により報告し，確認を受けること．
2　特定細胞加工物製造事業者は，品質部門に，手順書等に基づき，前項第二号の確認の記録を作成させ，保管させるとともに，施設管理者に対して文書により適切に報告させなければならない．
3　特定細胞加工物製造事業者は，第一項第一号の照査の結果に基づき，製造管理若しくは品質管理に関し改善が必要な場合又は前条第一項第一号の検証若しくは確認を行うことが必要な場合においては，必要に応じて再生医療等提供機関の医師又は歯科医師の指示を受け，所要の措置を採るとともに，当該措置に関する記録を作成し，これを保管しなければならない．

※1 「特定細胞加工物の品質の照査」（課長通知 p37）
　省令第103条関係
　　特定細胞加工物の品質の照査は，定期的に又は随時，特定細胞加工物の製造工程又は品質に関する結果，状況等について，適切な指標を用いて分析を行うことにより，特定細胞加工物が適切に管理された状態で製造されているか，又は改善の余地があるかを確認するために実施するものであること．
※2 「あらかじめ指定した者」（課長通知 p37）
　省令第103条第1項関係
　　「あらかじめ指定した者」とは，当該業務の内容を熟知した職員のうち当該業務の責任者としてあらかじめ指定した者をいうものであり，当該職員の責務等については省令第97条第4項第3号の文書において適切に規定しておくこと．

解説

本項では，特定細胞加工物の品質の照査に関して定められており，担当者は，定められた期間や必要に応じて，例えば，製造工程が一貫して行われているか，加工物の規格には品質を担保する上での問題がないか等を検証し，文書にして品質部門に報告する必要がある．品質部門は報告の確認を行い，それを文書にして施設管理者に報告した上で，その記録を保管しておく必要がある．

【省令第104条】

特定細胞加工物の変更の管理について定めている．

（変更の管理[※1]）

第百四条　特定細胞加工物製造事業者は，製造手順等について，特定細胞加工物の品質に影響を及ぼすおそれのある変更を行う場合においては，あらかじめ指定した者[※2]に，手順書等に基づき，次に掲げる業務を行わせなければならない．この場合において，特定細胞加工物製造事業者は，必要に応じ，再生医療等提供機関の医師又は歯科医師の指示を受けるものとする．

一　当該変更による特定細胞加工物の品質への影響を評価し，その評価の結果をもとに変更を行うことについて品質部門の承認を受けるとともに，その記録を作成し，これを保管すること．
二　前号の規定により品質部門の承認を受けて変更を行うときは，関連する文書の改訂，職員の教育訓練その他所要の措置を採ること．

2　特定細胞加工物製造事業者は，品質部門に，手順書等に基づき，前項第一号の承認の記録を作成させ，保管させるとともに，施設管理者に対して文書により適切に報告させなければならない．

3　特定細胞加工物製造事業者は，前項の報告を受けた施設管理者に，当該報告の内容について，当該製造した特定細胞加工物の提供先の再生医療等提供機関に対して報告させなければならない．

※1　「変更の管理」（課長通知 p37）

省令第104条関係

　　本規定は，細胞培養加工施設の構造設備並びに手順，製造工程その他の製造管理及び品質管理の方法に係る，特定細胞加工物の品質に影響を及ぼすおそれのある変更に適用されるものであること．

※2　「あらかじめ指定した者」（課長通知 p37）

省令第104条第1項関係

　　「あらかじめ指定した者」とは，当該業務の内容を熟知した職員のうち当該業務の責任者としてあらかじめ指定した者をいうものであり，当該職員の責務等については省令第97条第4項第4号の文書において適切に規定しておくこと．

　　第2号の規定は，品質部門の承認を受けた変更を行うに当たって，当該変更によって影響を受ける全ての文書の改訂（旧版及びその写しが使用されないようにすることを含む．）を確実に行い，関連する職員に適切な教育訓練を行い，その他所要の措置を採ることによって，当該変更を適切かつ着実に実施することを求めているものであること．この場合において，特定細胞加工物製造事業者は，必要に応じ，再生医療等提供機関の医師又は歯科医師の指示を受けるものとする．

解説

本項では，特定細胞加工物の製造手順の変更について，品質に影響を与えうる者についての手順を定めている．事業者は，製造手順を変更しても，例えば品質の劣化にはつながらないこと等を科学的に十分評価した上で，その評価結果を品質部門に確認，承認を受けた上で，変更を行う必要がある．変更した際には，関連文書の改訂やそれに伴う職員の教育訓練を行い，また，品質部門はその承認に関して文書で施設管理者に報告する必要がある．

【省令第105条】

特定細胞加工物の逸脱の管理について定めている．

(逸脱の管理[※1])
第百五条　特定細胞加工物製造事業者は，製造手順等からの逸脱（以下単に「逸脱」という．）が生じた場合においては，あらかじめ指定した者[※2]に，手順書等に基づき，次に掲げる業務を行わせなければならない．この場合において，特定細胞加工物製造事業者は，必要に応じ，再生医療等提供機関の医師又は歯科医師の指示を受けるものとする．
一　逸脱の内容を記録すること．
二　重大な逸脱が生じた場合においては，次に掲げる業務を行うこと．
　　イ　逸脱による特定細胞加工物の品質への影響を評価し，所要の措置を採ること．
　　ロ　イに規定する評価の結果及び措置について記録を作成し，保管するとともに，品質部門に対して文書により報告すること．
　　ハ　ロの規定により報告された評価の結果及び措置について，品質部門の確認を受けること．
2　特定細胞加工物製造事業者は，品質部門に，手順書等に基づき，前項第二号ハにより確認した記録を作成させ，保管させるとともに，同号ロの記録とともに，施設管理者に対して文書により適切に報告させなければならない．
3　特定細胞加工物製造事業者は，前項の報告を受けた施設管理者に，当該報告の内容について，当該特定細胞加工物製造事業者が製造した特定細胞加工物の提供先の再生医療等提供機関に対して報告させなければならない．

※1「逸脱の管理」（課長通知 p37）
省令第105条関係
　本規定は，特定細胞加工物製造事業者が，あらかじめ指定した者に，製造手順等からの逸脱の管理に関する業務を行わせなければならないことを定めたものであり，細胞培養加工施設の構造設備並びに手順，工程その他の製造管理及び品質管理の方法からの逸脱に適用されるものであること．

※2「あらかじめ指定した者」（課長通知 p38）
省令第105条第1項関係
　「あらかじめ指定した者」とは，当該業務の内容を熟知した職員のうち当該業務の責任者としてあらかじめ指定した者をいうものであり，当該職員の責務等については省令第97条第4項第5号の文書において適切に規定しておくこと．
　第2号は，特定細胞加工物製造事業者が，製造手順等からの逸脱の発生を的確に把握した上で，生じた逸脱が重大なものであると判断した場合において行うべき業務を規定したものであること．

解説

本項では，製造手順等の逸脱について定めており，逸脱発生時にはその内容を記録することを定めている．また重大な逸脱と判断される場合は，担当者による評価と措置，品質部門での確認を経て，施設管理者に文書で報告する必要があり，施設管理者は再生医療等提供機関に報告する必要がある．

【省令第106条】

特定細胞加工物の品質等に関する情報及び品質不良等の処理について定めている．

（品質等に関する情報及び品質不良等の処理[※1]）

第百六条　特定細胞加工物製造事業者は，特定細胞加工物に係る品質等に関する情報（以下「品質情報」という．）を得たときは，その品質情報に係る事項が当該細胞培養加工施設に起因するものでないことが明らかな場合を除き，あらかじめ指定した者[※2]に，手順書等に基づき，次に掲げる業務を行わせなければならない．この場合において，特定細胞加工物製造事業者は，必要に応じ，再生医療等提供機関の医師又は歯科医師の指示を受けるものとする．
一　当該品質情報に係る事項の原因を究明し，製造管理又は品質管理に関し改善が必要な場合においては，所要の措置を採ること．
二　当該品質情報の内容，原因究明の結果及び改善措置を記載した記録を作成し，保管するとともに，品質部門に対して文書により速やかに報告すること．
三　前号の報告について，品質部門の確認を受けること．
2　特定細胞加工物製造事業者は，前項第三号の確認により品質不良又はそのおそれが判明した場合には，品質部門に，手順書等に基づき，当該事項を施設管理者に対して文書により報告させなければならない．
3　特定細胞加工物製造事業者は，前項の報告を受けた施設管理者に，当該報告の内容について，当該特定細胞加工物製造事業者が製造した特定細胞加工物の提供先の再生医療等提供機関に対して報告させなければならない．

※1 「品質等に関する情報及び品質不良等の処理」（課長通知 p38）

省令第106条関係

本規定は，特定細胞加工物製造事業者が，あらかじめ指定した者に，品質等に関する情報及び品質不良等の処理に関する業務を行わせなければならないことを規定したものであること．

※2 「あらかじめ指定した者」（課長通知 p38）

省令第106条第1項関係

「あらかじめ指定した者」とは，当該業務の内容を熟知した職員のうち当該業務の責任者としてあらかじめ指定した者をいうものであり，当該職員の責務等については省令第97条第4項第6号の文書において適切に規定しておくこと．

解説

本項では，品質情報と品質不良等が発生した場合の取扱いを定めている．品質情報を入手した場合は，担当者がその内容と原因究明を行い，必要な措置を取るとともに，品質部門の確認を受ける必要がある．さらに，品質部門が品質不良又はその危惧があると判断した場

合は，施設管理者に文書で報告し，施設管理者は再生医療等提供機関に報告する必要がある．

【省令第107条】

特定細胞加工物の重大事態報告について定めている．

（重大事態報告等）
第百七条　特定細胞加工物製造事業者は，特定細胞加工物の安全性の確保に重大な影響を及ぼすおそれがある事態が生じた場合には，必要な措置を講じるとともに，その旨を速やかに当該特定細胞加工物製造事業者が製造した特定細胞加工物の提供先の再生医療等提供機関及び厚生労働大臣に報告しなければならない．(※1)
2　前項の措置に係る特定細胞加工物を保管する場合においては，当該特定細胞加工物を区分して一定期間保管した後，適切に処理しなければならない．

※1「報告」（課長通知 p38）
　省令第107条第1項関係
　　厚生労働大臣又は地方厚生局長への報告は，別紙様式第7による報告書を提出して行うものとすること．

解説

本項では，特定細胞加工物の製造等にあたり，安全性の確保に重大な影響を及ぼすおそれがある事態（重大事態）が発生した際の手順について定めている．重大事態発生時には，事業者は必要な措置を行うのと並行して，提供機関と厚生労働大臣に報告をする必要がある．提供機関における疾病等の発生時と同様に，特定細胞加工物製造事業者にも，厚生労働大臣への報告義務がある事項がある点に注意を要すると考えられる．

【省令第108条】

特定細胞加工物製造事業者の自己点検について定めている．

（自己点検(※1)）
第百八条　特定細胞加工物製造事業者は，あらかじめ指定した者に，手順書等に基づき，次に掲げる業務を行わせなければならない．
　一　当該細胞培養加工施設における特定細胞加工物の製造管理及び品質管理について定期的に自己点検を行うこと．
　二　自己点検の結果を施設管理者に対して文書により報告すること．
　三　自己点検の結果の記録を作成し，これを保管すること．
2　特定細胞加工物製造事業者は，前項第一号の自己点検の結果に基づき，製造管理又は品質管理に関し改善が必要な場合においては，所要の措置を採るとともに，当該措置の記録を作成し，これを保管すること．

※1「自己点検」（課長通知 p38）
　省令第108条関係
　　本規定は，特定細胞加工物製造事業者が，あらかじめ指定した者に，自己点検に関する業務を行わせなければならないことを定めたものであること．

別紙様式第七(省令第百七条関係)

重大事態報告書

年　月　日

厚生労働大臣　｝殿
地方厚生局長

　　　　　　　事業者　住　所　｛法人にあっては，主た｝
　　　　　　　　　　　　　　　　る事務所の所在地

　　　　　　　　　　　氏　名　｛法人にあっては，名称　｝　印
　　　　　　　　　　　　　　　　及び代表者の氏名

　下記のとおり，特定細胞加工物の安全性の確保に重大な影響を及ぼすおそれがある事態が生じたので，再生医療等の安全性の確保等に関する法律施行規則第107条第1項の規定により報告します．

記

1　基本情報

細胞培養加工施設の施設番号	
細胞培養加工施設の名称	
許可若しくは認定を受けた年月日又は届出を行った年月日	

2　重大な影響を及ぼすおそれがある事態について

重大な影響を及ぼすおそれがある事態の内容	
重大な影響を及ぼすおそれがある事態に係る特定細胞加工物の提供先の再生医療等提供機関の名称	
重大な影響を及ぼすおそれがある事態に係る特定細胞加工物の提供先の再生医療等提供機関へ報告を行った年月日	
講じた措置	

(留意事項)
　1　用紙の大きさは，日本工業規格A4とすること．
　2　提出は，正本1通とすること．
　3　各項目の記載欄にその記載事項の全てを記載する事ができないときには,同欄に「別紙のとおり．」と記載し，別紙を添付すること．
　4　2の「重大な影響を及ぼすおそれがある事態の内容」の欄には，重大な影響を及ぼすおそれがある事態があった年月日及び当該事態の内容を記載すること．

解説

本項は，自己点検の手順について定めており，事業者は担当者に定期的に製造管理，品質管理の自己点検を行わせ，その結果を施設管理者に報告させる必要がある．

【省令第109条】

特定細胞加工物製造事業者の教育訓練について定めている．

(教育訓練(※1))
第百九条　特定細胞加工物製造事業者は，あらかじめ指定した者(※2)に，手順書等に基づき，次に掲げる業務を行わせなければならない．
　一　製造・品質管理業務に従事する職員(※3)に対して，製造管理及び品質管理に関する必要な教育訓練を計画的に実施すること．
　二　製造又は試験検査に従事する職員に対して，特定細胞加工物の製造のために必要な衛生管理，微生物学，医学その他必要な教育訓練を実施すること．
　三　清浄度管理区域及び無菌操作等区域等での作業に従事する職員並びに特定細胞加工物の製造に使用する人若しくは動物の細胞又は微生物等の培養その他の加工等に係る作業に従事する職員に対して，微生物等による汚染を防止するために必要な措置に関する教育訓練を実施すること．
　四　教育訓練の実施状況を施設管理者に対して文書により報告すること．
　五　教育訓練の実施の記録を作成し，これを保管すること．

※1　「教育訓練」（課長通知 p38）
　省令第109条関係
　　本規定は，特定細胞加工物製造事業者が，あらかじめ指定した者に，教育訓練に関する業務を行わせなければならないことを規定したものであること．
※2　「あらかじめ指定した者」（課長通知 p38）
　省令第109条関係
　　「あらかじめ指定した者」とは，教育訓練に係る業務の内容を熟知した職員のうち当該業務の責任者としてあらかじめ指定した者をいうものであり，当該職員の責務等については省令第97条第4項第9号の文書において適切に規定しておくこと．
※3　「製造・品質管理業務に従事する職員」（課長通知 p39）
　省令第109条第1号関係
　　「製造・品質管理業務に従事する職員」とは，特定細胞加工物の品質等に影響を及ぼす可能性のある者（保守及び清掃作業員を含む．）を含むものであること．

解説

本項では，加工施設における教育訓練について定めており，事業者は担当者に，製造，品質管理業務に就く職員への管理業務に関する教育訓練，製造又は検査を行う職員への衛生管理や微生物学等の必要な教育訓練を実施させる必要があり，さらに清浄度管理区域，無菌操作等区域で作業する職員には汚染防止に関する教育訓練を実施させる必要がある．また，これらの教育訓練の実施状況は文書にして，施設管理者に報告する必要がある．

【省令第110条】

特定細胞加工物製造事業者の文書及び記録の管理について定めている．
（文書及び記録の管理^{(※1)(★1)}） 第百十条　特定細胞加工物製造事業者は，第四章に規定する文書及び記録について，あらかじめ指定した者^(※2)に，手順書等に基づき，次に掲げる事項を行わせなければならない． 　一　文書を作成し，又は改訂する場合においては，手順書等に基づき，承認，配付，保管等を行うこと．^(※3) 　二　手順書等を作成し，又は改訂する場合においては，当該手順書等にその日付を記載するとともに，それ以前の改訂に係る履歴を保管すること．^(※4) 　三　第四章に規定する文書及び記録を，作成の日（手順書等については使用しなくなった日）から次に掲げる期間（教育訓練に係る記録にあっては，五年間）保管すること．^(※5) 　　イ　指定再生医療等製品の原料と類似の原料からなる特定細胞加工物にあっては，三十年間 　　ロ　イに規定する特定細胞加工物以外の特定細胞加工物にあっては，十年間

※1　「文書及び記録の管理」（課長通知 p39）

省令第110条関係

　本規定は，特定細胞加工物製造事業者が，あらかじめ指定した者に，この省令に規定する文書及び記録の管理に関する業務を行わせなければならないことを定めたものであること．

※2　「あらかじめ指定した者」（課長通知 p39）

省令第110条

　「あらかじめ指定した者」とは，当該業務の内容を熟知した職員のうち当該業務の責任者としてあらかじめ指定した者をいうものであり，当該職員の責務等については省令第97条第4項第10号の文書において適切に規定しておくこと．

※3　「文書の作成又は改訂」（課長通知 p39）

省令第110条第1号関係

　文書の作成又は改訂に当たっては，手順書等に基づき，承認，配付，保管等を行うことを求めているものであること．文書は，その内容等に応じて定期的に確認され，更新されるものとすること．使用されなくなった文書については適切に保管すること．

※4　「手順書等の作成又は改訂」（課長通知 p39）

省令第110条第2号関係

　手順書等の作成又は改訂に当たっては，当該手順書等に作成又は改訂の日付のほか，その責任者，内容及び理由を記載するとともに，当該改訂以前の改訂に係る履歴を保管し，最新の改訂状況を識別することができるようにしておくことを求めているものであること．なお，手順書等の写し（正本との混同等を防止するために識別表示等の措置を講じること．）が存在する場合において，当該手順書等を改訂するときには，正本を改訂すると同時に写しの配付及び差替えを行う等，全ての写しが確実に改訂されるようにすること．

※5　「期間」

省令第110条第3号関係

　特定細胞加工物による感染症，腫瘍化等が万一発生した場合における調査等を可能とするため，指定再生医療等製品の原料と類似の原料からなる特定細胞加工物にあっては30年間，その他の特定細胞加工物にあっては，10年間記録を保管するものであること．また，手順書等の改訂に係る履歴も本規定に含むこととすること．なお，使用されなくなった文書については適切に保管すること．

　イの「指定再生医療等製品の原料と類似の原料からなる特定細胞加工物」とは，同種若しくは動物の細胞又はヒト血液を原料等として用いる特定細胞加工物（培地成分，添加物等としてのみ使用

され，又は極めて高度な処理を受けていることにより，十分なクリアランスが確保され，感染症の発症リスクが極めて低いものを除く．）をいうものであること．ヒト血液を原料等として用いる特定細胞加工物としては，例えば，ヒト血清アルブミンを用いて培養した特定細胞加工物が挙げられること．

★1
【Q&A】
Q21：複数の種類の特定細胞加工物の製造を行う細胞培養加工施設の場合，記録については同一の場所に保管されていなくても，容易に特定が可能な状態であれば，差し支えないか．
A21：差し支えない．

解説

本項では，文書と記録の保管に関して定められており，事業者は，保管の担当者を決め，文書・記録に関して，その改訂履歴も含めて保管させる必要がある．その保管期間については，教育訓練に関するものは5年，その他は10年となっており，指定再生医療等製品の原料と類似の原料からなる細胞加工物（同種若しくは動物の細胞，人血液を原料等として用いるもの）の場合は30年となっている．

【法律第45条】

特定細胞加工物の製造に関する記録及び保存について定めている．

（特定細胞加工物の製造に関する記録及び保存）
第四十五条　特定細胞加工物製造事業者は，厚生労働省令で定めるところにより，製造をした特定細胞加工物の種類，当該製造の経過その他の厚生労働省令で定める事項に関する記録を作成し，これを保存しなければならない．

【省令第111条】

特定細胞加工物の製造に関する記録について定めている．

（特定細胞加工物の製造に関する記録に関する事項）
第百十一条　法第四十五条の厚生労働省令で定める事項は，次のとおりとする．
　一　製造をした特定細胞加工物の種類
　二　特定細胞加工物の提供先の再生医療等提供機関の名称及び住所
　三　委託を受けて製造をした場合には，委託元及び委託業務の内容
　四　再生医療等に用いる細胞の種類
　五　再生医療等に用いる細胞の提供が行われた医療機関等の名称及び細胞の提供が行われた年月日
　六　再生医療等に用いる細胞が適切なものであることを検査等により確認した結果
　七　特定細胞加工物の製造の経過
　八　特定細胞加工物が再生医療等に用いるために適切なものであることを検査等により確認した結果
　九　特定細胞加工物の輸送の方法及び輸送業者

> 十　特定細胞加工物の提供日
> 2　特定細胞加工物製造事業者は，法第四十五条の記録を，次に掲げる期間，保存しなければならない．
> 　一　指定再生医療等製品の原料と類似の原料からなる特定細胞加工物に係る記録にあっては，その提供日から起算して少なくとも三十年間
> 　二　前号に掲げる特定細胞加工物以外の特定細胞加工物に係る記録にあっては，その提供日から起算して少なくとも十年間．

> (参考) 法律
> (特定細胞加工物の製造に関する記録及び保存)
> 第四十五条　特定細胞加工物製造事業者は，厚生労働省令で定めるところにより，製造をした特定細胞加工物の種類，当該製造の経過その他の厚生労働省令で定める事項に関する記録を作成し，これを保存しなければならない

解説

本項では，特定細胞加工物の製造に関して記録するべき内容と，その記録の保管について定めている．保管の期間については，前項で解説した内容と同様である．

【法律第46条】

厚生労働大臣への定期報告について定めている．

> (厚生労働大臣への定期報告)
> 第四十六条　特定細胞加工物製造事業者は，特定細胞加工物の製造の状況について，厚生労働省令で定めるところにより，定期的に，厚生労働大臣に報告しなければならない．

【省令第112条】

特定細胞加工物の製造の状況の定期報告について定めている．

> (定期報告)
> 第百十二条　法第四十六条の規定に基づき，特定細胞加工物の製造の状況について，次に掲げる事項を報告しなければならない．
> 　一　特定細胞加工物の製造件数[※1]
> 　二　苦情の処理状況
> 　三　特定細胞加工物の提供先の再生医療等提供機関から第十七条第四項第一号の規定により通知を受けた疾病等の発生に係る次に掲げる情報
> 　　イ　疾病等の発生があった年月日
> 　　ロ　疾病等の発生に対する措置状況
> 　　ハ　特定細胞加工物製造業者による対策等
> 2　前項の報告[※2]は，法第三十五条第一項の規定による許可又は法第三十九条第一項の規定による認定を受けた日若しくは法第四十条第一項の規定による届出をした日から起算して，一年ごとに，当該期間満了後六十日以内に行わなければならない．

(参考) 法律
（厚生労働大臣への定期報告）
第四十六条　特定細胞加工物製造事業者は，特定細胞加工物の製造の状況について，厚生労働省令で定めるところにより，定期的に，厚生労働大臣に報告しなければならない．

※1 「製造件数」（課長通知 p40）
　省令第112条第1項第1号関係
　　「製造件数」とは，特定細胞加工物ごとの製造件数をいうものであること．
※2 「報告」
　省令第112条第2項関係
　　厚生労働大臣又は地方厚生局長への報告は，別紙様式第8による報告書を提出して行うものとすること．

解説

本項では，重大事態の報告と並び，厚生労働大臣に報告が必要な定期報告の事項について定めている．製造件数や苦情処理件数に加え，疾病等が発生した際の事業者側の措置状況について報告する必要がある．報告は事業者の許可，認定を受けた日，届出をした日から1年が経過した日から60日以内に，毎年行うこととなっている．

【法律第47条】

厚生労働大臣が行う緊急命令について定めている．

（緊急命令）
第四十七条　厚生労働大臣は，特定細胞加工物の製造による保健衛生上の危害の発生又は拡大を防止するため必要があると認めるときは，特定細胞加工物の製造をする者に対し，当該特定細胞加工物の製造を一時停止することその他保健衛生上の危害の発生又は拡大を防止するための応急の措置をとるべきことを命ずることができる．

解説

本項では，厚生労働大臣が，必要と認められる場合において，製造の一時停止，応急措置等の緊急命令を出すことができることを定めている．

別紙様式第八（省令第百十二条関係）（表面）

特定細胞加工物製造状況定期報告書

年　月　日

厚生労働大臣　｝殿
地方厚生局長

事業者　住　所　｛法人にあっては，主たる事務所の所在地｝

　　　　氏　名　｛法人にあっては，名称及び代表者の氏名｝　　印

　下記のとおり，特定細胞加工物の製造の状況について，再生医療等の安全性の確保等に関する法律第46条の規定により報告します．

記

1　基本情報

細胞培養加工施設の施設番号	
細胞培養加工施設の名称	
許可若しくは認定を受けた年月日又は届出を行った年月日	

2　製造の状況について

特定細胞加工物の名称	特定細胞加工物の製造件数	特定細胞加工物の提供先の再生医療等提供機関の名称

3　苦情の処理状況について

苦情の発生件数及び苦情の内容	
苦情の発生を受けて講じた措置がある場合にはその内容	

別紙様式第八(省令第百十二条関係)(裏面)

4　特定細胞加工物の提供先の再生医療等提供機関から通知を受けた疾病等の発生に係る情報

疾病等の発生に係る情報	
疾病等の発生があった再生医療等提供機関の名称	
疾病等の発生があった年月日	
疾病等の発生の内容	
再生医療等提供機関による疾病等の発生に対する措置状況	
特定細胞加工物製造事業者による対策等の内容	

5　連絡先

担当部署	
電話番号	
ＦＡＸ番号	
電子メールアドレス	

(留意事項)
1　用紙の大きさは，日本工業規格Ａ４とすること．
2　提出は，正本１通とすること．
3　各項目の記載欄にその記載事項の全てを記載する事ができないときには，同欄に「別紙のとおり．」と記載し，別紙を添付すること．

【法律第48条】

厚生労働大臣が行う改善命令等について定めている．

（改善命令等）
第四十八条　厚生労働大臣は，許可事業者又は第四十条第一項の規定による届出をした者（以下「届出事業者」という．）が設置する当該許可又は届出に係る細胞培養加工施設の構造設備が第四十二条の基準に適合していないときは，当該許可事業者又は届出事業者に対し，その構造設備の改善を命じ，又はその改善を行うまでの間当該細胞培養加工施設の全部若しくは一部の使用を禁止することができる．
2　厚生労働大臣は，許可事業者又は届出事業者にこの章の規定又はこの章の規定に基づく命令若しくは処分に違反する行為があった場合において，再生医療等技術の安全性の確保等その他再生医療等の適正な提供のため必要があると認めるときは，当該許可事業者又は届出事業者に対し，その業務の運営の改善に必要な措置をとるべきことを命ずることができる．

解説

本項では，厚生労働大臣が事業者に対して，構造設備の改善命令及びその改善までの施設使用の禁止について定めている．また，規定や命令，処分に違反する場合には業務運営の改善措置をとるべきことを命令できることとなっている．

【法律第49条】

厚生労働大臣が行う許可の取消し等について定めている．

（許可の取消し等）
第四十九条　厚生労働大臣は，許可事業者が次の各号のいずれかに該当するときは，その許可を取り消し，又は期間を定めて特定細胞加工物の製造の業務の全部若しくは一部の停止を命ずることができる．
　一　当該許可に係る細胞培養加工施設の構造設備が第四十二条の基準に適合しなくなったとき．
　二　第三十五条第四項各号のいずれかに該当するに至ったとき．
　三　前二号に掲げる場合のほか，この法律，移植に用いる造血幹細胞の適切な提供の推進に関する法律若しくは医薬品医療機器等法その他薬事に関する法令で政令で定めるもの又はこれらに基づく処分に違反したとき．

【政令第6条】

法第49条第3号等の政令で定める法令について定めている.
（法第四十九条第三号等の政令で定める法令） 第六条　法第四十九条第三号，第五十条第一項第四号及び第五十一条第三号の政令で定める法令は，第三条各号に掲げる法令とする．

（参考）法律
　（許可の取消し等）
第四十九条　厚生労働大臣は，許可事業者が次の各号のいずれかに該当するときは，その許可を取り消し，又は期間を定めて特定細胞加工物の製造の業務の全部若しくは一部の停止を命ずることができる．
　三　前二号に掲げる場合のほか，この法律，移植に用いる造血幹細胞の適切な提供の推進に関する法律若しくは医薬品医療機器等法その他薬事に関する法令で政令で定めるもの又はこれらに基づく処分に違反したとき．
　（認定の取消し等）
第五十条　厚生労働大臣は，第三十九条第一項の認定を受けた者（以下この条において「認定事業者」という．）が次の各号のいずれかに該当するときは，その者が受けた同項の認定の全部又は一部を取り消すことができる．
　四　この法律，移植に用いる造血幹細胞の適切な提供の推進に関する法律若しくは医薬品医療機器等法その他薬事に関する法令で政令で定めるもの又はこれらに基づく処分に違反したとき．
　（停止命令）
第五十一条　厚生労働大臣は，届出事業者が次の各号のいずれかに該当するときは，期間を定めて特定細胞加工物の製造の業務の全部又は一部の停止を命ずることができる．
　三　前二号に掲げる場合のほか，この法律，移植に用いる造血幹細胞の適切な提供の推進に関する法律若しくは医薬品医療機器等法その他薬事に関する法令で政令で定めるもの又はこれらの規定に基づく処分に違反したとき．

（参考）政令
　（法第三十五条第四項第三号等の政令で定める法令）
第三条　法第三十五条第四項第三号（法第三十六条第二項及び第三十九条第二項において準用する場合を含む．）の政令で定める法令は，次のとおりとする．
　一　大麻取締法（昭和二十三年法律第百二十四号）
　二　毒物及び劇物取締法（昭和二十五年法律第三百三号）
　三　覚せい剤取締法（昭和二十六年法律第二百五十二号）
　四　麻薬及び向精神薬取締法（昭和二十八年法律第十四号）
　五　あへん法（昭和二十九年法律第七十一号）
　六　安全な血液製剤の安定供給の確保等に関する法律（昭和三十一年法律第百六十号）
　七　薬剤師法（昭和三十五年法律第百四十六号）
　八　有害物質を含有する家庭用品の規制に関する法律（昭和四十八年法律第百十二号）
　九　化学物質の審査及び製造等の規制に関する法律（昭和四十八年法律第百十七号）

十　国際的な協力の下に規制薬物に係る不正行為を助長する行為等の防止を図るための麻薬及び向精神薬取締法等の特例等に関する法律（平成三年法律第九十四号）
　十一　独立行政法人医薬品医療機器総合機構法（平成十四年法律第百九十二号）
　十二　遺伝子組換え生物等の使用等の規制による生物の多様性の確保に関する法律（平成十五年法律第九十七号）

解説

　本項では，事業者に対する許可の取り消し等について定められている．構造設備が基準に満たなくなった場合，法第35条で定められる不許可に係る条件を満たす場合，関連法令への違反があった場合等に，厚生労働大臣は許可の取り消し又は停止を命じることができることとなっている．

【法律第50条】

> 認定を受けて外国において特定細胞加工物の製造業務を行う者に対する認定の取消し等について定めている．

（認定の取消し等）
第五十条　厚生労働大臣は，第三十九条第一項の認定を受けた者（以下この条において「認定事業者」という．）が次の各号のいずれかに該当するときは，その者が受けた同項の認定の全部又は一部を取り消すことができる．
　一　厚生労働大臣が，必要があると認めて，当該認定事業者に対し，厚生労働省令で定めるところにより必要な報告を求めた場合において，その報告がされず，又は虚偽の報告がされたとき．
　二　厚生労働大臣が，必要があると認めて，当該職員に，当該認定事業者の当該認定に係る細胞培養加工施設又は事務所においてその構造設備又は帳簿，書類その他の物件を検査させ，関係者に質問させようとした場合において，その検査が拒まれ，妨げられ，若しくは忌避され，又はその質問に対し，正当な理由なしに答弁がされず，若しくは虚偽の答弁がされたとき．
　三　次項において準用する第四十八条の規定による請求に応じなかったとき．
　四　この法律，移植に用いる造血幹細胞の適切な提供の推進に関する法律若しくは医薬品医療機器等法その他薬事に関する法令で政令で定めるもの又はこれらに基づく処分に違反したとき．
2　第四十八条の規定は，認定事業者について準用する．この場合において，同条第一項中「許可又は届出」とあるのは「認定」と，「命じ，又はその改善を行うまでの間当該細胞培養加工施設の全部若しくは一部の使用を禁止する」とあるのは「請求する」と，同条第二項中「命ずる」とあるのは「請求する」と読み替えるものとする．
3　厚生労働大臣は，機構に，第一項第二号の規定による検査又は質問を行わせることができる．この場合において，機構は，当該検査又は質問をしたときは，厚生労働省令で定めるところにより，当該検査又は質問の結果を厚生労働大臣に通知しなければならない．

【省令第115条】

機構が認定事業者に対する検査又は質問を行った場合の結果の通知について定めている．
（機構による認定事業者に対する検査又は質問の結果の通知） 第百十五条　法第五十条第三項の規定による通知は，様式第三十一による通知書により行うものとする．
（参考）法律 （認定の取消し等） 第五十条　厚生労働大臣は，第三十九条第一項の認定を受けた者（以下この条において「認定事業者」という．）が次の各号のいずれかに該当するときは，その者が受けた同項の認定の全部又は一部を取り消すことができる． 　二　厚生労働大臣が，必要があると認めて，当該職員に，当該認定事業者の当該認定に係る細胞培養加工施設又は事務所においてその構造設備又は帳簿，書類その他の物件を検査させ，関係者に質問させようとした場合において，その検査が拒まれ，妨げられ，若しくは忌避され，又はその質問に対し，正当な理由なしに答弁がされず，若しくは虚偽の答弁がされたとき． 3　厚生労働大臣は，機構に，第一項第二号の規定による検査又は質問を行わせることができる．この場合において，機構は，当該検査又は質問をしたときは，厚生労働省令で定めるところにより，当該検査又は質問の結果を厚生労働大臣に通知しなければならない．

解説

　本項では，認定事業者に対する認定の取り消しについて定めている．厚生労働大臣への必要な報告がなされない，虚偽の報告があった，必要があった場合に行われる検査，質問に対応しないか虚偽の答弁した場合，その他関連法令に違反した場合等に，厚生労働大臣は認定を取り消すことができる．また，厚生労働大臣が必要と認めた際に認定事業者に行う検査，質問業務に関しては，PMDAに行わせることができ，PMDAはその結果を厚生労働大臣に通知することとなっている．

様式第三十一（第百十五条関係）

検　査
質　問　結果通知書

年　　月　　日

厚生労働大臣　｜
地方厚生局長　｜　殿

独立行政法人医薬品医療機器総合機構理事長　　　印

　下記のとおり，特定細胞加工物の製造の　検　査　の結果を，再生医療等の安全性の
　　　　　　　　　　　　　　　　　　　　質　問
確保等に関する法律第50条第3項の規定により通知します．

記

細胞培養加工施設の施設番号	
細胞培養加工施設の名称	
実施年月日	
実施結果	
備考	

（留意事項）
　1　用紙の大きさは，日本工業規格A4とすること．
　2　各項目の記載欄にその記載事項の全てを記載する事ができないときには，同欄に「別紙のとおり．」と記載し，別紙を添付すること．

【法律第51条】

> 停止命令について定めている．

（停止命令）

第五十一条　厚生労働大臣は，届出事業者が次の各号のいずれかに該当するときは，期間を定めて特定細胞加工物の製造の業務の全部又は一部の停止を命ずることができる．
　一　当該届出に係る細胞培養加工施設の構造設備が第四十二条の基準に適合しなくなったとき．
　二　第三十五条第四項各号のいずれかに該当するに至ったとき．
　三　前二号に掲げる場合のほか，この法律，移植に用いる造血幹細胞の適切な提供の推進に関する法律若しくは医薬品医療機器等法その他薬事に関する法令で政令で定めるもの又はこれらの規定に基づく処分に違反したとき．

解説

　本項では，届出業者に対する停止命令について定めており，許可業者の取り消し，停止の際と同様の場合には，厚生労働大臣は届出業者に関しても業務の停止命令を出すことができることとなっている．

【法律第52条】

> 立入検査等について定めている．

（立入検査等）

第五十二条　厚生労働大臣は，許可事業者又は届出事業者が設置する当該許可又は届出に係る細胞培養加工施設の構造設備が第四十二条の基準に適合しているかどうかを確認するため必要があると認めるときは，当該許可事業者若しくは届出事業者に対し，必要な報告をさせ，又は当該職員に，当該細胞培養加工施設若しくは事務所に立ち入り，その構造設備若しくは帳簿，書類その他の物件を検査させ，若しくは関係者に質問させることができる．
2　厚生労働大臣は，前項に定めるもののほか，細胞培養加工施設においてこの章の規定若しくはこの章の規定に基づく命令若しくは処分に違反する特定細胞加工物の製造が行われていると認めるとき，又は再生医療等技術の安全性の確保等その他再生医療等の適正な提供のため必要があると認めるときは，特定細胞加工物の製造をする者に対し，必要な報告をさせ，又は当該職員に，細胞培養加工施設若しくは事務所に立ち入り，その構造設備若しくは帳簿，書類その他の物件を検査させ，若しくは関係者に質問させることができる．
3　第二十四条第三項の規定は前二項の規定による立入検査について，同条第四項の規定は前二項の規定による権限について準用する．

【法律第53条】

> 機構による立入検査等の実施について定めている．

（機構による立入検査等の実施）
第五十三条　厚生労働大臣は，機構に，前条第一項又は第二項の規定による立入検査又は質問を行わせることができる．
2　機構は，前項の規定による立入検査又は質問をしたときは，厚生労働省令で定めるところにより，当該立入検査又は質問の結果を厚生労働大臣に通知しなければならない．
3　第一項の規定により機構の職員が立入検査又は質問をするときは，その身分を示す証明書を携帯し，関係者に提示しなければならない．

【省令第116条】

> 機構が許可事業者又は届出事業者に対する立入検査等を行った場合の結果の通知について定めている．

（機構による許可事業者又は届出事業者に対する立入検査等の結果の通知）
第百十六条　法第五十三条第二項の規定による通知は，様式第三十二による通知書により行うものとする．

（参考）法律
（機構による立入検査等の実施）
第五十三条　厚生労働大臣は，機構に，前条第一項又は第二項の規定による立入検査又は質問を行わせることができる．
2　機構は，前項の規定による立入検査又は質問をしたときは，厚生労働省令で定めるところにより，当該立入検査又は質問の結果を厚生労働大臣に通知しなければならない．

解説

本項では，許可事業者又は届出事業者に対する立ち入り検査について定めている．構造設備が基準を満たしているか確認する必要がある場合，規定等に違反する製造が行われている場合やその他必要と認められる場合に，厚生労働大臣は事務所への立ち入り検査等を行わせることができる．また，この立ち入り検査に関して，PMDAに行わせることができることとなっている．

様式第三十二（第百十六条関係）

立入検査
　　　　結果通知書
質　　問

年　月　日

厚生労働大臣　｝
地方厚生局長　｝　殿

独立行政法人医薬品医療機器総合機構理事長　　　印

　下記のとおり，特定細胞加工物の製造の　立入検査　の結果を，再生医療等の安全性
　　　　　　　　　　　　　　　　　　　　質　問
の確保等に関する法律第53条第2項の規定により通知します．

記

細胞培養加工施設の施設番号	
細胞培養加工施設の名称	
実施年月日	
実施結果	
備考	

（留意事項）
　1　用紙の大きさは，日本工業規格Ａ4とすること．
　2　各項目の記載欄にその記載事項の全てを記載する事ができないときには，同欄に「別紙のとおり．」と記載し，別紙を添付すること．

【省令第117条】

> 機構が立入検査等を行う際の職員の身分を示す証明書の様式について定めている．

（機構の職員の身分を示す証明書）
第百十七条　法第五十三条第三項の身分を示す証明書は，様式第三十三によるものとする．

（参考）法律
（機構による立入検査等の実施）
第五十三条　厚生労働大臣は，機構に，前条第一項又は第二項の規定による立入検査又は質問を行わせることができる．
3　第一項の規定により機構の職員が立入検査又は質問をするときは，その身分を示す証明書を携帯し，関係者に提示しなければならない．

解説

本項では，法律で定められる，機構による立ち入り検査の際に携帯する身分証の様式について定めている．身分証は様式第三十三によるものとなっているため，確認しておく必要がある．

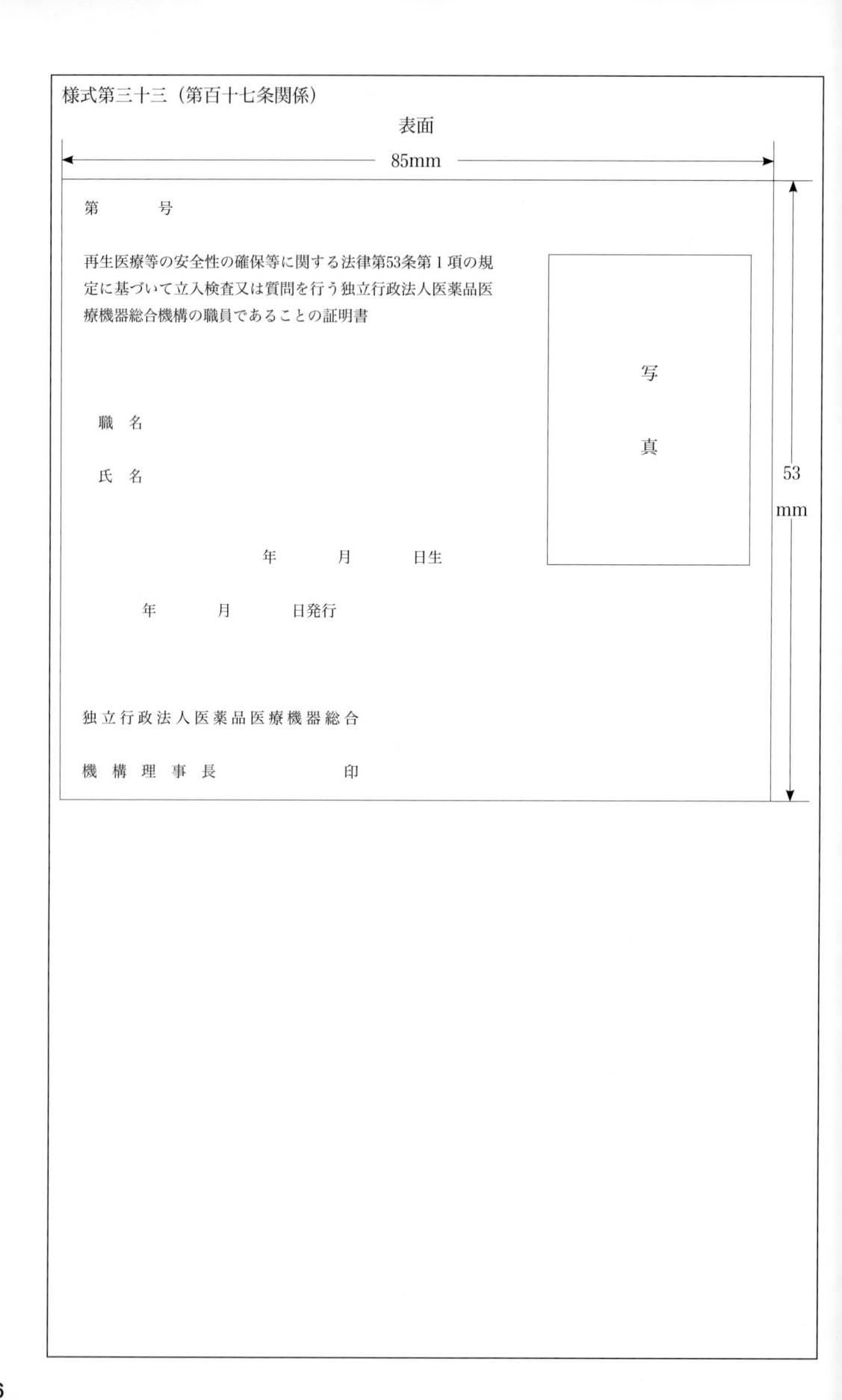

様式第三十三（第百十七条関係）

表面

← 85mm →

第　　　号

再生医療等の安全性の確保等に関する法律第53条第1項の規定に基づいて立入検査又は質問を行う独立行政法人医薬品医療機器総合機構の職員であることの証明書

写　真

職　名

氏　名

　　　　　　　年　　　月　　　日生

　　　　年　　　月　　　日発行

独立行政法人医薬品医療機器総合

機　構　理　事　長　　　　　印

53mm

裏面

再生医療等の安全性の確保等に関する法律（平成25年法律第85号）抜粋
（立入検査等）
第五十二条　厚生労働大臣は，許可事業者又は届出事業者が設置する当該許可又は届出に係る細胞培養加工施設の構造設備が第四十二条の基準に適合しているかどうかを確認するため必要があると認めるときは，当該許可事業者若しくは届出事業者に対し，必要な報告をさせ，又は当該職員に，当該細胞培養加工施設若しくは事務所に立ち入り，その構造設備若しくは帳簿，書類その他の物件を検査させ，若しくは関係者に質問させることができる．
2　厚生労働大臣は，前項に定めるもののほか，細胞培養加工施設においてこの章の規定若しくはこの章の規定に基づく命令若しくは処分に違反する特定細胞加工物の製造が行われていると認めるとき，又は再生医療等技術の安全性の確保等その他再生医療等の適正な提供のため必要があると認めるときは，特定細胞加工物の製造をする者に対し，必要な報告をさせ，又は当該職員に，細胞培養加工施設若しくは事務所に立ち入り，その構造設備若しくは帳簿，書類その他の物件を検査させ，若しくは関係者に質問させることができる．
3　第二十四条第三項の規定は前二項の規定による立入検査について，同条第四項の規定は前二項の規定による権限について準用する．

（機構による立入検査等の実施）
第五十三条　厚生労働大臣は，機構に，前条第一項又は第二項の規定による立入検査又は質問を行わせることができる．
2　機構は，前項の規定による立入検査又は質問をしたときは，厚生労働省令で定めるところにより，当該立入検査又は質問の結果を厚生労働大臣に通知しなければならない．
3　第一項の規定により機構の職員が立入検査又は質問をするときは，その身分を示す証明書を携帯し，関係者に提示しなければならない．

【法律第54条】

特定細胞加工物の製造に関し必要な手続きその他の事項について厚生労働省令へ委任することを定めている．

（厚生労働省令への委任）
第五十四条　この章に定めるもののほか，特定細胞加工物の製造に関し必要な手続その他の事項は，厚生労働省令で定める．

解説

　本項では，製造に関して必要なその他の手続きは，省令の中で別途定めることが記載されている．

雑則

【法律第55条】

厚生科学審議会の意見の聴取について定めている.

（厚生科学審議会の意見の聴取）
第五十五条　厚生労働大臣は，次に掲げる場合には，あらかじめ，厚生科学審議会の意見を聴かなければならない．
一　第二条第二項の政令の制定又は改廃の立案をしようとするとき．
二　第二条第五項又は第六項の厚生労働省令を制定し，又は改廃しようとするとき．
三　再生医療等提供基準を定め，又は変更しようとするとき．
四　第八条第一項（第十条第一項において準用する場合を含む．）の規定による命令をしようとするとき．

解説

　本項では，厚生科学審議会の本法上での役割が定められている．再生医療等技術の範囲を定める政令の制定若しくは改廃，第一種，第二種の範囲を定める省令の制定若しくは改廃，再生医療等提供基準の制定若しくは変更，又は提供計画の変更等を命令する時には，厚生科学審議会の意見を聞くこととなっている．具体的な審議は厚生科学審議会再生医療等評価部会で行われることになるものと考えられる．

【法律第56条】

権限の委任について定めている.

（権限の委任）
第五十六条　この法律に規定する厚生労働大臣の権限は，厚生労働省令で定めるところにより，地方厚生局長に委任することができる．
2　前項の規定により地方厚生局長に委任された権限は，厚生労働省令で定めるところにより，地方厚生支局長に委任することができる．

【省令第118条】

厚生労働大臣の権限のうち，地方厚生局長へ委任する権限について定めている.

（権限の委任）
第百十八条　法第五十六条第一項の規定により，次に掲げる厚生労働大臣の権限は，地方厚生局長に委任する．ただし，厚生労働大臣が第六号，第七号，第十二号から第十四号まで及び第二十号から第二十三号までに掲げる権限を自ら行うことを妨げない．
一　法第四条第一項に規定する権限（第二種再生医療等及び第三種再生医療等に係るものに限る．）

二　法第五条第一項及び第三項に規定する権限（第二種再生医療等及び第三種再生医療等に係るものに限る．）

三　法第六条に規定する権限（第二種再生医療等及び第三種再生医療等に係るものに限る．）

四　法第十八条に規定する権限（第二種再生医療等及び第三種再生医療等に係るものに限る．）

五　法第二十一条第一項に規定する権限（第二種再生医療等及び第三種再生医療等に係るものに限る．）

六　法第二十三条に規定する権限

七　法第二十四条第一項及び第二項に規定する権限

八　法第二十六条第一項，第二項及び第四項（これらの規定を法第二十七条第三項において準用する場合を含む．）並びに第五項（法第二十七条第五項において準用する場合を含む．）に規定する権限（特定認定再生医療等委員会以外の認定再生医療等委員会に係るものに限る．）

九　法第二十七条第一項，第二項及び第四項に規定する権限（特定認定再生医療等委員会以外の認定再生医療等委員会に係るものに限る．）

十　法第二十八条第三項に規定する権限（特定認定再生医療等委員会以外の認定再生医療等委員会に係るものに限る．）

十一　法第三十条第一項及び第二項に規定する権限（特定認定再生医療等委員会以外の認定再生医療等委員会に係るものに限る．）

十二　法第三十一条に規定する権限（特定認定再生医療等委員会以外の認定再生医療等委員会に係るものに限る．）

十三　法第三十二条第一項及び第二項に規定する権限（特定認定再生医療等委員会以外の認定再生医療等委員会に係るものに限る．）

十四　法第三十三条第一項及び第二項に規定する権限（特定認定再生医療等委員会以外の認定再生医療等委員会に係るものに限る．）

十五　法第三十五条第一項及び第二項から第五項まで（これらの規定を法第三十六条第二項において準用する場合を含む．）に規定する権限

十六　法第三十七条に規定する権限

十七　法第四十条第一項及び第三項に規定する権限

十八　法第四十一条に規定する権限

十九　法第四十六条に規定する権限

二十　法第四十八条第一項及び第二項に規定する権限

二十一　法第四十九条に規定する権限

二十二　法第五十一条に規定する権限

二十三　法第五十二条第一項及び第二項に規定する権限

2　第五十六条及び第五十七条第一項及び第二項（特定認定再生医療等委員会以外の認定再生医療等委員会に係るものに限る．），第七十六条第一項，第七十七条第一項及び第三項並びに第百七条第一項に規定する厚生労働大臣の権限は，地方厚生局長に委任する．

（参考）法律
（権限の委任）
第五十六条　この法律に規定する厚生労働大臣の権限は，厚生労働省令で定めるところにより，地方厚生局長に委任することができる．
2　前項の規定により地方厚生局長に委任された権限は，厚生労働省令で定めるところにより，地方厚生支局長に委任することができる．

解説

本項では厚生労働大臣の権限の委任について定められており，厚生労働省令で定める範囲で，本法で規定する厚生労働大臣の権限は，地方厚生局長に委任することが出来，また，さらに地方厚生支局長に委任することが可能となっている．

【法律第57条】

> 許可の更新の申請を行う者，認定の更新の申請を行う者がおさめるべき手数料について定めている．

(手数料)
第五十七条　次の各号に掲げる者は，それぞれ当該各号の申請に対する審査に要する実費の額を考慮して政令で定める額の手数料を納めなければならない．
　一　第三十六条第一項の許可の更新を申請する者
　二　第三十九条第二項において準用する第三十六条第一項の認定の更新を申請する者
2　機構が行う第三十八条第一項（第三十九条第二項において準用する場合を含む．）の調査を受けようとする者は，当該調査に要する実費の額を考慮して政令で定める額の手数料を機構に納めなければならない．
3　前項の規定により機構に納められた手数料は，機構の収入とする．

【政令第7条】

> 特定細胞加工物の製造の許可等の更新の申請に係る手数料の額について定めている．

(特定細胞加工物の製造の許可等の更新の申請に係る手数料の額)
第七条　法第五十七条第一項第一号に掲げる者が同項の規定により国に納めなければならない手数料の額は，八千二百円とする．
2　法第五十七条第一項第二号に掲げる者が同項の規定により国に納めなければならない手数料の額は，一万百円とする．

(参考)　法律
(手数料)
第五十七条　次の各号に掲げる者は，それぞれ当該各号の申請に対する審査に要する実費の額を考慮して政令で定める額の手数料を納めなければならない．
　一　第三十六条第一項の許可の更新を申請する者
　二　第三十九条第二項において準用する第三十六条第一項の認定の更新を申請する者

【政令第8条】

> 機構による調査に係る手数料の額について定めている．

(機構による調査に係る手数料の額)
第八条　独立行政法人医薬品医療機器総合機構（以下この条において「機構」という.）

が法第三十八条第一項の規定により行う法第三十五条第一項の許可についての同条第五項の調査を受けようとする者が，法第五十七条第二項の規定により機構に納めなければならない手数料の額は，次の各号に掲げる許可の区分に応じ，それぞれ当該各号に定める額とする．
　一　実地の調査を伴う許可　十四万四千円
　二　実地の調査を伴わない許可　九万八千二百円
2　機構が法第三十八条第一項の規定により行う法第三十六条第一項の許可の更新についての同条第二項において準用する法第三十五条第五項の調査を受けようとする者が，法第五十七条第二項の規定により機構に納めなければならない手数料の額は，次の各号に掲げる許可の更新の区分に応じ，それぞれ当該各号に定める額とする．
　一　実地の調査を伴う許可の更新　九万七千百円
　二　実地の調査を伴わない許可の更新　四万八千六百円
3　機構が法第三十九条第二項において準用する法第三十八条第一項の規定により行う法第三十九条第一項の認定についての同条第二項において準用する法第三十五条第五項の調査を受けようとする者が，法第五十七条第二項の規定により機構に納めなければならない手数料の額は，次の各号に掲げる認定の区分に応じ，それぞれ当該各号に定める額とする．
　一　実地の調査を伴う認定　十二万五百円に，当該調査のため機構の職員二人が出張することとした場合における機構が定めるところにより支給すべきこととなる旅費の額に相当する額（次項第一号において「機構職員の旅費相当額」という．）を加算した額
　二　実地の調査を伴わない認定　五万四千二百円
4　機構が法第三十九条第二項において準用する法第三十八条第一項の規定により行う法第三十九条第二項において準用する法第三十六条第一項の認定の更新についての法第三十九条第二項において準用する法第三十五条第五項の調査を受けようとする者が，法第五十七条第二項の規定により機構に納めなければならない手数料の額は，次の各号に掲げる認定の更新の区分に応じ，それぞれ当該各号に定める額とする．
　一　実地の調査を伴う認定の更新　五万六千五百円に機構職員の旅費相当額を加算した額
　二　実地の調査を伴わない認定の更新　三万七千百円

（参考）法律
　（手数料）
第五十七条
　2　機構が行う第三十八条第一項（第三十九条第二項において準用する場合を含む．）の調査を受けようとする者は，当該調査に要する実費の額を考慮して政令で定める額の手数料を機構に納めなければならない．

解説

　本項では許可，認定の更新の際の手数料とPMDAに調査を依頼する際の手数料について定めている．許可の更新は8200円，認定の更新は10100円となっている．また許可を申請する際に実地の調査を伴う場合は144000円，実地の調査を伴わない場合は98200円となっており，更新の際の調査の場合は，実地調査有97100円，実地の調査無48600円となっている．認定の場合の調査は，実地調査有120500円＋職員2名分の旅費，実地調査無54200円となっており，更新の際は，実地調査有56500＋職員の旅費，実地調査無37100円となっている．

【省令第119条】

提出する書類の邦文記載について定めている．

（邦文記載）
第百十九条　厚生労働大臣又は機構に提出する計画，申請書，届書その他の書類は，邦文で記載されていなければならない．ただし，特別の事情により邦文をもって記載することができない書類であって，その翻訳文が添付されているものについては，この限りでない．

解説

　本項では，本法下で提出される書類は原則日本語で記載することが定められている．ただし，特別な事情の場合，例えば他の国外での研究状況を記載した論文を提出する場合などが想定されると考えられるが，こういった場合には翻訳文を添付することで差支えないものと考えられる．

【省令第120条】

フレキシブルディスクによる手続について定めている．

（フレキシブルディスクによる手続）
第百二十条　次の表の上欄に掲げる規定中同表の下欄に掲げる書類については，これらの書類の各欄に掲げる事項を記録したフレキシブルディスクその他これに準ずる物として厚生労働大臣が定めたもの並びに提出を行う者，申請者又は届出をする者の氏名及び住所並びに提出，申請又は届出の趣旨及びその年月日を記載した書類（次項において「フレキシブルディスク等」という．）をもってこれらの書類に代えることができる．

第二十七条第一項	様式第一による計画
第二十八条	様式第二による届書
第三十条	様式第三による届書
第三十一条	様式第四による届書
第四十三条第一項	様式第五による申請書
第五十一条	様式第七による申請書
第五十三条	様式第八による届書
第五十五条第一項	様式第九による届書
第五十六条	様式第十による申請書
第五十七条第一項	様式第十一による申請書
第五十八条第一項	様式第十二による申請書

第五十九条第一項	様式第十三による申請書
第七十二条第一項	様式第十四による申請書
第七十五条	様式第十六による届書
第七十六条第一項（第八十四条において準用する場合を含む．）	様式第十七による申請書
第七十七条第一項（第八十四条において準用する場合を含む．）	様式第十八による申請書
第七十八条第一項	様式第十九による申請書
第八十一条第二項	様式第二十による申請書
第八十三条第一項	様式第二十二による申請書
第八十四条において準用する第七十五条	様式第二十四による届書
第八十四条において準用する第七十八条	様式第二十五による申請書
第八十四条において準用する第八十一条第二項	様式第二十六による申請書
第八十五条第一項	様式第二十七による届書
第八十七条	様式第二十八による届書
第八十八条	様式第二十九による届書

2　前項の規定により同項の表の下欄に掲げる書類に代えてフレキシブルディスク等が提出される場合においては，当該フレキシブルディスク等は当該書類とみなす．

【省令第121条】

フレキシブルディスクによる手続を行う場合のフレキシブルディスクの構造について定めている．

（フレキシブルディスクの構造）
第百二十一条　前条第一項のフレキシブルディスクは，日本工業規格X六二二三号に適合する九十ミリメートルフレキシブルディスクカートリッジでなければならない．

【省令第122条】

フレキシブルディスクによる手続を行う場合のフレキシブルディスクへの記録方式について定めている．

（フレキシブルディスクへの記録方式）
第百二十二条　第百二十条第一項のフレキシブルディスクへの記録は，次に掲げる方式に従ってしなければならない．
　一　トラックフォーマットについては，日本工業規格X六二二四号又は日本工業規格X六二二五号に規定する方式
　二　ボリューム及びファイル構成については，日本工業規格X〇六〇五号に規定する方式

【省令第123条】

フレキシブルディスクによる手続を行う場合のフレキシブルディスクに貼り付ける書面について定めている．

（フレキシブルディスクに貼り付ける書面）
第百二十三条　第百二十条第一項のフレキシブルディスクには，日本工業規格X六二二三号に規定するラベル領域に，次に掲げる事項を記載した書面を貼り付けなければならない．
　一　提出者，申請者又は届出をする者の氏名
　二　提出年月日，申請年月日又は届出年月日

【省令第124条】

> 書類の添付について，電子情報処理組織による手続をもって，当該書類に代えることができることを定めている．

（電子情報処理組織による手続）
第百二十四条　法第四条第三項（法第五条第二項において準用する場合を含む．），法第二十六条第三項（法第二十七条第三項及び第二十八条第六項において準用する場合を含む．）及び法第三十五条第二項（法第三十六条第二項及び第三十九条第二項において準用する場合を含む．）の規定による書類の添付は電子情報処理組織（厚生労働省の使用に係る電子計算機と，同条の規定による添付をしようとする者の使用に係る入出力装置とを電気通信回線で接続した電子情報処理組織をいう．）を用いて入力し，送信することをもってこれらの書類に代えることができる．

解説

本項ではフレキシブルディスク等，電子媒体による書類の提出について定められている．フレキシブルディスクの定義は省令で具体的に定められているが，一般的には3.5インチフロッピーディスクと呼称されているものを指している．書類の添付に関しては，再生医療等の安全性の確保等に関する法律運用支援システム http://saiseiiryo.mhlw.go.jp/ 等を通した提出が可能となっている．

【法律第58条】

> 本法の経過措置について定めている．

（経過措置）
第五十八条　この法律の規定に基づき政令又は厚生労働省令を制定し，又は改廃する場合においては，それぞれ，政令又は厚生労働省令で，その制定又は改廃に伴い合理的に必要と判断される範囲内において，所要の経過措置（罰則に関する経過措置を含む．）を定めることができる．

解説

本項では，政令，省令の制定又は改廃に関する経過措置を定めることが出来ることが定められている．例えば，その制定又は改廃による影響が大きく，準備，周知期間を設けることが妥当な場合等に，経過措置が置かれるものと考えられる．

罰則

本節では，本法の規定に違反した際の罰則が定められている．罰則に該当する事項には特に注意を払い，適切な再生医療等の提供等を行う必要があると考えられる．

【法律第59条】

法に違反した場合の罰則について定めている．

第五十九条　第二十二条の規定による命令に違反した者は，三年以下の懲役若しくは三百万円以下の罰金に処し，又はこれを併科する．

解説

本項では，再生医療等の提供に際し，厚生労働大臣が行う提供の一時停止や応急措置に関する緊急命令に違反した際の罰則が定めれている．

【法律第60条】

法に違反した場合の罰則について定めている．

第六十条　次の各号のいずれかに該当する者は，一年以下の懲役又は百万円以下の罰金に処する．
一　第四条第一項の規定に違反して，第一種再生医療等提供計画を提出せず，又はこれに記載すべき事項を記載せず，若しくは虚偽の記載をしてこれを提出して，第一種再生医療等を提供した者
二　第五条第一項の規定に違反して，変更後の第一種再生医療等提供計画を提出せず，又はこれに記載すべき事項を記載せず，若しくは虚偽の記載をしてこれを提出して，第一種再生医療等を提供した者
三　第八条第一項（第十条第一項において準用する場合を含む．）の規定による命令に違反した者
四　第九条（第十条第一項において準用する場合を含む．）の規定に違反した者
五　第十三条の規定に違反して第一種再生医療等を行った者
六　第二十三条第二項（第一種再生医療等に係る部分に限る．）の規定による命令に違反した者
七　第二十九条の規定に違反して秘密を漏らした者

解説

本項では，第一種再生医療等に関する提供計画の提出や変更に際して，不提出，記載するべき事項の不記載，虚偽の記載が行われた場合，計画の変更命令等に違反した場合，90

日間の提供制限期間の規定に違反した場合，提供計画にない第一種再生医療等を提供した場合，改善命令に違反した場合，秘密保持義務に違反した場合の罰則に関して定めている．

【法律第61条】

法に違反した場合の罰則について定めている．

第六十一条　次の各号のいずれかに該当する者は，六月以下の懲役又は三十万円以下の罰金に処する．
一　第三十五条第一項の規定に違反して許可を受けないで特定細胞加工物の製造をした者
二　第四十七条の規定による命令に違反した者
三　第四十八条第一項の規定による細胞培養加工施設の使用禁止の処分に違反した者（許可事業者に限る．）
四　第四十八条第二項の規定による命令に違反した者（許可事業者に限る．）
五　第四十九条の規定による命令に違反した者

解説

本項では，許可を受けずに特定細胞加工物の製造をした場合，厚生労働大臣の製造に関する一時停止や応急措置に関する緊急命令に違反した場合，許可事業者が改善命令に違反した場合，許可の取り消し命令に違反した場合の罰則を定めている．

【法律第62条】

法に違反した場合の罰則について定めている．

第六十二条　次の各号のいずれかに該当する者は，五十万円以下の罰金に処する．
一　第四条第一項の規定に違反して，再生医療等提供計画を提出せず，又はこれに記載すべき事項を記載せず，若しくは虚偽の記載をしてこれを提出して，再生医療等を提供した者（第六十条第一号の規定に該当する者を除く．）
二　第五条第一項の規定に違反して，変更後の再生医療等提供計画を提出せず，又はこれに記載すべき事項を記載せず，若しくは虚偽の記載をしてこれを提出して，再生医療等を提供した者（第六十条第二号の規定に該当する者を除く．）
三　第十三条の規定に違反して再生医療等を行った者（第六十条第五号の規定に該当する者を除く．）
四　第十六条第一項の規定に違反して記録を作成せず，又は虚偽の記録を作成した者
五　第十六条第二項の規定に違反して記録を保存しなかった者
六　第二十三条第二項（第一種再生医療等に係る部分を除く．）の規定による命令に違反した者
七　第二十四条第一項若しくは第二項の報告をせず，若しくは虚偽の報告をし，同条第一項若しくは第二項の規定による立入検査を拒み，妨げ，若しくは忌避し，

> 又は同条第一項若しくは第二項の規定による質問に対し，正当な理由なしに答弁せず，若しくは虚偽の答弁をした者

解説

本項では，第二種，第三種再生医療等に関する提供計画の提出や変更に際して，不提出，記載するべき事項の不記載，虚偽の記載が行われた場合，計画の変更命令等に違反した場合，提供計画にない第二種，第三種再生医療等を提供した場合，再生医療等の提供に関する記録を保存していなかった場合，第二種，第三種再生医療等に関する改善命令に違反した場合，必要に応じて求めた報告の拒否若しくは虚偽の報告を行った場合，立ち入り検査を拒んだ場合や質問に答弁しなかった場合等の罰則を定めている．

【法律第63条】

法に違反した場合の罰則について定めている．

> 第六十三条　次の各号のいずれかに該当する者は，二十万円以下の罰金に処する．
> 一　第四十条第一項の規定に違反して，届出をしないで，又は虚偽の届出をして，特定細胞加工物の製造をした者
> 二　第四十八条第一項の規定による細胞培養加工施設の使用禁止の処分に違反した者（許可事業者を除く．）
> 三　第四十八条第二項の規定による命令に違反した者（許可事業者を除く．）
> 四　第五十一条の規定による命令に違反した者
> 五　第五十二条第一項若しくは第二項の報告をせず，若しくは虚偽の報告をし，同条第一項若しくは第二項の規定による立入検査（第五十三条第一項の規定により機構が行うものを含む．）を拒み，妨げ，若しくは忌避し，又は第五十二条第一項若しくは第二項の規定による質問（第五十三条第一項の規定により機構が行うものを含む．）に対し，正当な理由なしに答弁せず，若しくは虚偽の答弁をした者

解説

本項では，届出をせずに若しくは虚偽の届出で特定細胞加工物を製造した場合，施設への改善命令の際の使用禁止処分に違反した場合，停止命令に違反した場合，必要な場合の報告，立ち入り検査の拒否，質問に対する答弁の拒否若しくは虚偽の答弁をした場合等の罰則を定めている．

【法律第64条】

法に違反した場合の罰則について定めている．

> 第六十四条　法人の代表者又は法人若しくは人の代理人，使用人その他の従業者が，その法人又は人の業務に関して第五十九条，第六十条（第七号を除く．）又は前三条

の違反行為をしたときは，行為者を罰するほか，その法人又は人に対しても各本条の罰金刑を科する．

解説

本項では，法に違反した際に行為者の他，法人等に対しても罰金刑が科せられることが定められている．

【法律附則第1条】

本法の施行期日について定めている．

（施行期日）
第一条　この法律は，薬事法等の一部を改正する法律（平成二十五年法律第八十四号）の施行の日から施行する．ただし，附則第六条から第十条まで及び第十三条の規定は，公布の日から施行する．

（参考）
薬事法等の一部を改正する法律の施行期日を定める政令（平成二十六年政令第二百六十八号）
内閣は，薬事法等の一部を改正する法律（平成二十五年法律第八十四号）附則第一条の規定に基づき，この政令を制定する．
薬事法等の一部を改正する法律の施行期日は，平成二十六年十一月二十五日とする．

経過措置

【法律附則第3条】

> 本法の経過措置について定めている．

（経過措置）
第三条　この法律の施行の際現に再生医療等を提供している病院又は診療所が提供する当該再生医療等については，この法律の施行の日（以下「施行日」という．）から起算して一年を経過する日　までの間（当該期間内に第四条第一項の規定による当該再生医療等が記載された再生医療等提供計画の提出があったときは，当該提出の日までの間）は，第三条第三項，第四条第一項及び第十三条の規定は適用せず，第十五条及び第十六条第二項の規定の適用については，これらの規定中「再生医療等提供機関」とあるのは，「再生医療等を提供する病院又は診療所」とする．（★1）

2　この法律の施行の際現に第一種再生医療等を提供している病院又は診療所が提供する当該第一種再生医療等であって，施行日から起算して一年を経過する日までの間に第四条第一項の規定により提出された第一種再生医療等提供計画に記載されたものについては，第九条及び第十三条（第二号に係る部分に限る．）の規定は，適用しない．

★1
【Q&A】
Q23：許可を受けた細胞培養加工施設が，法の附則第3条の経過措置の規定に基づき再生医療等提供計画を一定期間提出せずに引き続き再生医療等を提供する機関から特定細胞加工物の製造の委託を受けることは可能か．
A23：可能である．

【法律附則第4条】

> 本法の経過措置について定めている．

第四条　この法律の施行の際現に特定細胞加工物の製造をしている者（第四十条第一項の規定に該当する者を除く．）については，施行日から起算して六月を経過する日までの間（その者が当該期間内に第三十五条第一項の許可の申請をした場合において，当該期間内に許可の拒否の処分があったときは当該処分のあった日までの間，当該期間を経過したときは当該申請について許可又は許可の拒否の処分があるまでの間）は，同項の許可を受けないで，引き続き特定細胞加工物の製造をすることができる．

【法律附則第5条】

本法の経過措置について定めている．

第五条　この法律の施行の際現に特定細胞加工物の製造をしている者（第四十条第一項の規定に該当する者に限る．）については，施行日から起算して六月を経過する日までの間は，同項の規定による届出をしないで，引き続き特定細胞加工物の製造をすることができる．

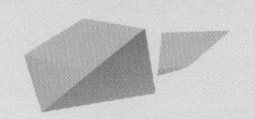

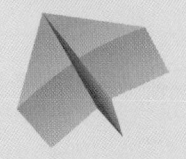

チェックリスト

詳説版提供基準チェックリスト

※参考として，自家細胞を用いる第3種の治療に必要な書類のみに●印を付している．

1．細胞培養加工施設以外の項目について

必要	番号	確認事項	対応する条項等	課長通知	対応事項を記載する再生医療等提供計画書類の例
\multicolumn{6}{l}{省令第5条（人員）}				
	1	第1種再生医療等又は第2種再生医療等に係る再生医療等提供機関は，実施責任者を置いているか．また実施責任者は医師又は歯科医師であって，当該分野に関する科学的知見，経験及び知識を有しているか．	第1項 第2項	IV (1)	・再生医療等提供計画（様式第1） ・実施責任者及び再生医療等を行う医師又は歯科医師の氏名，所属，役職及び略歴（研究に関する実績がある場合には，当該実績を含む．）を記載した書類
	2	共同研究の場合，共同研究を行う再生医療等提供機関の実施責任者の中から統括責任者を選任しているか．	第3項	IV (2)	・再生医療等提供計画（様式第1）
省令第6条（構造設備その他の施設）						
	3	第1種再生医療等又は第2種再生医療等に係る再生医療等提供機関は，救急医療に必要な施設又は設備を有しているかどうか．ただし，他の医療機関と連携することにより，必要な体制があらかじめ確保されている場合はこの限りでない．		IV (3)	・再生医療等提供計画（様式第1）
省令第7条（細胞の入手）						
再生医療等を行う医師又は歯科医師は，再生医療等に用いる細胞が，次に掲げる要件（番号4～18）を満たしていることを確認しなければならない．						
●	4	細胞提供者からの細胞の提供又は動物の細胞の採取が行われる医療機関等は以下の要件を満たしているか． ・適切に細胞の提供を受け又は動物の細胞の採取をし，当該細胞の保管に当たり必要な管理を行っていること． ・細胞の提供を受けること又は動物の細胞の採取をすること並びに当該細胞の保管に関する十分な知識及び技術を有する者を有していること．	第1号	IV (4)	・再生医療等提供計画（様式第1） ・実施責任者及び再生医療等を行う医師又は歯科医師の氏名，所属，役職及び略歴（研究に関する実績がある場合には，当該実績を含む．）を記載した書類
●	5	細胞提供者の健康状態，年齢その他の事情を考慮した上で，当該細胞提供者の選定がなされているか．	第2号		・再生医療等提供計画（様式第1） ・提供する再生医療等の詳細を記した書類
●	6	細胞提供者の適格性の判定に際し，既往歴の確認，診察，検査等を行っているか．	第3号	IV (5)	・再生医療等提供計画（様式第1） ・提供する再生医療等の詳細を記した書類
●	7	細胞の提供を受けた後に，感染症の感染後，検査をしても感染を証明できない期間があることを勘案し，検査方法，検査項目等に応じて，可能な範囲で，適切な時期に再検査を実施しているか．	第4号		・再生医療等提供計画（様式第1） ・提供する再生医療等の詳細を記した書類
	8	死亡した者から細胞を採取する場合，遺族に対して，文書により適切な説明を行い，同意を得ているか．	第5号	IV (6)	・細胞提供者又は代諾者に対する説明文書及び同意文書の様式
●	9	細胞提供を受ける際に，細胞提供者に対し適切な説明を行い，文書にて同意を得ているか．	第6号	IV (7)	・細胞提供者又は代諾者に対する説明文書及び同意文書の様式
●	10	細胞提供者の代諾者の同意を得る場合，適切な説明を行い，文書にて同意を得ているか．又，代諾者の同意に関する記録等が作成されているか．	第7号 第8号		・細胞提供者又は代諾者に対する説明文書及び同意文書の様式
●	11	細胞提供者が同意した場合，その同意を撤回することができる機会が確保されているか．	第9号	IV (8)	・再生医療等提供計画（様式第1） ・細胞提供者又は代諾者に対する説明文書及び同意文書の様式
	12	人の受精胚の提供を受ける場合，細胞提供者に対し，当該者が同意を撤回することができる機会が確保されているか．	第10号		・細胞提供者又は代諾者に対する説明文書及び同意文書の様式
	13	人の受精胚の提供を受ける場合，受精胚は，必要な要件を満たしているか．	第11号	IV (9)	・再生医療等提供計画（様式第1） ・提供する再生医療等の詳細を記した書類

●	14	細胞の提供は無償で行われているか.	第12号		・再生医療等提供計画（様式第1）
●	15	細胞の提供を受ける際に，微生物等による汚染を防ぐために必要な措置が講じられているか.	第13号	IV (10)	・再生医療等提供計画（様式第1） ・提供する再生医療等の詳細を記した書類 ・特定細胞加工物概要書 ・特定細胞加工物標準書 ・製造管理基準書
●	16	提供を受けた細胞は，微生物等による汚染及び微生物等の存在に関する検査を行い，これらが検出されないことを必要に応じ確認しているか.	第14号		・再生医療等提供計画（様式第1） ・提供する再生医療等の詳細を記した書類 ・特定細胞加工物概要書 ・特定細胞加工物標準書 ・製造管理基準書
●	17	細胞の採取を行う場合，細胞の採取を優先し，医学的処置，手術及びその他の治療の方針を変更することにより採取された細胞でないこととなっているか.	第15号		・再生医療等提供計画（様式第1） ・提供する再生医療等の詳細を記した書類
●	18	動物の細胞を用いる場合，必要な要件を満たしているか.	第16号	IV (11)	・再生医療等提供計画（様式第1） ・提供する再生医療等の詳細を記した書類
省令第33条（再生医療等を受ける者以外の者から細胞の採取を行う場合に同意が不要な場合）					
	19	同意を得ることが困難な者から細胞採取を行う場合，必要な要件を満たしているか.	第1号		・再生医療等提供計画（様式第1） ・提供する再生医療等の詳細を記した書類
省令第9条（再生医療等を行う医師又は歯科医師の要件）					
※省令第8条は細胞培養加工施設に関する項目が多岐に及ぶため後述					
●	20	再生医療等を行う医師又は歯科医師が専門的知識や臨床経験を有しているか.			・実施責任者及び再生医療等を行う医師又は歯科医師の氏名，所属，役職及び略歴（研究に関する実績がある場合には，当該実績を含む．）を記載した書類
省令第10条（再生医療等を行う際の責務）					
●	21	医師又は歯科医師は，再生医療等を行う際は，安全性及び妥当性について，科学的文献その他の関連する情報又は十分な実験の結果に基づき，倫理的及び科学的観点から検討しているか.	第1項	IV (14)	・再生医療等提供計画（様式第1） ・提供する再生医療等の詳細を記した書類 ・再生医療等に用いる細胞に関連する研究を記載した書類 ・再生医療等提供計画に記載された再生医療等と同種又は類似の再生医療等に関する国内外の実施状況を記載した書類
●	22	医師又は歯科医師は，特定細胞加工物を用いる場合，特定細胞加工物製造事業者に特定細胞加工物の製造を行わせる際に，特定細胞加工物概要書に従った製造が行われるよう，必要な指示をしているか.	第2項		・再生医療等提供計画（様式第1） ・提供する再生医療等の詳細を記した書類 ・特定細胞加工物概要書
●	23	医師又は歯科医師は，特定細胞加工物を用いる場合，特定細胞加工物が特定細胞加工物概要書に従って製造されたものか確認する等により，当該特定細胞加工物の投与の可否について決定することになっているか.	第3項		・再生医療等提供計画（様式第1） ・提供する再生医療等の詳細を記した書類 ・特定細胞加工物概要書
省令第11条（再生医療等を行う際の環境への配慮）					
●	24	医師又は歯科医師は，環境に影響を及ぼすおそれのある再生医療等を行う場合には，環境へ悪影響を及ぼさないよう必要な配慮をしているか.		IV (15)	・再生医療等提供計画（様式第1） ・提供する再生医療等の詳細を記した書類
省令第12条（再生医療等を受ける者の選定）					
	25	研究として行われる場合，病状，年齢その他の事情を考慮した上で，再生医療等を受ける者の選定をしているか．（被験者保護の観点から適切かどうか．）			・再生医療等提供計画（様式第1） ・提供する再生医療等の詳細を記した書類

必要	番号	確認事項	対応する条項等	課長通知	対応事項を記載する再生医療等提供計画書類の例
\multicolumn{6}{	l	}{省令第 13 条（再生医療を受ける者に対する説明及び同意）}
●	26	再生医療等を受ける者に対し，文書による同意を得ることにしているか．	第 1 項		・再生医療等を受ける者に対する説明文書及び同意文書様式
		以下の事項（27－36）について，平易な表現を用い説明しているか．	第 2 項	IV (16)	・再生医療等を受ける者に対する説明文書及び同意文書様式
●	27	提供される再生医療等の内容	第 1 号	IV (17)	・再生医療等を受ける者に対する説明文書及び同意文書様式
●	28	当該再生医療等の実施により予期される効果及び危険	第 2 号	IV (18)	・再生医療等を受ける者に対する説明文書及び同意文書様式
●	29	他の治療法の有無，内容，他の治療法により予期される効果及び危険との比較	第 3 号		・再生医療等を受ける者に対する説明文書及び同意文書様式
●	30	再生医療等を受けることを拒否することは任意であること．	第 4 号		・再生医療等を受ける者に対する説明文書及び同意文書様式
●	31	再生医療等を受けることを拒否すること又は同意を撤回することにより不利益な取扱いを受けないこと．	第 5 号		・再生医療等を受ける者に対する説明文書及び同意文書様式
●	32	同意の撤回に関する事項	第 6 号		・再生医療等を受ける者に対する説明文書及び同意文書様式
	33	研究として行われる場合，当該再生医療等の実施による健康被害に対する補償に関する事項	第 7 号		・再生医療等提供計画（様式第 1） ・再生医療等を受ける者に対する説明文書及び同意文書様式
●	34	再生医療等を受ける者の個人情報の保護に関する事項	第 8 号		・再生医療等を受ける者に対する説明文書及び同意文書様式
●	35	当該再生医療等の実施に係る費用に関する事項	第 9 号	IV (19)	・再生医療等を受ける者に対する説明文書及び同意文書様式
●	36	その他当該再生医療等の提供に関し必要な事項	第 10 号	IV (20)	・再生医療等を受ける者に対する説明文書及び同意文書様式
\multicolumn{6}{	l	}{省令第 14 条（再生医療を受ける者の代諾者に対する説明及び同意）}
●	37	代諾者に対する説明及び同意についても上記（省令第 13 条）の項目を満たしているか．	第 1 項		・再生医療等を受ける者に対する説明文書及び同意文書様式
●	38	代諾者の同意を得た場合には，代諾者の同意に関する記録及び代諾者と再生医療等を受ける者との関係についての記録を作成しているか．	第 2 項		・再生医療等を受ける者に対する説明文書及び同意文書様式
\multicolumn{6}{	l	}{省令第 32 条（再生医療を行う場合に説明及び同意が不要な場合）}
●	39	同意を得ることが困難な者に再生医療等を行う場合，必要な要件を満たしているか．	第 1 号		・再生医療等提供計画（様式第 1） ・提供する再生医療等の詳細を記した書類
\multicolumn{6}{	l	}{省令第 15 条（細胞の安全性に関する疑義が生じた場合の措置）}
●	40	細胞提供者又は細胞を採取した動物の遅発性感染症の発症の疑いその他の当該細胞の安全性に関する疑義が生じたことを知った際に，安全性の確保等を図るための必要な措置をとっているか．			・再生医療等提供計画（様式第 1） ・提供する再生医療等の詳細を記した書類
\multicolumn{6}{	l	}{省令第 16 条（試料の保管）}
●	41	再生医療等を受ける者が感染症を発症した場合等の原因の究明のため，細胞提供者の細胞の一部等の試料を一定期間保存することになっているか．ただし，保存しないこと又は保存できないことについて，採取した細胞が微量である場合その他合理的な理由がある場合には，この限りでない．	第 1 項	IV (21)	・再生医療等提供計画（様式第 1） ・提供する再生医療等の詳細を記した書類 ・品質管理基準書
●	42	再生医療等を受ける者が感染症を発症した場合等の原因の究明のため，当該再生医療等に用いた細胞加工物の一部について，一定期間保存することになっているか．ただし，保存しないこと又は保存できないことについて，細胞加工物が微量である場合その他合理的な理由がある場合には，この限りでない．	第 2 項	IV (22)	・再生医療等提供計画（様式第 1） ・提供する再生医療等の詳細を記した書類 ・品質管理基準書

省令第17条（疾病等の発生の場合の措置）					
●	43	再生医療等の提供によるものと疑われる疾病，障害，若しくは死亡又は感染症の発生を知ったときは，速やかにその旨を報告することとされているか．		IV (23)	・再生医療等提供計画（様式第1） ・提供する再生医療等の詳細を記した書類
省令第35条（認定再生医療等委員会への疾病等の報告）					
●	44	再生医療等の提供によるものと疑われる疾病，障害，若しくは死亡又は感染症の発生を知ったとき，認定再生医療等委員会に報告することとされているか．			・再生医療等提供計画（様式第1） ・提供する再生医療等の詳細を記した書類
省令第36条（厚生労働大臣への疾病等の報告）					
●	45	再生医療等の提供によるものと疑われる疾病，障害，若しくは死亡又は感染症の発生を知ったとき，厚生労働大臣に報告することとされているか．			・再生医療等提供計画（様式第1） ・提供する再生医療等の詳細を記した書類
省令第18条（再生医療等の提供終了後の措置等）					
●	46	再生医療等の提供を終了した後においても，安全性及び科学的妥当性の確保の観点から，再生医療等の提供による疾病等の発生についての適当な期間の追跡調査，効果についての検証その他の必要な措置を講ずるよう努めているか．		IV (24)	・再生医療等提供計画（様式第1） ・提供する再生医療等の詳細を記した書類
●	47	また，その結果を報告することとされているか．			・再生医療等提供計画（様式第1） ・提供する再生医療等の詳細を記した書類
省令第19条（再生医療等を受ける者に関する情報の把握）					
●	48	再生医療等の提供に起因するものと疑われる疾病等の発生の場合に当該疾病等の情報を把握できるよう，及び細胞加工物に問題が生じた場合に再生医療等を受けた者の健康状態等が把握できるよう，あらかじめ適切な措置を講じているか．		IV (25)	・再生医療等提供計画（様式第1） ・提供する再生医療等の詳細を記した書類
省令第20条（実施状況の確認）					
●	49	以下に定める者が，再生医療等が再生医療等提供計画及び再生医療等提供基準に従い，適正に実施されていることを随時確認するとともに，再生医療等の適正な実施を確保するために必要な指示をしているか． (1) 第1種再生医療等又は第2種再生医療等を行っている場合，提供機関管理者及び実施責任者 (2) 第1種再生医療等又は第2種再生医療等を共同研究として行っている場合，提供機関管理者，実施責任者及び統括責任者 (3) 上記以外の場合，提供機関管理者	第1項		・再生医療等提供計画（様式第1） ・提供する再生医療等の詳細を記した書類 ・特定細胞加工物概要書 ・特定細胞加工物標準書
●	50	実施責任者が，提供機関管理者に対して，再生医療等の提供の状況について，随時報告することとされているか．	第2項		・再生医療等提供計画（様式第1）
省令第21条（再生医療等を受ける者に対する健康被害の補償を行う場合）					
	51	研究として行われる場合，再生医療等を受ける者に対する健康被害の補償のために必要な措置を講じているか．			・再生医療等提供計画（様式第1）
省令第22条（細胞提供者等に対する補償）					
	52	提供機関管理者又は再生医療等に用いる細胞の提供を受ける者は，細胞提供者が再生医療等を受ける者以外の者である場合，当該細胞の提供に伴い生じた健康被害の補償のために，保険への加入その他の必要な措置を講じているか．	第1項	IV (26)	・再生医療等提供計画（様式第1）
	53	研究として行われる場合，当該再生医療等の実施に伴い生じた健康被害の補償のために，保険への加入その他の必要な措置を講じているか．	第2項	IV (26)	・再生医療等提供計画（様式第1）
省令第23条（細胞提供者等に関する個人情報の取扱い）					
●	54	細胞提供者及び再生医療等を受ける者に関する個人情報を保有する者が，当該個人情報について匿名化を行う場合にあっては，連結可能匿名化（必要な場合に特定の個人を識別できる情報を保有しつつ行う匿名化をいう．）した上で，当該個人情報を取り扱うこととしているか．			・提供する再生医療等の詳細を記した書類 ・個人情報取扱実施規程

必要	番号	確認事項	対応する条項等	課長通知	対応事項を記載する再生医療等提供計画書類の例
\multicolumn{6}{l}{省令第24条（個人情報の保護）}
●	55	提供機関管理者は，個人情報の適正な取扱いの方法を具体的に定めた実施規程を定めているか．		IV (27)	・個人情報取扱実施規程
\multicolumn{6}{l}{省令第25条（教育又は研修）}
●	56	提供機関管理者又は実施責任者は，再生医療等を適正に実施するために定期的に教育又は研修の機会を確保しているか．	第1項	IV (28)	・再生医療等提供計画（様式第1）
●	57	再生医療等を行う医師又は歯科医師その他の再生医療等の提供に係る関係者が，再生医療等を適正に実施するために定期的に適切な教育又は研修を受け，情報収集に努めているか．	第2項		・再生医療等提供計画（様式第1）
\multicolumn{6}{l}{省令第26条（苦情及び問合せへの対応）}
●	58	苦情及び問合せを受け付けるための窓口の設置，苦情及び問合せの対応の手順の策定その他の必要な体制の整備に努めているか．			・再生医療等提供計画（様式第1）
\multicolumn{6}{l}{省令第8条（特定細胞加工物の製造及び品質管理の方法）}
●	64	当該特定細胞加工物の名称，構成細胞及び製造方法等を記載した特定細胞加工物概要書が作成されているか．	第1項	IV (12)	・特定細胞加工物概要書
●		提供機関管理者は，特定細胞加工物製造事業者に，法第44条（※）に規定する特定細胞加工物製造事業者の業務に関し遵守すべき事項に従って細胞培養加工施設における特定細胞加工物の製造及び品質管理を行わせているか．	第2項	IV (13)	・特定細胞加工物概要書 ・特定細胞加工物標準書 ・衛生管理基準書 ・製造管理基準書 ・品質管理基準書
\multicolumn{6}{l}{※以下，法第44条に規定する項目}
\multicolumn{6}{l}{省令第92条（品質リスクマネジメント）}
●	65	製造管理及び品質管理を行う際に，品質リスクマネジメントの活用を考慮しているか．			・特定細胞加工物標準書 ・製造管理基準書 ・品質管理基準書
\multicolumn{6}{l}{省令第93条（製造部門及び品質部門）}
●	66	施設管理者の監督の下に，製造管理に係る部門及び品質管理に係る部門を置いているか．	第1項		・特定細胞加工物標準書 ・製造管理基準書 ・品質管理基準書
●	67	品質部門は製造部門から独立しているか．	第2項		・特定細胞加工物標準書 ・製造管理基準書 ・品質管理基準書
\multicolumn{6}{l}{省令第94条（施設管理者）}
●	68	施設管理者が，製造・品質管理業務を適切に総括及び管理監督できる体制が構築されているか．			・特定細胞加工物標準書 ・製造管理基準書 ・品質管理基準書
\multicolumn{6}{l}{省令第95条（職員）}
●	69	業務責任者の適切な配置がなされているか．また，製造・品質管理業務に従事する職員の人員を十分に確保し，その責務及び管理体制を文書により適切に定めているか．			・特定細胞加工物標準書 ・製造管理基準書 ・品質管理基準書
\multicolumn{6}{l}{省令第96条（特定細胞加工物標準書）}
●	70	特定細胞加工物ごとに，特定細胞加工物標準書を細胞加工施設ごとに作成し，保管するとともに，品質部門の承認を受けているか．			・特定細胞加工物標準書

省令第97条（手順書等）				
●	71	細胞培養加工施設ごとに，衛生管理基準書，製造管理基準書及び品質管理基準書を作成し，これを保管しているか．	第1項 第2項 第3項	・衛生管理基準書 ・製造管理基準書 ・品質管理基準書
●	72	次に掲げる手順に関する文書を細胞培養加工施設ごとに作成し，これを保管しているか． ①細胞培養加工施設からの特定細胞加工物の提供の管理に関する手順 ②省令第102条の検証又は確認に関する手順 ③特定細胞加工物の品質の照査に関する手順 ④省令第104条の変更の管理に関する手順 ⑤省令第105条の逸脱の管理に関する手順 ⑥品質等に関する情報及び品質不良等の処理に関する手順 ⑦重大事態報告等に関する手順 ⑧自己点検に関する手順 ⑨教育訓練に関する手順 ⑩文書及び記録の管理に関する手順 ⑪その他製造管理及び品質管理を適正かつ円滑に実施するために必要な手順	第4項	・製造管理基準書 ・品質管理基準書 ・各手順書
●	73	特定細胞加工物製造事業者は，特定細胞加工物標準書，衛生管理基準書，製造管理基準書，品質管理基準書及び手順書を細胞培養加工施設に備え付けているか．	第5項	・特定細胞加工物標準書 ・衛生管理基準書 ・製造管理基準書 ・品質管理基準書 ・各手順書
省令第98条（特定細胞加工物の内容に応じた構造設備）				
●	74	細胞培養加工施設の構造設備は，製造する特定細胞加工物の内容に応じ，適切なものであるか．		・再生医療等提供計画（様式第1） ・提供する再生医療等の詳細を記した書類
省令第99条（製造管理）				
●	75	製造部門に，手順書等に基づき，製造管理に係る業務を適切に行わせているか．特定細胞加工物に係る記録は，適切に保管されているか．		・製造管理基準書
省令第100条（品質管理）				
●	76	品質部門に，手順書等に基づき特定細胞加工物の品質管理に係る業務を計画的かつ適切に行わせているか．また，特定細胞加工物に係る記録は，適切に保管されているか．さらに，手順書等に基づき，製造部門から報告された製造管理に係る確認の結果をロットごとに確認させているか．		・品質管理基準書
省令第101条（特定細胞加工物の取扱い）				
●	77	品質部門に，製造管理及び品質管理の結果を適切に評価し，その結果を踏まえ，製造した特定細胞加工物の取扱いについて決定する業務を行わせているか．また，その業務は，当該業務を適正かつ円滑に実施し得る能力を有する者にさせているか．さらに，業務を行う者が当該業務を行う際に支障が生ずることがないようにしているか．		・再生医療等提供計画（様式第1） ・提供する再生医療等の詳細を記した書類 ・特定細胞加工物概要書

2．細胞培養加工施設の項目について

必要	番号	確認事項	対応する条項等	課長通知	対応事項を記載する再生医療等提供計画書類の例
\multicolumn{6}{l}{省令第102条（検証又は確認）}
●	78	検証又は確認に関する手順書等に基づき，細胞培養加工施設の構造設備並びに手順，工程その他の製造管理及び品質管理の方法が期待される結果を与えることを検証し，又は期待される結果を与えたことを確認し，これを文書とすることとしているか．また，その検証又は確認の結果に基づき，改善が必要な場合においては，所要の措置を採ることとしているか．			・省令第102条の検証又は確認に関する手順書
\multicolumn{6}{l}{省令第103条（特定細胞加工物の品質の照査）}
●	79	特定細胞加工物の品質の照査に関する手順書等に基づき，あらかじめ指定した者に，特定細胞加工物の品質の照査を行わせ，照査の結果について確認を受け，その確認の記録を作成・保管しているか．照査の結果に基づき，必要に応じて所要の措置を講じることとしているか．			・特定細胞加工物の品質の照査に関する手順書
\multicolumn{6}{l}{省令第104条（変更の管理）}
●	80	製造手順等について，特定細胞加工物の品質に影響を及ぼすおそれのある変更を行う場合においては，変更の管理に関する手順書等に基づき，適切な対応をとることとしているか．			・省令第104条の変更の管理に関する手順書
\multicolumn{6}{l}{省令第105条（逸脱の管理）}
●	81	製造手順等からの逸脱が生じた場合は，逸脱の管理に関する手順書等に基づき，適切な対応をとることとしているか．			・省令第105条の逸脱の管理に関する手順書
\multicolumn{6}{l}{省令第106条（品質等に関する情報及び品質不良等の処理）}
●	82	特定細胞加工物に係る品質等に関する情報を得た場合は，品質情報及び品質不良等の処理に関する手順書等に基づき，適切な対応をとることとしているか．			・品質等に関する情報及び品質不良等の処理に関する手順書
\multicolumn{6}{l}{省令第107条（重大事態報告等）}
●	83	特定細胞加工物の安全性の確保に重大な影響を及ぼすおそれがある事態が生じた場合には，必要な措置等を講ずるとともに，その旨を速やかに当該特定細胞加工物製造事業者が製造した特定細胞加工物の提供先の再生医療等提供機関及び厚生労働大臣に報告することとしているか．			・重大事態報告等に関する手順書
\multicolumn{6}{l}{省令第108条（自己点検）}
●	84	自己点検に関する手順書等に基づき，定期的な自己点検等の業務を適切に行うこととしているか．			・自己点検に関する手順書
\multicolumn{6}{l}{省令第109条（教育訓練）}
●	85	教育訓練に関する手順書等に基づき，製造管理及び品質管理等に関する必要な教育訓練を行うこととしているか．			・教育訓練に関する手順書
\multicolumn{6}{l}{省令第110条（文書及び記録の管理）}
●	86	文書及び記録の管理に関する手順書等に基づき，文書の承認，配付，保管等の業務を適切に行うこととしているか．			・文書及び記録の管理に関する手順書

提供計画添付文書　簡易チェックリスト

本チェックリストは，認定再生医療委員会の事務局等が添付書類の過不足等を簡易にチェックできるように作成したもので適宜ご利用いただきたい．

添付文書	確認事項	チェック欄	非該当欄
認定再生医療等委員会意見書	再生医療等提供計画に記載した認定再生医療等委員会が述べた意見書（通知様式第五）の写し及び審査の過程がわかる記録の写しを添付すること．		
提供する再生医療等の詳細を記した書類	① 細胞の入手の方法 （ア）細胞の提供を受けた後に，感染症の感染後，検査をしても感染を証明できない期間があることを勘案し，検査方法，検査項目等に応じて，再検査を実施する場合にあっては，その方法 （イ）細胞の提供を受ける際（動物の細胞を用いる場合を含む．）の，その過程における微生物等による汚染を防ぐために必要な措置 （ウ）細胞の提供を受けた当該細胞について，微生物等による汚染及び微生物等の存在に関する適切な検査を行う場合においてはその内容 （エ）ヒトＥＳ細胞を用いる場合にあって，文部科学大臣及び厚生労働大臣が別途定めるヒトＥＳ細胞の樹立に関する手続を経たものである場合には，その旨を証する書類		
	② 環境への配慮 環境に影響を及ぼすおそれのある再生医療等を行う場合には，環境へ悪影響を及ぼさないために講じる配慮の内容		
	③ 細胞の安全性に関する疑義が生じた場合の措置 細胞提供者又は細胞を採取した動物の遅発性感染症の発症の疑いその他の当該細胞の安全性に関する疑義が生じたことを知った場合における，再生医療の安全性の確保等を図るための措置の内容		
	④ 再生医療等を受ける者に関する情報の把握 再生医療等の提供に起因するものと疑われる疾病等の発生の場合に当該疾病等の情報を把握できるよう，及び細胞加工物に問題が生じた場合に再生医療等を受けた者の健康状態等を把握できるよう，あらかじめ講じる措置の内容		
	⑤ ex vivo 遺伝子治療を行う場合には，「遺伝子治療臨床研究に関する指針について」（文部科学省研究振興局長・厚生労働省大臣官房厚生科学課長通知 13 文科振第 1144 号・科発第 0327001 号 平成 14 年 3 月 27 日）の実施施設の施設設備の状況に準ずるもの		
実施責任者及び再生医療等を行う医師又は歯科医師の氏名，所属，役職及び略歴（研究に関する実績がある場合には，当該実績を含む．）を記載した書類	略歴は，学歴，職歴，資格（医師又は歯科医師免許取得日及び医籍番号），臨床経験（特に提供する再生医療等に関する臨床経験）及び研究に関する実績がある場合は研究実績を記載すること．		
再生医療等に用いる細胞の提供を受ける場合にあっては，細胞提供者又は代諾者に対する説明文書及び同意文書の様式	細胞の提供を受ける際に，細胞提供者に対し，次に掲げる事項について，できる限り平易な表現を用い，文書により適切な説明を行い，文書により同意を得ていること． イ 当該細胞の使途 ロ 当該細胞の提供により予期される危険及び不利益 ハ 細胞提供者となることは任意であること． ニ 同意の撤回に関する事項 ホ 当該細胞の提供をしないこと又は当該細胞の提供に係る同意を撤回することにより不利益な取扱いを受けないこと． ヘ 当該細胞の提供に係る費用に関する事項 ト 当該細胞の提供による健康被害に対する補償に関する事項 チ 細胞提供者の個人情報の保護に関する事項 リ 当該細胞を用いる再生医療等に係る特許権，著作権その他の財産権又は経済的利益の帰属に関する事項 ヌ その他当該細胞を用いる再生医療等の内容に応じ必要な事項		
	細胞の提供を受ける際に，細胞提供者の代諾者の同意を得る場合にあっては，当該代諾者に対し，次に掲げる事項について，できる限り平易な表現を用い，文書により適切な説明を行い，文書により同意を得ていること． イ 当該細胞の使途 ロ 当該細胞の提供により予期される危険及び不利益 ハ 代諾者となることは任意であること． ニ 代諾者の同意の撤回に関する事項 ホ 代諾者の同意を行わないこと又は代諾者の同意を撤回することにより不利益な取扱いを受けないこと． ヘ 当該細胞の提供に係る費用に関する事項 ト 当該細胞の提供による健康被害に対する補償に関する事項 チ 細胞提供者及び代諾者の個人情報の保護に関する事項 リ 当該細胞を用いる再生医療等に係る特許権，著作権その他の財産権又は経済的利益の帰属に関する事項 ヌ その他当該細胞を用いる再生医療等の内容に応じ必要な事項		

添付文書	確認事項	チェック欄	非該当欄
	細胞の提供を受ける際に，代諾者の同意を得た場合には，代諾者の同意に関する記録及び代諾者と細胞提供者との関係についての記録が作成されていること．		
	細胞提供者が当該細胞を再生医療等に用いることについて同意した場合であって，当該細胞に培養その他の加工が行われるまでの間について，当該細胞提供者が同意を撤回することができる機会が確保されていること．		
	細胞の提供が無償で行われたこと．ただし，細胞の提供に際し発生した交通費その他の実費に相当するものについてはこの限りでない．		
	細胞の提供を受ける際に，その過程における微生物等による汚染を防ぐために必要な措置が講じられていること．		
	細胞の提供を受けた当該細胞について，微生物等による汚染及び微生物等の存在に関する適切な検査を行い，これらが検出されないことを，必要に応じ，確認したものであること．		
	細胞の採取を行う場合にあっては，細胞の採取を優先し，医学的処置，手術及びその他の治療の方針を変更することにより採取された細胞でないこと．		
再生医療等を受ける者に対する説明文書及び同意文書の様式	再生医療等を行う医師又は歯科医師は，同意を得るに際し，次に掲げる事項について，できる限り平易な表現を用い，文書により再生医療等を受ける者に説明を行わなければならない． 一　提供される再生医療等の内容 二　当該再生医療等の実施により予期される効果及び危険 三　他の治療法の有無，内容，他の治療法により予期される効果及び危険との比較 四　再生医療等を受けることを拒否することは任意であること． 五　再生医療等を受けることを拒否すること又は同意を撤回することにより不利益な取扱いを受けないこと． 六　同意の撤回に関する事項 七　当該再生医療等の実施による健康被害に対する補償に関する事項（研究として行われる再生医療等に係るものに限る．） 八　再生医療等を受ける者の個人情報の保護に関する事項 九　当該再生医療等の実施に係る費用に関する事項 十　その他当該再生医療等の提供に関し必要な事項		
	再生医療等を受ける者の代諾者に対する説明及び同意については前条の規定を準用する．この場合において，同条中「再生医療等を受ける者に」とあるのは「代諾者に」と，「再生医療等を受けること」とあるのは「代諾者の同意」と，「再生医療等を受ける者の個人情報」とあるのは「再生医療等を受ける者及び代諾者の個人情報」と読み替えるものとする．		
再生医療等提供計画に記載された再生医療等と同種又は類似の再生医療等に関する国内外の実施状況を記載した書類	「再生医療等提供計画に記載された再生医療等と同種又は類似の再生医療等に関する国内外の実施状況を記載した書類」としては，例えば，当該再生医療等と同種又は類似の再生医療等に関する国内外の研究論文が挙げられること．		
	法の施行の際現に「遺伝子治療臨床研究に関する指針」（平成16年文部科学省・厚生労働大臣告示第2号）に基づき厚生労働大臣が意見を述べた遺伝子治療臨床研究を実施している者は，当該厚生労働大臣の意見と当該意見を求めるに当たって提出した書類一式を添付すること．		
	法の施行の際現に「厚生労働大臣の定める先進医療及び施設基準の制定等に伴う実施上の留意事項及び先進医療に係る届出等の取扱い」（平成24年医政発0731第2号，薬食発0731第2号，保発0731第7号）に基づき先進医療を実施している者は，厚生労働大臣に提出している書類一式を添付すること．		
	法の施行の際現に「ヒト幹細胞を用いる臨床研究に関する指針」（平成25年厚生労働大臣告示第317号）に基づき厚生労働大臣が意見を述べたヒト幹細胞臨床研究を実施している者は，当該厚生労働大臣の意見と当該意見を求めるに当たって提出した書類一式を添付すること．		
特定細胞加工物を用いる場合にあっては，再生医療等提供計画に記載された再生医療等に用いる細胞に関連する研究を記載した書類	「再生医療等提供計画に記載された再生医療等に用いる細胞に関連する研究を記載した書類」としては，例えば，当該再生医療等に用いる細胞に関連する研究論文が挙げられること．		
	使用する細胞に関連する研究論文等及びその概要（提供しようとする再生医療等との関連性についても明記したもの．）を添付すること．		

特定細胞加工物を用いる場合にあっては，特定細胞加工物概要書，第九十六条に規定する特定細胞加工物標準書，第九十七条第一項に規定する衛生管理基準書，同条第二項に規定する製造管理基準書及び同条第三項に規定する品質管理基準書	特定細胞加工物を用いる場合は，特定細胞加工物を製造する際の特定細胞加工物概要書，特定細胞加工物標準書，衛生管理基準書，製造管理基準書及び品質管理基準書を添付すること．		
特定細胞加工物概要書	① 特定細胞加工物を使用する再生医療等技術に関する事項 （ア）再生医療等の名称 （イ）再生医療等提供計画の概要（内容，適応疾患等，期待される効果，安全性及び妥当性についての検討内容，当該再生医療等の国内外の実施状況等）		
	② 特定細胞加工物に関する事項 （ア）特定細胞加工物の名称 （イ）特定細胞加工物の概要（特定細胞加工物の特性及び規格の設定根拠，外観） （ウ）特定細胞加工物の原料等及び規格 （エ）その他特定細胞加工物の使用上の注意及び留意事項		
	③ 特定細胞加工物の製造及び品質管理に関する事項 （ア）特定細胞加工物を製造する予定の細胞培養加工施設の名称及び所在地並びに委託の範囲 （イ）製造・品質管理の方法の概要，原料の検査及び判定基準，製造工程における検査，判定基準及び設定根拠，特定細胞加工物の検査及び判定基準 （ウ）特定細胞加工物の取扱いの決定方法 （エ）特定細胞加工物への表示事項 （オ）特定細胞加工物の保管条件及び投与可能期間 （カ）特定細胞加工物の輸送の方法 （キ）その他製造・品質管理に係る事項（製造手順に関する事項，検査手順に関する事項，記録に関する事項，衛生管理，製造管理，品質管理に関する事項等）		
特定細胞加工物標準書	特定細胞加工物標準書に記載する事項は，当該細胞培養加工施設が行う製造工程及び保管に係る製造・品質管理業務の内容をいうものであり，必ずしも当該特定細胞加工物の全ての製造工程に関する内容が求められているものではないこと．		
衛生管理基準書	① 構造設備の衛生管理に関する事項 （ア）清浄を確保すべき構造設備に関する事項 （イ）清浄作業の頻度に関する事項 （ウ）清浄作業の手順に関する事項 （エ）構造設備（試験検査に関するものを除く．）の微生物等による汚染の防止措置に関する事項 （オ）その他構造設備の衛生管理に必要な事項		
	② 職員の衛生管理に関する事項 （ア）職員の更衣に関する事項 （イ）手洗いの方法に関する事項 （ウ）その他職員の衛生管理に必要な事項		
製造管理基準書	① 構造設備の点検整備，計器の校正等に関する事項		
	② 原料となる細胞の微生物等による汚染の防止措置に関する事項		
	③ 原料となる細胞の確認等（輸送の経過の確認を含む．）に関する事項		
	④ 特定細胞加工物等及び資材の保管及び出納に関する事項		
	⑤ 特定細胞加工物等及び資材の管理項目の設定及び管理に関する事項		
	⑥ 細胞の混同及び交さ汚染の防止措置に関する事項		
	⑦ 特定細胞加工物等の微生物等による汚染の防止措置に関する事項		
	⑧ 微生物等により汚染された物品等の処置に関する事項		
	⑨ 輸送において特定細胞加工物等の品質の確保のために必要な措置等に関する事項		
	⑩ 製造工程の管理が適切に行われていることの確認及びその結果の品質部門に対する報告に関する事項		
	⑪ 重大事態発生時における措置に関する事項		

添付文書	確認事項	チェック欄	非該当欄
品質管理基準書	「品質管理基準書」は，省令第 100 条に規定する品質管理に係る業務を適切に遂行するための事項を定めたものであること． なお，外部試験検査機関等を利用して試験検査を行う場合においては，検体の送付方法及び試験検査結果の判定方法等を品質管理基準書に記載しておくこと．		
	① 試験検査に関する設備及び器具の点検整備，計器の校正等に関する事項		
	② 特定細胞加工物等及び資材の試験検査における検体の採取等に関する事項（採取場所の指定を含む．）		
	③ 検体の識別及び区分の方法に関する事項		
	④ 採取した検体の試験検査に関する事項		
	⑤ 提供先となる再生医療等機関からの求めに応じ実施する試験検査の結果の判定等に関する事項		
	⑥ 提供先となる再生医療等機関からの求めに応じ実施する試験検査の結果の記録の作成及び保管に関する事項		
	⑦ 原料等の供給者管理に関する事項		
	⑧ 製造管理に係る確認の結果について，製造部門から報告された場合における当該結果についての取扱いに関する事項		
再生医療等製品を用いる場合にあっては，当該再生医療等製品の添付文書等（医薬品医療機器等法第六十五条の三に規定する添付文書等をいう．）	再生医療等製品を用いる場合は，再生医療等製品の承認の内容が分かる文書又は文書の写しを添付すること．		
再生医療等提供計画に記載された再生医療等の内容をできる限り平易な表現を用いて記載したもの	再生医療等の内容について図等を用い，できる限り平易な表現を用いて記載したもの（一般の立場の者が理解できるようなものであって，可能な限り 1 枚でまとめた概要であることが望ましい．）を添付すること．		
特定細胞加工物の製造を委託する場合にあっては，委託契約書の写しその他これに準ずるもの	特定細胞加工物の製造を委託する場合は，委託契約書の写し又は契約締結前の契約の様式等の契約者及びその内容が分かる書類を添付すること．		
個人情報取扱実施規程	① 個人情報の適正な取得に関する事項		
	② 保有する個人情報の漏洩，滅失又はき損の防止その他の安全管理に関する事項		
	③ 保有する個人情報を取り扱う者に対する指導及び管理に関する事項		
	④ 保有する個人情報の開示等に関する事項 　研究として再生医療等を行う場合には，臨床研究に関する倫理指針（平成 20 年厚生労働省告示第 415 号）の個人情報の保護に係る責務等を参考とすること．		

再生医療等提供基準チェックリスト

1．細胞培養加工施設以外の項目について

番号	確認事項	対応する条項等	確認欄
省令第5条（人員）			
1	第1種再生医療等又は第2種再生医療等に係る再生医療等提供機関は，実施責任者を置いているか．また実施責任者は医師又は歯科医師であって，当該分野に関する科学的知見，経験及び知識を有しているか．	第1項 第2項	□ □該当なし
2	共同研究の場合，共同研究を行う再生医療等提供機関の実施責任者の中から統括責任者を選任しているか．	第3項	□ □該当なし
省令第6条（構造設備その他の施設）			
3	第1種再生医療等又は第2種再生医療等に係る再生医療等提供機関は，救急医療に必要な施設又は設備を有しているかどうか．ただし，他の医療機関と連携することにより，必要な体制があらかじめ確保されている場合はこの限りでない．		□ □該当なし
省令第7条（細胞の入手）			
再生医療等を行う医師又は歯科医師は，再生医療等に用いる細胞が，次に掲げる要件（番号4～18）を満たしていることを確認しなければならない．			
4	細胞提供者からの細胞の提供又は動物の細胞の採取が行われる医療機関等は以下の要件を満たしているか． ・適切に細胞の提供を受け又は動物の細胞の採取をし，当該細胞の保管に当たり必要な管理を行っていること． ・細胞の提供を受けること又は動物の細胞の採取をすること並びに当該細胞の保管に関する十分な知識及び技術を有する者を有していること．	第1号	□
5	細胞提供者の健康状態，年齢その他の事情を考慮した上で，当該細胞提供者の選定がなされているか．	第2号	□
6	細胞提供者の適格性の判定に際し，既往歴の確認，診察，検査等を行っているか．	第3号	□
7	細胞の提供を受けた後に，感染症の感染後，検査をしても感染を証明できない期間があることを勘案し，検査方法，検査項目等に応じて，可能な範囲で，適切な時期に再検査を実施しているか．	第4号	□
8	死亡した者から細胞を採取する場合，遺族に対して，文書により適切な説明を行い，同意を得ているか．	第5号	□ □該当なし
9	細胞提供を受ける際に，細胞提供者に対し適切な説明を行い，文書にて同意を得ているか．	第6号	□

10	細胞提供者の代諾者の同意を得る場合，適切な説明を行い，文書にて同意を得ているか．又，代諾者の同意に関する記録等が作成されているか．	第7号 第8号	□
11	細胞提供者が同意した場合，その同意を撤回することができる機会が確保されているか．	第9号	□
12	人の受精胚の提供を受ける場合，細胞提供者に対し，当該者が同意を撤回することができる機会が確保されているか．	第10号	□ □ 該当なし
13	人の受精胚の提供を受ける場合，受精胚は，必要な要件を満たしているか．	第11号	□ □ 該当なし
14	細胞の提供は無償で行われているか．	第12号	□
15	細胞の提供を受ける際に，微生物等による汚染を防ぐために必要な措置が講じられているか．	第13号	□
16	提供を受けた細胞は，微生物等による汚染及び微生物等の存在に関する検査を行い，これらが検出されないことを必要に応じ確認しているか．	第14号	□
17	細胞の採取を行う場合，細胞の採取を優先し，医学的処置，手術及びその他の治療の方針を変更することにより採取された細胞でないこととなっているか．	第15号	□
18	動物の細胞を用いる場合，必要な要件を満たしているか．	第16号	□ □ 該当なし
省令第33条（再生医療等を受ける者以外の者から細胞の採取を行う場合に同意が不要な場合）			
19	同意を得ることが困難な者から細胞採取を行う場合，必要な要件を満たしているか．	第1号	□
省令第9条（再生医療等を行う医師又は歯科医師の要件） ※省令第8条は細胞培養加工施設に関する項目が多岐に及ぶため後述			
20	再生医療等を行う医師又は歯科医師が専門的知識や臨床経験を有しているか．		□
省令第10条（再生医療等を行う際の責務）			
21	医師又は歯科医師は，再生医療等を行う際は，安全性及び妥当性について，科学的文献その他の関連する情報又は十分な実験の結果に基づき，倫理的及び科学的観点から検討しているか．	第1項	□
22	医師又は歯科医師は，特定細胞加工物を用いる場合，特定細胞加工物製造事業者に特定細胞加工物の製造を行わせる際に，特定細胞加工物概要書に従った製造が行われるよう，必要な指示をしているか．	第2項	□
23	医師又は歯科医師は，特定細胞加工物を用いる場合，特定細胞加工物が特定細胞加工物概要書に従って製造されたものか確認する等により，当該特定細胞加工物の投与の可否について決定することになっているか．	第3項	□

	省令第11条（再生医療等を行う際の環境への配慮）		
24	医師又は歯科医師は，環境に影響を及ぼすおそれのある再生医療等を行う場合には，環境へ悪影響を及ぼさないよう必要な配慮をしているか．		☐
	省令第12条（再生医療等を受ける者の選定）		
25	研究として行われる場合，病状，年齢その他の事情を考慮した上で，再生医療等を受ける者の選定をしているか． （被験者保護の観点から適切かどうか．）		☐ ☐ 該当なし
	省令第13条（再生医療を受ける者に対する説明及び同意）		
26	再生医療等を受ける者に対し，文書による同意を得ることにしているか．	第1項	☐
	以下の事項（27-36）について，平易な表現を用い説明しているか．	第2項	
27	提供される再生医療等の内容	第1号	☐
28	当該再生医療等の実施により予期される効果及び危険	第2号	☐
29	他の治療法の有無，内容，他の治療法により予期される効果及び危険との比較	第3号	☐
30	再生医療等を受けることを拒否することは任意であること．	第4号	☐
31	再生医療等を受けることを拒否すること又は同意を撤回することにより不利益な取扱いを受けないこと．	第5号	☐
32	同意の撤回に関する事項	第6号	☐
33	研究として行われる場合，当該再生医療等の実施による健康被害に対する補償に関する事項	第7項	☐ ☐ 該当なし
34	再生医療等を受ける者の個人情報の保護に関する事項	第8号	☐
35	当該再生医療等の実施に係る費用に関する事項	第9号	☐
36	その他当該再生医療等の提供に関し必要な事項	第10号	☐
	省令第14条（再生医療を受ける者の代諾者に対する説明及び同意）		
37	代諾者に対する説明及び同意についても上記（省令第13条）の項目を満たしているか．	第1項	☐
38	代諾者の同意を得た場合には，代諾者の同意に関する記録及び代諾者と再生医療等を受ける者との関係についての記録を作成しているか．	第2項	☐
	省令第32条（再生医療を行う場合に説明及び同意が不要な場合）		
39	同意を得ることが困難な者に再生医療等を行う場合，必要な要件を満たしているか．	第1号	☐
	省令第15条（細胞の安全性に関する疑義が生じた場合の措置）		
40	細胞提供者又は細胞を採取した動物の遅発性感染症の発症の疑いその他の当該細胞の安全性に関する疑義が生じたことを知った際に，安全性の確保等を図るための必要な措置をとっているか．		☐

省令第16条（試料の保管）			
41	再生医療等を受ける者が感染症を発症した場合等の原因の究明のため，細胞提供者の細胞の一部等の試料を一定期間保存することになっているか．ただし，保存しないこと又は保存できないことについて，採取した細胞が微量である場合その他合理的な理由がある場合には，この限りでない．	第1項	□
42	再生医療等を受ける者が感染症を発症した場合等の原因の究明のため，当該再生医療等に用いた細胞加工物の一部について，一定期間保存することになっているか．ただし，保存しないこと又は保存できないことについて，細胞加工物が微量である場合その他合理的な理由がある場合には，この限りでない．	第2項	□
省令第17条（疾病等の発生の場合の措置）			
43	再生医療等の提供によるものと疑われる疾病，障害，若しくは死亡又は感染症の発生を知ったときは，速やかにその旨を報告することとされているか．		□
省令第35条（認定再生医療等委員会への疾病等の報告）			
44	再生医療等の提供によるものと疑われる疾病，障害，若しくは死亡又は感染症の発生を知ったとき，認定再生医療等委員会に報告することとされているか．		□
省令第36条（厚生労働大臣への疾病等の報告）			
45	再生医療等の提供によるものと疑われる疾病，障害，若しくは死亡又は感染症の発生を知ったとき，厚生労働大臣に報告することとされているか．		□
省令第18条（再生医療等の提供終了後の措置等）			
46	再生医療等の提供を終了した後においても，安全性及び科学的妥当性の確保の観点から，再生医療等の提供による疾病等の発生についての適当な期間の追跡調査，効果についての検証その他の必要な措置を講ずるよう努めているか．		□
47	また，その結果を報告することとされているか．		□
省令第19条（再生医療等を受ける者に関する情報の把握）			
48	再生医療等の提供に起因するものと疑われる疾病等の発生の場合に当該疾病等の情報を把握できるよう，及び細胞加工物に問題が生じた場合に再生医療等を受けた者の健康状態等が把握できるよう，あらかじめ適切な措置を講じているか．		□

49	以下に定める者が，再生医療等が再生医療等提供計画及び再生医療等提供基準に従い，適正に実施されていることを随時確認するとともに，再生医療等の適正な実施を確保するために必要な指示をしているか． (1) 第1種再生医療等又は第2種再生医療等を行っている場合，提供機関管理者及び実施責任者 (2) 第1種再生医療等又は第2種再生医療等を共同研究として行っている場合，提供機関管理者，実施責任者及び統括責任者 (3) 上記以外の場合，提供機関管理者	第1項	☐
50	実施責任者が，提供機関管理者に対して，再生医療等の提供の状況について，随時報告することとされているか．	第2項	☐
省令第21条（再生医療等を受ける者に対する健康被害の補償を行う場合）			
51	研究として行われる場合，再生医療等を受ける者に対する健康被害の補償のために必要な措置を講じているか．		☐ ☐ 該当なし
省令第22条（細胞提供者等に対する補償）			
52	提供機関管理者又は再生医療等に用いる細胞の提供を受ける者は，細胞提供者が再生医療等を受ける者以外の者である場合，当該細胞の提供に伴い生じた健康被害の補償のために，保険への加入その他の必要な措置を講じているか．	第1項	☐ ☐ 該当なし
53	研究として行われる場合，当該再生医療等の実施に伴い生じた健康被害の補償のために，保険への加入その他の必要な措置を講じているか．	第2項	☐ ☐ 該当なし
省令第23条（細胞提供者等に関する個人情報の取扱い）			
54	細胞提供者及び再生医療等を受ける者に関する個人情報を保有する者が，当該個人情報について匿名化を行う場合にあっては，連結可能匿名化（必要な場合に特定の個人を識別できる情報を保有しつつ行う匿名化をいう．）した上で，当該個人情報を取り扱うこととしているか．		☐
省令第24条（個人情報の保護）			
55	提供機関管理者は，個人情報の適正な取扱いの方法を具体的に定めた実施規程を定めているか．		☐
省令第25条（教育又は研修）			
56	提供機関管理者又は実施責任者は，再生医療等を適正に実施するために定期的に教育又は研修の機会を確保しているか．	第1項	☐
57	再生医療等を行う医師又は歯科医師その他の再生医療等の提供に係る関係者が，再生医療等を適正に実施するために定期的に適切な教育又は研修を受け，情報収集に努めているか．	第2項	☐

省令第26条（苦情及び問合せへの対応）		
58	苦情及び問合せを受け付けるための窓口の設置，苦情及び問合せの対応の手順の策定その他の必要な体制の整備に努めているか．	☐

以下（番号59〜63），再生医療等提供基準の審査項目には該当しないが，再生医療等提供機関に求められる事項

省令第34条（再生医療等に関する記録及び保存）		
59	再生医療等に関する記録は，再生医療等を受けた者ごとに記録し保存することとなっているか．	☐
省令第37条（認定再生医療等委員会への定期報告）		
60	再生医療等の提供状況を認定再生医療等委員会に定期的に報告することとなっているか．	☐
省令第38条（厚生労働大臣への定期報告）		
61	再生医療等の提供状況を厚生労働大臣に定期的に報告することとなっているか．	☐
省令第40条（認定再生医療等委員会の審査等業務に係る契約）		
62	審査等業務を行わせることとした認定再生医療等委員会と，あらかじめ文書により契約を締結しているか．	☐
省令第41条（講じた措置についての認定再生医療等委員会への報告）		
63	認定再生医療等委員会から意見を受けて講じた再生医療等提供計画の変更その他の措置について，当該委員会に報告を行うこととなっているか．	☐

2．細胞培養加工施設の項目について

番号	確認事項	対応する条項等	確認欄
省令第8条（特定細胞加工物の製造及び品質管理の方法）			
64	当該特定細胞加工物の名称，構成細胞及び製造方法等を記載した特定細胞加工物概要書が作成されているか．	第1項	☐
	提供機関管理者は，特定細胞加工物製造事業者に，法第44条（※）に規定する特定細胞加工物製造事業者の業務に関し遵守すべき事項に従って細胞培養加工施設における特定細胞加工物の製造及び品質管理を行わせているか．	第2項	
※以下，法第44条に規定する項目			
省令第92条（品質リスクマネジメント）			
65	製造管理及び品質管理を行う際に，品質リスクマネジメントの活用を考慮しているか．		☐
省令第93条（製造部門及び品質部門）			
66	施設管理者の監督の下に，製造管理に係る部門及び品質管理に係る部門を置いているか．	第1号	☐
67	品質部門は製造部門から独立しているか．	第2号	☐
省令第94条（施設管理者）			
68	施設管理者が，製造・品質管理業務を適切に総括及び管理監督できる体制が構築されているか．		☐
省令第95条（職員）			
69	業務責任者の適切な配置がなされているか．また，製造・品質管理業務に従事する職員の人員を十分に確保し，その責務及び管理体制を文書により適切に定めているか．		☐
省令第96条（特定細胞加工物標準書）			
70	特定細胞加工物ごとに，特定細胞加工物標準書を細胞加工施設ごとに作成し，保管するとともに，品質部門の承認を受けているか．		☐
省令第97条（手順書等）			
71	細胞培養加工施設ごとに，衛生管理基準書，製造管理基準書及び品質管理基準書を作成し，これを保管しているか．	第1項 第2項 第3項	☐

72	次に掲げる手順に関する文書を細胞培養加工施設ごとに作成し，これを保管しているか． ①細胞培養加工施設からの特定細胞加工物の提供の管理に関する手順 ②省令第102条の検証又は確認に関する手順 ③特定細胞加工物の品質の照査に関する手順 ④省令第104条の変更の管理に関する手順 ⑤省令第105条の逸脱の管理に関する手順 ⑥品質等に関する情報及び品質不良等の処理に関する手順 ⑦重大事態報告等に関する手順 ⑧自己点検に関する手順 ⑨教育訓練に関する手順 ⑩文書及び記録の管理に関する手順 ⑪その他製造管理及び品質管理を適正かつ円滑に実施するために必要な手順	第4項	☐
73	特定細胞加工物製造事業者は，特定細胞加工物標準書，衛生管理基準書，製造管理基準書，品質管理基準書及び手順書を細胞培養加工施設に備え付けているか．	第5項	☐
省令第98条（特定細胞加工物の内容に応じた構造設備）			
74	細胞培養加工施設の構造設備は，製造する特定細胞加工物の内容に応じ，適切なものであるか．		☐
省令第99条（製造管理）			
75	製造部門に，手順書等に基づき，製造管理に係る業務を適切に行わせているか．特定細胞加工物に係る記録は，適切に保管されているか．		☐
省令第100条（品質管理）			
76	品質部門に，手順書等に基づき特定細胞加工物の品質管理に係る業務を計画的かつ適切に行わせているか．また，特定細胞加工物に係る記録は，適切に保管されているか．さらに，手順書等に基づき，製造部門から報告された製造管理に係る確認の結果をロットごとに確認させているか．		☐
省令第101条（特定細胞加工物の取扱い）			
77	品質部門に，製造管理及び品質管理の結果を適切に評価し，その結果を踏まえ，製造した特定細胞加工物の取扱いについて決定する業務を行わせているか．また，その業務は，当該業務を適正かつ円滑に実施し得る能力を有する者にさせているか．さらに，業務を行う者が当該業務を行う際に支障が生ずることがないようにしているか．		☐

省令第102条（検証又は確認）			
78	検証又は確認に関する手順書等に基づき，細胞培養加工施設の構造設備並びに手順，工程その他の製造管理及び品質管理の方法が期待される結果を与えることを検証し，又は期待される結果を与えたことを確認し，これを文書とすることとしているか．また，その検証又は確認の結果に基づき，改善が必要な場合においては，所要の措置を採ることとしているか．		☐
省令第103条（特定細胞加工物の品質の照査）			
79	特定細胞加工物の品質の照査に関する手順書等に基づき，あらかじめ指定した者に，特定細胞加工物の品質の照査を行わせ，照査の結果について確認を受け，その確認の記録を作成・保管しているか．照査の結果に基づき，必要に応じて所要の措置を講じることとしているか．		☐
省令第104条（変更の管理）			
80	製造手順等について，特定細胞加工物の品質に影響を及ぼすおそれのある変更を行う場合においては，変更の管理に関する手順書等に基づき，適切な対応をとることとしているか．		☐
省令第105条（逸脱の管理）			
81	製造手順等からの逸脱が生じた場合は，逸脱の管理に関する手順書等に基づき，適切な対応をとることとしているか．		☐
省令第106条（品質等に関する情報及び品質不良等の処理）			
82	特定細胞加工物に係る品質等に関する情報を得た場合は，品質情報及び品質不良等の処理に関する手順書等に基づき，適切な対応をとることとしているか．		☐
省令第107条（重大事態報告等）			
83	特定細胞加工物の安全性の確保に重大な影響を及ぼすおそれがある事態が生じた場合には，必要な措置等を講ずるとともに，その旨を速やかに当該特定細胞加工物製造事業者が製造した特定細胞加工物の提供先の再生医療等提供機関及び厚生労働大臣に報告することとしているか．		☐
省令第108条（自己点検）			
84	自己点検に関する手順書等に基づき，定期的な自己点検等の業務を適切に行うこととしているか．		☐
省令第109条（教育訓練）			
85	教育訓練に関する手順書等に基づき，製造管理及び品質管理等に関する必要な教育訓練を行うこととしているか．		☐
省令第110条（文書及び記録の管理）			
86	文書及び記録の管理に関する手順書等に基づき，文書の承認，配付，保管等の業務を適切に行うこととしているか．		☐

再生医療等の名称：

認定再生医療等委員会の名称：

※指摘事項，意見等があれば，以下に記載してください．

番号	指摘事項，意見等の記載欄

＜補足資料1＞

以下は平成27年8月21日付で発出された厚生労働省医政局研究開発振興課事務連絡の内容となる．再生医療提供計画作成の際に参考になるものと思われるため，本書にも参考として転載する．実際に提供計画を作成した後に，本資料を参考に，その適格性を確認することが勧められる．

再生医療等提供基準チェックリスト補足資料
1. 細胞培養加工施設以外の項目について

省令第5条（人員）	
1	第1項，第2項 第1種再生医療等又は第2種再生医療等に係る再生医療等提供機関は，実施責任者を置いているか．また実施責任者は医師又は歯科医師であって，当該分野に関する十分な科学的知見，経験及び知識を有しているか．

1. 実施責任者は，医師又は歯科医師であって，実施する第1種再生医療等又は第2種再生医療等の対象となる疾患及び当該疾患に関連する分野について，十分な科学的知見並びに医療に関する経験及び知識を有していなければならない．
2. 「実施責任者」とは，再生医療等提供機関において，再生医療等を行う医師又は歯科医師に必要な指示を行うほか，再生医療等が再生医療等提供計画に従って行われていることの確認など，再生医療等の実施に係る業務を統括する者をいうものである．また，実施責任者は，再生医療等提供計画の中止又は暫定的な措置を講ずること．実施責任者は，1つの再生医療等提供計画について，再生医療等提供機関ごとに1名とすること．

2	第3項 共同研究の場合，共同研究を行う再生医療等提供機関の実施責任者の中から統括責任者を選任しているか．

「統括責任者」は，共同研究を行う再生医療等提供機関の実施責任者の中から選任しなければならない．また，「統括責任者」は，再生医療等提供計画の中止又は暫定的な措置を講ずる．1つの共同研究として行う再生医療等提供計画につき1名とすること．

省令第6条（構造設備その他の施設）	
3	第1種再生医療等又は第2種再生医療等に係る再生医療等提供機関は，救急医療に必要な施設又は設備を有しているかどうか．ただし，他の医療機関と連携することにより，必要な体制があらかじめ確保されている場合はこの限りでない．

1. 第1種又は第2種再生医療等を受けた者に救急医療が必要となった場合に，適切に救急医療が受けられるよう，救急医療を行う施設又は設備を原則として再生医療等提供機関自らが有していることが望ましいものであること．「救急医療に必要な施設又は設備」については，提供する再生医療等の内容に応じたものでなければならないが，例えば，エックス線装置，心電計，輸血及び輸液のための設備，救急医療を受ける者のために優先的に使用される病床等が該当する．
2. 「必要な体制があらかじめ確保されている場合」とは，救急医療を行える他の医療機関と，当該医療機関において患者を受け入れることについてあらかじめ合意がされている場合をいう．なお，この場合には，再生医療等提供計画をあらかじめ共有するなど，救急医療を適切に行うことのできる体制

の確保に努めること．

省令第7条（細胞の入手）		
再生医療等を行う医師又は歯科医師は，再生医療等に用いる細胞が，次に掲げる要件（チェックリスト番号4～18）を満たしていることを確認し，必要に応じ検査等を行い，当該細胞を再生医療に用いることが適切であることを確認しなければならない．		
4	第1号 細胞提供者からの細胞の提供又は動物の細胞の採取が行われる医療機関等は以下の要件を満たしているか． ・適切に細胞の提供を受け又は動物の細胞の採取をし，当該細胞の保管に当たり必要な管理を行っていること． ・細胞の提供を受けること又は動物の細胞の採取をすること並びに当該細胞の保管に関する十分な知識及び技術を有する者を有していること．	

「適切に細胞の提供を受け又は動物の細胞の採取をし，当該細胞の保管に当たり必要な管理を行っていること」とは，細胞の提供又は動物の細胞の採取時における安全かつ清潔な操作，品質の保持が適切になされるために必要な設備及び体制が整っており，適切な衛生管理がなされていることをいうものであること．

| 5 | 第2号 細胞提供者の健康状態，年齢その他の事情を考慮した上で，当該細胞提供者の選定がなされているか． |
| 6 | 第3号 細胞提供者の適格性の判定に際し，既往歴の確認，診察，検査等を行っているか． |

1．提供する再生医療等が同種の場合には，細胞提供者について，次に掲げる方法により，細胞提供者としての適格性を判断しなければならない．
 （1）次に掲げる既往歴を確認するとともに，輸血又は移植を受けた経験の有無等から，適格性の判断を行うこと．ただし，適格性の判断時に確認できなかった既往歴について後日確認可能となった場合は，再確認することとする．
   （ア）梅毒トレポネーマ，淋菌，結核菌等の細菌による感染症
   （イ）敗血症及びその疑い
   （ウ）悪性腫瘍
   （エ）重篤な代謝内分泌疾患
   （オ）膠原病及び血液疾患
   （カ）肝疾患
   （キ）伝達性海綿状脳症及びその疑い並びに認知症
   （ク）特定の遺伝性疾患及び当該疾患に係る家族歴
 （2）特に次に掲げるウイルスについては，問診及び検査（血清学的試験，核酸増幅法等を含む．）により感染していないことを確認すること．
   （ア）B型肝炎ウイルス（HBV）
   （イ）C型肝炎ウイルス（HCV）
   （ウ）ヒト免疫不全ウイルス（HIV）
   （エ）ヒトT細胞白血病ウイルス1型（HTLV-1）

（オ）パルボウイルスB19（ただし，必要な場合に限る．）
（3）免疫抑制状態の再生医療等を受ける者に特定細胞加工物の投与を行う場合は，必要に応じて，サイトメガロウイルス，EBウイルス及びウエストナイルウイルスについて検査により感染していないことを確認すること．
2．ヒトES細胞の樹立の用に供される人の受精胚の提供者においては，ヒトES細胞の樹立及び使途に関する説明を行い同意を得た後に，1．（1）～（3）までの事項について可能な範囲で問診及び検査を行うものとすること．
3．再生医療等を受ける者の細胞を用いる場合は，必ずしも当該者のスクリーニングを必要としないが，製造工程中での交さ汚染の防止，製造を行う者への安全対策等の観点から1．（2）の問診及び検査の実施を考慮すること．

7	第4号 細胞の提供を受けた後に，感染症の感染後，検査をしても感染を証明できない期間があることを勘案し，検査方法，検査項目等に応じて，可能な範囲で，適切な時期に再検査を実施しているか．
8	第5号 死亡した者から細胞を採取する場合，遺族に対して，文書により適切な説明を行い，同意を得ているか．

「遺族」とは，死亡した者の配偶者，成人の子，父母，成人の兄弟姉妹若しくは孫，祖父母，同居の親族又はそれらの近親者に準ずる者をいう．遺族に対する説明内容は，細胞提供者が生存している場合における当該者に対する説明内容と基本的に同様なものとすること．

9	第6号 細胞の提供を受ける際に，細胞提供者に対し適切な説明を行い，文書にて同意を得ているか．

次に掲げる事項について，できる限り平易な表現を用い，文書により適切な説明（※1）を行い，文書により同意を得ていること．
　（1）当該細胞の使途（目的及び意義，再生医療等の提供方法，再生医療等提供機関の名称など，細胞を提供する時点で明らかとなっている情報について，できる限り具体的なもの）
　（2）当該細胞の提供により予期される危険及び不利益
　（3）細胞提供者となることは任意であること．
　（4）同意の撤回に関する事項（提供された細胞について，細胞の提供を受けた医療機関等から細胞培養加工施設に輸送が必要な場合には，少なくとも発送までの間は同意の撤回をする機会が確保されること，及び同意の撤回ができる具体的な期間を記載すること．）
　（5）当該細胞の提供をしないこと又は当該細胞の提供に係る同意を撤回することにより不利益な取扱いを受けないこと．
　（6）当該細胞の提供に係る費用に関する事項（細胞の提供は必要な経費を除き無償で行われるものであること．）
　（7）当該細胞の提供による健康被害に対する補償に関する事項
　（8）細胞提供者の個人情報の保護に関する事項（細胞提供者の既往歴等の情報が提供される場合の個人情報の保護の具体的な方法に係る事項を含むこと．）
　（9）当該細胞を用いる再生医療等に係る特許権，著作権その他の財産権又は経済的利益の帰属に関する事項
　（10）その他当該細胞を用いる再生医療等の内容に応じ必要な事項

例えば，以下の事項が挙げられる．
① 提供しようとする再生医療等が研究として行われる場合において，当該研究から得られた研究成果については，細胞提供者について個人が特定されない形で学会等において公開される可能性があること．
② ヒトゲノム・遺伝子解析を行う場合において，その旨及び解析した遺伝情報の開示に関する事項（研究の過程において当初は想定していなかった細胞提供者及び血縁者の生命に重大な影響を与える偶発的所見（incidental findings）が発見された場合における遺伝情報の開示に関する方針についても検討を行い，細胞提供者（当該提供者の代諾者を含む．）から細胞の提供に係る同意を得る際には，その方針を説明し，理解を得るように努めること．ただし，再生医療等に用いる細胞がヒト受精胚である場合においては，文部科学大臣及び厚生労働大臣が別途定めるヒトES細胞の樹立に関する手続に従うものとする．

（※1）説明については，医師又は歯科医師以外に当該説明を行う者として適切な者がいる場合には，医師又は歯科医師の指示の下に，当該者が説明を行うことができるが，当該者は，適切な教育又は研修を受け，当該再生医療等を熟知した者でなければならない．ただし，再生医療等に用いる細胞がヒト受精胚である場合においては，文部科学大臣及び厚生労働大臣が別途定めるヒトES細胞の樹立に関する手続にも従う必要があることに留意すること．

10	第7号，第8号 細胞提供者の代諾者の同意を得る場合，適切な説明を行い，文書にて同意を得ているか．又，代諾者の同意に関する記録等が作成されているか．

細胞の提供を受ける際に，細胞提供者の代諾者（親権を行う者，配偶者，後見人その他これらに準じる者）の同意を得る場合にあっては，当該代諾者に対し，次に掲げる事項について，できる限り平易な表現を用い，文書により適切な説明を行い，文書により同意を得ていること．また，細胞の提供を受ける際に，代諾者の同意を得た場合には，代諾者の同意に関する記録及び代諾者と細胞提供者との関係についての記録が作成されていること．
（1）当該細胞の使途
（2）当該細胞の提供により予期される危険及び不利益
（3）代諾者となることは任意であること．
（4）代諾者の同意の撤回に関する事項
（5）代諾者の同意を行わないこと又は代諾者の同意を撤回することにより不利益な取扱いを受けないこと．
（6）当該細胞の提供に係る費用に関する事項
（7）当該細胞の提供による健康被害に対する補償に関する事項
（8）細胞提供者及び代諾者の個人情報の保護に関する事項
（9）当該細胞を用いる再生医療等に係る特許権，著作権その他の財産権又は経済的利益の帰属に関する事項
（10）その他当該細胞を用いる再生医療等の内容に応じ必要な事項

11	第9号 細胞提供者が同意をした場合，その同意を撤回することができる機会が確保されているか．

細胞提供者が当該細胞を再生医療等に用いることについて同意した場合であって，当該細胞に培養その他の加工が行われるまで（細胞提供者から細胞の提供を受ける医療機関等と当該細胞に培養その他の

加工を施す者が異なる場合には，細胞提供者から細胞の提供を受けた医療機関等から細胞が発送されるまでをいう．）の間について，当該細胞提供者が同意を撤回することができる機会が確保されていること．

| 12 | 第10号
人の受精胚の提供を受ける場合，細胞提供者に対し，当該者が同意を撤回することができる機会が確保されているか． |

　当該細胞の提供に係る同意があった後，少なくとも30日間は人の胚性幹細胞の樹立に供することなく医療機関において当該細胞を保管し，細胞提供者が同意を撤回することができる機会が確保されていること．

| 13 | 第11号
人の受精胚の提供を受ける場合，受精胚は，必要な要件を満たしているか． |

　人の受精胚の提供を受ける場合，次に掲げる要件を満たしたものであること．
　（1）生殖補助医療に用いる目的で作成された受精胚であって，当面当該目的に用いる予定がないもののうち，当該受精胚を滅失させることについて提供者の意思が確認できたものであること．
　（2）凍結保管がされているものであること．
　（3）凍結保管されている期間を除き，受精後14日以内のものであること．
　（4）その他人の胚性幹細胞の樹立の適正な実施のために必要な手続（※ヒトES細胞の樹立に関する手続）を経たものであること

| 14 | 第12号
細胞の提供は無償で行われているか． |

　細胞提供者に対して，交通費その他の実費に相当するものを除き，細胞の提供に係る対価を支払ってはならないが，再生医療等を行う医師又は歯科医師が特定細胞加工物製造事業者から特定細胞加工物を入手する場合において，当該事業者に対して加工の対価を支払うことは差し支えない．なお，再生医療等に用いる細胞を外国から入手する場合においても，当該細胞を入手するに当たっては，細胞提供者から無償で当該細胞の提供を受けたことを文書等により確認する必要がある．

15	第13号 細胞の提供を受ける際に，微生物等による汚染を防ぐために必要な措置が講じられているか．
16	第14号 提供を受けた細胞は，微生物等による汚染及び微生物等の存在の存在に関する適切な検査を行い，これらが検出されないことを必要に応じ確認しているか．
17	第15号 細胞の採取を行う場合，細胞の採取を優先し，医学的処置，手術及びその他の治療の方針を変更することにより採取された細胞でないこととなっているか．
18	第16号 動物の細胞を用いる場合，必要な要件を満たしているか．

　動物の細胞を用いる場合にあっては，細胞の採取に当たり，次に掲げる要件を満たしていること（※加工の過程で動物の細胞を共培養する目的で用いる場合は該当しない）．
　（1）細胞を採取される動物の状態その他の事情を考慮した上で，当該動物の選定がなされたこと．
　（2）細胞の採取の際に，当該動物が細胞を採取されるにつき十分な適格性を有するかどうかの判定をするために，利用の目的に応じて既往歴の確認，診察，検査等を行ったこと．

（3）動物の細胞の採取の過程における微生物等における汚染を防ぐために必要な措置が講じられていること．

省令第33条（再生医療等を受ける者以外の者から細胞の採取を行う場合に同意が不要な場合）
19	同意を得ることが困難な者から細胞採取を行う場合，必要な要件を満たしているか．

法第14条第2項（※1）の厚生労働省令で定める場合は，次に掲げる場合とする．
1．単独で説明を受け，同意を与えることが困難な者から再生医療等に用いる細胞の採取を行う場合であって，次に掲げる場合のいずれかに該当する場合
　（1）当該採取を行うことに合理的理由があることについて，認定再生医療等委員会の審査を受けた場合であって，次の（ア）及び（イ）を満たす場合
　　（ア）当該細胞を採取されることとなる者が，あらかじめ，再生医療等に用いられるために自らの細胞を提供する意思を表示していること．
　　（イ）代諾者となるべき者と直ちに連絡を取ることができないこと．
　（2）（1）の場合以外の場合であって，当該採取を行うことに合理的理由があることについて，認定再生医療等委員会の審査を受けており，当該細胞を採取されることとなる者の代諾者の同意を得ている場合
2．16歳未満の者から再生医療等に用いる細胞の採取を行う場合であって，次に掲げる場合のいずれかに該当する場合（1．に掲げる場合を除く．）
　（1）当該細胞を採取されることとなる者が当該細胞の採取を行うことについての説明を十分理解できる能力を有しており，当該者の理解を得ている場合であって，1．（1）（ア）及び（イ）を満たす場合
　（2）（1）の場合以外の場合であって，当該細胞を採取されることとなる者が当該細胞の採取を行うことについての説明を十分理解できる能力を有し，かつ，当該者の理解を得ており，当該細胞を採取されることとなる者の代諾者の同意を得ている場合

（※1）法第14条第2項　医師又は歯科医師は，再生医療等を受ける者以外の者から再生医療等に用いる細胞の採取を行うに当たっては，疾病のため本人の同意を得ることが困難な場合その他の厚生労働省令で定める場合を除き，当該細胞を提供する者に対し，採取した細胞の使途その他当該細胞の採取に関し必要な事項について適切な説明を行い，その同意を得なければならない．

省令第8条は後述

省令第9条（再生医療等を行う医師又は歯科医師の要件）
20	再生医療等を行う医師又は歯科医師が専門的知識や臨床経験を有しているか．

省令第10条（再生医療等を行う際の責務）
	第1項
21	医師又は歯科医師は，再生医療等を行う際は，安全性及び妥当性について，科学的文献その他の関連する情報又は十分な実験の結果に基づき，倫理的及び科学的観点から検討しているか．

1．「科学的文献その他の関連する情報」としては，例えば，研究論文や学術集会の発表が挙げられる．
2．「十分な実験の結果」としては，例えば，投与される細胞加工物の非臨床試験等が挙げられ，当該細胞加工物の安全性や妥当性について，その時点での科学的水準に基づき可能な範囲で検討されていなければならない．
3．培養した幹細胞又は当該細胞に培養その他の加工を施したものを用いる再生医療等であって，前例

のないものを提供する場合は，造腫瘍性の評価を含む安全性に対する配慮をしなければならない．
4．「妥当性」としては，例えば，当該再生医療等の提供による利益が不利益を上回ることが十分予測されることが挙げられること．

22	第2項 医師又は歯科医師は，特定細胞加工物を用いる場合，特定細胞加工物製造事業者に特定細胞加工物の製造を行わせる際に，特定細胞加工物概要書に従った製造が行われるよう，必要な指示をしているか．
23	第3項 医師又は歯科医師は，特定細胞加工物を用いる場合，特定細胞加工物が特定細胞加工物概要書に従って製造されたものか確認する等により，当該特定細胞加工物の投与の可否について決定することになっているか．

特定細胞加工物概要書の記載事項については省令第8条第1項を参照．

省令第11条（再生医療等を行う際の環境への配慮）	
24	医師又は歯科医師は，環境に影響を及ぼすおそれのある再生医療等を行う場合には，環境へ悪影響を及ぼさないよう必要な配慮をしているか．

「環境に影響を及ぼすおそれのある再生医療等」としては，例えば，組換えウイルスベクター等を用いて体外で細胞に遺伝子を導入して人に投与する ex vivo 遺伝子治療が挙げられるが，このような再生医療等を行うに当たっては，「遺伝子組換え生物等の使用等の規制による生物の多様性の確保に関する法律（平成15年法律第97号）」等の関係法規を遵守して適正に実施しなければならないこと．

省令第12条（再生医療等を受ける者の選定）	
25	研究として行われる場合，病状，年齢その他の事情を考慮した上で，再生医療等を受ける者の選定をしているか．（被験者保護の観点から適切かどうか．）

省令第13条（再生医療を受ける者に対する説明及び同意）	
26-36	第1項，第2項 再生医療等を受ける者に対し，文書による同意を得ることにしているか．その際に，以下の事項（27-36）について，平易な表現を用い説明しているか．

再生医療等を行う医師又は歯科医師は，再生医療等を受ける者に対し，当該再生医療等について，文書により同意を得るに際しは，次に掲げる事項について，できる限り平易な表現を用い，文書により再生医療等を受ける者に説明（※1）を行わなければならない．

 (1) 提供される再生医療等の内容（研究として再生医療等を行う際には，「提供される再生医療等の内容」に当該研究の目的並びに意義及び研究方法を含むこと．）
 (2) 当該再生医療等の実施により予期される効果及び危険（その判断理由を含むこと．）
 (3) 他の治療法の有無，内容，他の治療法により予期される効果及び危険との比較
 (4) 再生医療等を受けることを拒否することは任意であること．
 (5) 再生医療等を受けることを拒否すること又は同意を撤回することにより不利益な取扱いを受けないこと．
 (6) 同意の撤回に関する事項
 (7) 研究として行われる場合，当該再生医療等の実施による健康被害に対する補償に関する事項
 (8) 再生医療等を受ける者の個人情報の保護に関する事項

(9) 当該再生医療等の実施に係る費用に関する事項（再生医療等を受ける者が支払う費用）
(10) その他当該再生医療等の提供に関し必要な事項
  例えば，以下の事項が挙げられる．
  ① 研究として行われる場合，当該研究における資金源，起こり得る利害の衝突及び研究者等の関連組織との関わり等の利益相反に関する事項
  ② 研究として行われる場合，当該研究から得られた研究成果について，再生医療等を受ける者について個人が特定されない形で学会等において公開される可能性があること
（※1）説明は，再生医療等を行う医師又は歯科医師以外に当該説明を行う者として適切な者がいる場合には，医師又は歯科医師の指示の下に，当該者が説明を行うことができるが，当該者は，適切な教育又は研修を受け，当該再生医療等を熟知した者でなければならない．

省令第14条（再生医療を受ける者の代諾者に対する説明及び同意）	
37	第1項 代諾者に対する説明及び同意についても上記（省令第13条）の項目を満たしているか．
38	第2項 代諾者の同意を得た場合には，代諾者の同意に関する記録及び代諾者と再生医療等を受ける者との関係についての記録を作成しているか．

代諾者とは親権を行う者，配偶者，後見人その他これらに準じる者をいう．

省令第32条（再生医療等を行う場合に説明及び同意が不要な場合）	
39	同意を得ることが困難な者に再生医療等を行う場合，必要な要件を満たしているか．

 法第14条第1項（※1）の厚生労働省令で定める場合は，次に掲げる場合とする．
1．単独で説明を受け，同意を与えることが困難な者に対し，再生医療等を行う場合であって，次に掲げる場合のいずれかに該当する場合
 （1）当該再生医療等を行うことに合理的理由があることについて，認定再生医療等委員会の審査を受けた場合であって，次の（ア）～（オ）までのいずれも満たす場合
  （ア）当該再生医療等を受けることとなる者に緊急かつ明白な生命の危険が生じていること．
  （イ）その他の治療方法では十分な効果が期待できないこと．
  （ウ）当該再生医療等を受けることにより生命の危険が回避できる可能性が十分にあると認められること．
  （エ）当該再生医療等を受けることとなる者に対する予測される不利益が必要な最小限度のものであること．
  （オ）代諾者となるべき者と直ちに連絡を取ることができないこと．
 （2）（1）の場合以外の場合であって，当該再生医療等を行うことに合理的理由があることについて，認定再生医療等委員会の審査を受けており，当該再生医療等を受けることとなる者の代諾者の同意を得ている場合
2．16歳未満の者に対し，再生医療等を行う場合であって，次に掲げる場合のいずれかに該当する場合（1．に掲げる場合を除く．）
 （1）当該再生医療等を受けることとなる者が再生医療等を受けることについての説明を十分理解できる能力を有しており，当該者の理解を得ている場合であって，1．（1）（ア）～（オ）までのいずれも満たす場合
 （2）（1）の場合以外の場合であって，当該再生医療等を受けることとなる者が再生医療等を受ける

ことについての説明を十分理解できる能力を有し，かつ，当該者の理解を得ており，当該再生医療等を受けることとなる者の代諾者の同意を得ている場合

（※１）法第14条第１項　医師又は歯科医師は，再生医療等を行うに当たっては，疾病のため本人の同意を得ることが困難な場合その他の厚生労働省令で定める場合を除き，当該再生医療等を受ける者に対し，当該再生医療等に用いる再生医療等技術の安全性の確保等その他再生医療等の適正な提供のために必要な事項について適切な説明を行い，その同意を得なければならない．

省令第15条（細胞の安全性に関する疑義が生じた場合の措置）	
40	細胞提供者又は細胞を採取した動物の遅発性感染症の発症の疑いその他の当該細胞の安全性に関する疑義が生じたことを知った際に，安全性の確保等を図るための必要な措置をとっているか．

省令第16条（試料の保管）	
41	第１項 再生医療等を受ける者が感染症を発症した場合等の原因の究明のため，細胞提供者の細胞の一部等の試料を一定期間保存することになっているか．ただし，保存しないこと又は保存できないことについて，採取した細胞が微量である場合その他合理的な理由がある場合には，この限りでない．

「一定期間」については，再生医療等の内容に応じ，適切な期間を設定すること．

「その他合理的な理由」としては，例えば，採取時の細胞を保存しない場合でも，細胞加工物の一部を保存することで再生医療等を受ける者が感染症を発症した場合等の原因の究明という目的が達成できる場合が挙げられること．

	第２項 再生医療等を受ける者が感染症を発症した場合等の原因の究明のため，当該再生医療等に用いた
42	細胞加工物の一部について，一定期間保存することになっているか．ただし，保存しないこと又は保存できないことについて，細胞加工物が微量である場合その他合理的な理由がある場合には，この限りでない．

「一定期間」については，再生医療等の内容に応じ，適切な期間を設定すること．

「その他合理的な理由」とは，例えば，細胞提供者が再生医療等を受ける者と同一であって，細胞加工物について培養工程を伴わず，短時間の操作で人体への特定細胞加工物の投与が行われる場合をいうものであること．

省令第17条（疾病等の発生の場合の措置）	
43	再生医療等の提供によるものと疑われる疾病，障害，若しくは死亡又は感染症の発生を知ったときは，速やかにその旨を報告することとされているか．

１．再生医療等を行う医師又は歯科医師は，再生医療等の提供によるものと疑われる疾病，障害，若しくは死亡又は感染症の発生（以下「疾病等の発生」という．）を知ったときは，次の（１）～（３）に掲げる場合の区分に応じ，それぞれに定める者に対し，速やかに報告しなければならない．
　（１）第１種再生医療等又は第２種再生医療等を行っている場合（（２）に掲げる場合を除く．）提供機関管理者及び実施責任者
　（２）第１種再生医療等又は第２種再生医療等を共同研究として行っている場合　提供機関管理者，実施責任者及び統括責任者
　（３）（１），（２）以外の場合　提供機関管理者

2．1．(3) に掲げる場合であって，再生医療を共同研究として行っているときは，1.の報告を受けた提供機関管理者は，その内容を共同研究を行っている他の提供機関管理者に報告しなければならない．

3．1．及び2．の報告を受けた提供機関管理者，実施責任者又は統括責任者は，当該再生医療等を行う医師又は歯科医師に対し，当該再生医療等の中止その他の必要な措置を講ずるよう指示しなければならない．(※「その他の必要な措置」としては，例えば，疾病等の発生の原因の分析や，発生した事態が細胞加工物に起因するものであるかの検討が挙げられること．)

4．1．又は2．の報告を受けた提供機関管理者，実施責任者又は統括責任者は，次の (1) 及び (2) に掲げる場合の区分に応じ，発生した事態及び講じた措置について速やかに通知しなければならない．
　(1) 特定細胞加工物を用いた再生医療等を行っていた場合　当該再生医療等に用いる特定細胞加工物を製造した特定細胞加工物製造事業者
　(2) 再生医療等製品を用いた再生医療等を行っていた場合　当該再生医療等に用いる再生医療等製品の製造販売業者

	省令第35条（認定再生医療等委員会への疾病等の報告）
44	再生医療等の提供によるものと疑われる疾病，障害，若しくは死亡又は感染症の発生を知ったとき，認定再生医療等委員会に報告することとされているか．

提供機関管理者は，再生医療等提供計画に記載された再生医療等の提供について，次に掲げる事項を知ったときは，それぞれに定める期間内に当該事項を，再生医療等提供計画に記載された認定再生医療等委員会に報告しなければならない．(※1)
　(1) 次に掲げる疾病等の発生のうち，当該再生医療等の提供によるものと疑われるもの又は当該再生医療等の提供によるものと疑われる感染症によるもの：7日
　　(ア) 死亡
　　(イ) 死亡につながるおそれのある症例
　(2) 次に掲げる疾病等の発生のうち，当該再生医療等の提供によるものと疑われるもの又は当該再生医療等の提供によるものと疑われる感染症によるもの：15日
　　(ア) 治療のために医療機関への入院又は入院期間の延長が必要とされる症例
　　(イ) 障害
　　(ウ) 障害につながるおそれのある症例
　　(エ) 重篤である症例 (※2)
　　(オ) 後世代における先天性の疾病又は異常
　(3) 再生医療等の提供によるものと疑われる又は当該再生医療等の提供によるものと疑われる感染症による疾病等の発生 ((1) 及び (2) に掲げるものを除く．)：再生医療等提供計画を厚生労働大臣に提出した日から起算して60日ごとに当該期間満了後10日以内

(※1) 認定再生医療等委員会への報告は，別紙様式第1による報告書を提出して行うものとすること．
(※2) 「重篤」とは，(2)(ア)～(ウ) までに掲げる症例に準ずるものをいう．

	省令第36条（厚生労働大臣への疾病等の報告）
45	再生医療等の提供によるものと疑われる疾病，障害，若しくは死亡又は感染症の発生を知ったとき，厚生労働大臣に報告することとされているか．

提供機関管理者は，再生医療等提供計画に記載された再生医療等の提供について，次に掲げる事項を知ったときは，それぞれに定める期間内に当該事項を，厚生労働大臣に報告しなければならない．(※1)

（1）次に掲げる疾病等の発生のうち，当該再生医療等の提供によるものと疑われるもの又は当該再生医療等の提供によるものと疑われる感染症によるもの　7日
　（ア）死亡
　（イ）死亡につながるおそれのある症例
（2）次に掲げる疾病等の発生のうち，当該再生医療等の提供によるものと疑われるもの又は当該再生医療等の提供によるものと疑われる感染症によるもの　15日
　（ア）治療のために医療機関への入院又は入院期間の延長が必要とされる症例
　（イ）障害
　（ウ）障害につながるおそれのある症例
　（エ）重篤である症例
　（オ）後世代における先天性の疾病又は異常
（※1）厚生労働大臣への報告は，別紙様式第2による報告書を提出して行うものとすること．

	省令第18条（再生医療等の提供終了後の措置等）
46	再生医療等の提供を終了した後においても，安全性及び科学的妥当性の確保の観点から，再生医療等の提供による疾病等の発生についての適当な期間の追跡調査，効果についての検証その他の必要な措置を講ずるよう努めているか．
47	また，その結果を報告することとされているか．

1．「適当な期間の追跡調査」とは，提供される再生医療等の内容ごとに，疾病等が発生しうる期間を考慮して実施するべきものであること．例えば，投与された特定細胞加工物に由来する腫瘍の発生が懸念される場合には，長期の経過観察が求められる．
2．その結果については，省令第17条に関する項目（チェックリスト番号43）1．に掲げる場合の区分に応じ，それぞれ定める者に対し，報告しなければならない．

	省令第19条（再生医療等を受ける者に関する情報の把握）
48	再生医療等の提供に起因するものと疑われる疾病等の発生の場合に当該疾病等の情報を把握できるよう，及び細胞加工物に問題が生じた場合に再生医療等を受けた者の健康状態等が把握できるよう，あらかじめ適切な措置を講じているか．

「適切な措置」としては，例えば，必要な経過観察期間を設定することや，経過観察期間終了後であっても再生医療等を受けた者の連絡先を把握しておくことが挙げられること．

	省令第20条（実施状況の確認）
49	第1項 以下に定める者が，再生医療等が再生医療等提供計画及び再生医療等提供基準に従い，適正に実施されていることを随時確認するとともに，再生医療等の適正な実施を確保するために必要な指示をしているか． （1）第1種再生医療等又は第2種再生医療等を行っている場合，提供機関管理者及び実施責任者 （2）第1種再生医療等又は第2種再生医療等を共同研究として行っている場合，提供機関管理者，実施責任者及び統括責任者 （3）上記以外の場合，提供機関管理者

	第2項
50	実施責任者が，提供機関管理者に対して，再生医療等の提供の状況について，随時報告することとされているか．

省令第21条（再生医療等を受ける者に対する健康被害の補償を行う場合）	
51	研究として行われる場合，再生医療等を受ける者に対する健康被害の補償のために必要な措置を講じているか．

省令第22条（細胞提供者等に対する補償）	
	第1項
52	細胞の提供を受ける者は，細胞提供者が再生医療等を受ける者以外の者である場合，当該細胞の提供に伴い生じた健康被害の補償のために，保険への加入その他の必要な措置を講じているか．
	第2項
53	研究として行われる場合，当該再生医療等の実施に伴い生じた健康被害の補償のために，保険への加入その他の必要な措置を講じているか．

「その他の必要な措置」としては，例えば，健康被害に対する医療の提供が挙げられる．

省令第23条（細胞提供者等に関する個人情報の取扱い）	
54	細胞提供者及び再生医療等を受ける者に関する個人情報を保有する者が，当該個人情報について匿名化を行う場合にあっては，連結可能匿名化（必要な場合に特定の個人を識別できる情報を保有しつつ行う匿名化をいう．）した上で，当該個人情報を取り扱うこととしているか．

省令第24条（個人情報の保護）	
55	提供機関管理者は，個人情報の適正な取扱いの方法を具体的に定めた実施規程を定めているか．

1．個人情報取扱実施規程は，次に掲げる事項を含むものであること．
　（1）個人情報の適正な取得に関する事項
　（2）保有する個人情報の漏洩，滅失又はき損の防止その他の安全管理に関する事項
　（3）保有する個人情報を取り扱う者に対する指導及び管理に関する事項
　（4）保有する個人情報の開示等に関する事項
2．研究として再生医療等を行う場合には，人を対象とする医学系研究に関する倫理指針（平成26年文部科学・厚生労働省告示第3号）の個人情報等の保護に係る責務等を参考とすること．

省令第25条（教育又は研修）	
	第1項
56	提供機関管理者又は実施責任者は，再生医療等を適正に実施するために定期的に教育又は研修の機会を確保しているか．

　教育又は研修の機会の確保は，外部機関が実施する教育若しくは研修又は学術集会への参加の機会を確保することでも差し支えない．

	第2項
57	再生医療等を行う医師又は歯科医師その他の再生医療等の提供に係る関係者が，再生医療等を適正に実施するために定期的に適切な教育又は研修を受け，情報収集に努めているか．

省令第26条（苦情及び問合せへの対応）	

58	苦情及び問合せを受け付けるための窓口の設置，苦情及び問合せの対応の手順の策定その他の必要な体制の整備に努めているか．

以下（チェックリスト番号59～63），再生医療等提供基準の審査項目には該当しないが，再生医療等提供機関に求められる事項

省令第34条（再生医療等に関する記録及び保存）	
59	再生医療等に関する記録は，再生医療等を受けた者ごとに記録し保存することとなっているか．

1．法第16条第1項（※1）の記録は，再生医療等を受けた者ごとに作成しなければならない．
2．法第16条第1項の厚生労働省令で定める事項は，次に掲げる事項とする．
　（1）再生医療等を受けた者の住所，氏名，性別及び生年月日
　（2）病名及び主要症状
　（3）使用した特定細胞加工物又は再生医療等製品の種類，投与方法その他の再生医療等の内容及び評価（※2）
　（4）再生医療等に用いる細胞に関する情報（※3）
　（5）特定細胞加工物の製造を委託した場合は委託先及び委託業務の内容
　（6）再生医療等を行った年月日
　（7）再生医療等を行った医師又は歯科医師の氏名
3．提供機関管理者は，再生医療等が行われたときは，法第16条第1項に規定する記録を，再生医療等提供計画，同意に係る文書及び特定細胞加工物概要書とともに，次に掲げる場合に応じ，次の各号に掲げる期間，保存しなければならない．
　（1）指定再生医療等製品（医薬品医療機器等法第68条の7第3項に規定する指定再生医療等製品であって，同法第23条の25又は第23条の37の承認の内容に従わずに用いるものに限る．以下同じ．）又は指定再生医療等製品の原料と類似の原料から成る特定細胞加工物（※4）を用いる場合：30年間
　（2）前号に掲げる指定再生医療等製品又は特定細胞加工物以外の細胞加工物を用いる場合：10年間
（※1）法第16条第1項　医師又は歯科医師は，再生医療等を行ったときは，厚生労働省令で定めるところにより，当該再生医療等を行った日時及び場所，当該再生医療等の内容その他の厚生労働省令で定める事項に関する記録を作成しなければならない．
（※2）「評価」としては，例えば，再生医療等を受ける者についての再生医療等の提供前後の状態の比較が挙げられること．
（※3）「再生医療等に用いる細胞に関する情報」としては，例えば，当該細胞の提供又は採取が行われた場所や年月日，当該細胞提供者の適格性の確認の結果及び当該細胞についての適切性を確認した検査の結果等が挙げられること．
（※4）「指定再生医療等製品の原料と類似の原料から成る特定細胞加工物」とは，同種若しくは動物の細胞又はヒト血液を原料等として用いる特定細胞加工物（培地成分，添加物等としてのみ使用され，又は極めて高度な処理を受けていることにより，十分なクリアランスが確保され，感染症の発症リスクが極めて低いものを除く．）をいうものであること．ヒト血液を原料等として用いる特定細胞加工物としては，例えば，ヒト血清アルブミンを用いて培養した特定細胞加工物が挙げられること．

省令第37条（認定再生医療等委員会への定期報告）	
60	再生医療等の提供状況を認定再生医療等委員会に定期的に報告することとなっているか．

1．法第20条第1項（※1）の規定に基づき，提供機関管理者は，再生医療等の提供の状況について，

再生医療等提供計画に記載された再生医療等技術ごとに，次に掲げる事項について，当該再生医療等提供計画に記載された認定再生医療等委員会に報告しなければならない．（※2）
- （1）当該再生医療等を受けた者の数
- （2）当該再生医療等に係る疾病等の発生状況及びその後の経過
- （3）当該再生医療等の安全性及び科学的妥当性についての評価
- （4）当該再生医療等の提供を終了した場合にあっては，終了した日

2．前項の報告は，再生医療等提供計画を厚生労働大臣に提出した日から起算して，1年ごとに，当該期間満了後90日以内に行わなければならない．

（※1）法第20条第1項　再生医療等提供機関の管理者は，再生医療等提供計画に記載された再生医療等の提供の状況について，厚生労働省令で定めるところにより，定期的に，再生医療等提供計画に記載された認定再生医療等委員会に報告しなければならない．

（※2）認定再生医療等委員会への報告は，別紙様式第3による報告書を提出して行うものとすること．

省令第38条（厚生労働大臣への定期報告）	
61	再生医療等の提供状況を厚生労働大臣に定期的に報告することとなっているか．

1．法第21条第1項（※1）の規定に基づき，提供機関管理者は，再生医療等の提供の状況について，再生医療等提供計画に記載された再生医療等技術ごとに，省令37条に関する項目（チェックリスト番号60）1．の事項について，厚生労働大臣に報告しなければならない．（※2）

2．提供機関管理者は，1．の報告の際には，番号60の1．の報告に対し当該認定再生医療等委員会が意見を述べた場合には，当該意見を添えなければならない．

3．1．の報告は，再生医療等提供計画を厚生労働大臣に提出した日から起算して，1年ごとに，当該期間満了後90日以内に行わなければならない．

（※1）法21条第1項　再生医療等提供機関の管理者は，再生医療等提供計画に記載された再生医療等の提供の状況について，厚生労働省令で定めるところにより，定期的に，厚生労働大臣に報告しなければならない．

（※2）厚生労働大臣への報告は，別紙様式第4による報告書を提出して行うものとすること．

省令第40条（認定再生医療等委員会の審査等業務に係る契約）	
62	審査等業務を行わせることとした認定再生医療等委員会と，あらかじめ文書により契約を締結しているか．

提供機関管理者は，認定再生医療等委員会（当該再生医療等提供機関の開設者が設置した認定再生医療等委員会及び当該再生医療等提供機関を有する法人が設置したものを除く．）に審査等業務を行わせることとする場合には，あらかじめ，次に掲げる事項を記載した文書により認定委員会設置者（法第26条第5項第1号に規定する認定委員会設置者をいう．以下同じ．）との契約（※1）を締結しなければならない．

- （1）当該契約を締結した年月日
- （2）当該再生医療等提供機関及び当該認定再生医療等委員会の名称及び所在地
- （3）当該契約に係る業務の手順に関する事項
- （4）当該認定再生医療等委員会が意見を述べるべき期限
- （5）細胞提供者及び再生医療等を受ける者の秘密の保全に関する事項
- （6）その他必要な事項

(※1）再生医療等を提供しようとする医療機関の管理者は，当該再生医療等提供機関の開設者が設置した認定再生医療等委員会及び当該再生医療等提供機関を有する法人が設置したものに意見を聴く場合を除き，当該認定再生医療等委員会の設置者と契約を締結すること．

再生医療等を提供しようとする医療機関の管理者は，再生医療等提供計画に記載される認定再生医療等委員会に意見を聴くときは，提供しようとする再生医療等が第1種再生医療等である場合は厚生労働大臣，第2種再生医療等又は第3種再生医療等の場合は地方厚生局長に提出することとなる書類一式を当該認定再生医療等委員会に提出することとする．

なお，ex vivo 遺伝子治療を行う場合，再生医療等を提供しようとする医療機関の管理者は，遺伝子治療臨床研究に関する指針に係る臨床研究を審査する体制と同等な審査を行えるような認定再生医療等委員会に意見を聴くこととする．

省令第41条（講じた措置についての認定再生医療等委員会への報告）	
63	認定再生医療等委員会から意見を受けて講じた再生医療等提供計画の変更その他の措置について，当該委員会に報告を行うこととなっているか．

提供機関管理者は，認定再生医療等委員会から法第26条第1項各号（※1）に規定する意見を述べられた場合には，当該意見を受けて講じた再生医療等提供計画の変更その他の措置について，当該認定再生医療等委員会に対し報告を行わなければならない．

（※1）法26条第1項各号
（1）第4条第2項（第5条第2項において準用する場合を含む．）の規定により再生医療等を提供しようとする病院若しくは診療所又は再生医療等提供機関の管理者から再生医療等提供計画について意見を求められた場合において，当該再生医療等提供計画について再生医療等提供基準に照らして審査を行い，当該管理者に対し，再生医療等の提供の適否及び提供に当たって留意すべき事項について意見を述べること．
（2）第17条第1項の規定により再生医療等提供機関の管理者から再生医療等の提供に起因するものと疑われる疾病，障害若しくは死亡又は感染症の発生に関する事項について報告を受けた場合において，必要があると認めるときは，当該管理者に対し，その原因の究明及び講ずべき措置について意見を述べること．
（3）第20条第1項の規定により再生医療等提供機関の管理者から再生医療等の提供の状況について報告を受けた場合において，必要があると認めるときは，当該管理者に対し，その再生医療等の提供に当たって留意すべき事項若しくは改善すべき事項について意見を述べ，又はその再生医療等の提供を中止すべき旨の意見を述べること．
（4）前3号に掲げる場合のほか，再生医療等技術の安全性の確保等その他再生医療等の適正な提供のため必要があると認めるときは，当該再生医療等委員会の名称が記載された再生医療等提供計画に係る再生医療等提供機関の管理者に対し，当該再生医療等提供計画に記載された事項に関し意見を述べること．

2．細胞培養加工施設の項目について

省令第8条（特定細胞加工物の製造及び品質管理の方法）	
64	第1項 当該特定細胞加工物の名称，構成細胞及び製造方法等を記載した特定細胞加工物概要書が作成されているか．

特定細胞加工物概要書には，以下の事項を記載しなければならない．

（1）特定細胞加工物を用いる再生医療等に関する事項
　　（ア）再生医療等の名称
　　（イ）再生医療等提供機関の名称，所在地及び連絡先
　　（ウ）再生医療等提供計画の実施責任者又は再生医療等を行う医師若しくは歯科医師の氏名
　　（エ）再生医療等の概要（内容，適応疾患，期待される効果，非臨床試験等の安全性及び妥当性についての検討内容，当該再生医療等の国内外の実施状況等）
（2）特定細胞加工物に関する事項
　　（ア）特定細胞加工物の名称
　　（イ）特定細胞加工物の概要（特定細胞加工物の特性及び規格，規格の設定根拠，外観等）
　　（ウ）特定細胞加工物の原料等及び原料等の規格
　　（エ）その他特定細胞加工物の使用上の注意及び留意事項
（3）特定細胞加工物の製造及び品質管理に関する事項
　　（ア）特定細胞加工物を製造する予定の細胞培養加工施設の名称及び所在地並びに委託の範囲
　　（イ）製造・品質管理の方法の概要，原料の検査及び判定基準，製造工程における検査，判定基準及び判定基準の設定根拠，特定細胞加工物の検査及び判定基準
　　（ウ）特定細胞加工物の取扱いの決定方法
　　（エ）特定細胞加工物の表示事項
　　（オ）特定細胞加工物の保管条件及び投与可能期間
　　（カ）特定細胞加工物の輸送の方法
　　（キ）その他製造・品質管理に係る事項（製造手順に関する事項，検査手順に関する事項，記録に関する事項，衛生管理，製造管理，品質管理に関する事項等）

> 第2項
> 提供機関管理者は，特定細胞加工物製造事業者に，法第44条（※）に規定する特定細胞加工物製造事業者の業務に関し遵守すべき事項に従って細胞培養加工施設における特定細胞加工物の製造及び品質管理を行わせているか．

※以下，法第44条に規定する項目

省令第92条（品質リスクマネジメント）	
65	製造管理及び品質管理を行う際に，品質リスクマネジメントの活用を考慮しているか．

1．「品質リスクマネジメント」とは，例えば，リスクアセスメント，リスクコントロール，リスクコミュニケーション，リスクレビュー等の手続に従い，特定細胞加工物の品質に対するリスクについて評価，管理等を行うことをいう．
2．特定細胞加工物に係る品質リスクマネジメントについては，特定細胞加工物を投与する医師又は歯科医師が行う品質リスクマネジメントと，特定細胞加工物を製造する特定細胞加工物製造事業者が行う品質リスクマネジメントがあるが，特定細胞加工物製造事業者が行う品質リスクマネジメントについては，必要に応じて，製造する特定細胞加工物を投与することとなる医師又は歯科医師の指示を仰ぐこと．
3．品質管理を行う際に参考となるものとしては，例えば，「品質リスクマネジメントに関するガイドライン」（平成18年9月1日薬食審査発第0901004号，薬食審査発第0901005号）が挙げられる．

省令第93条（製造部門及び品質部門）

66	第1項 施設管理者の監督の下に，製造管理に係る部門及び品質管理に係る部門を置いているか．
67	第2項 品質部門は製造部門から独立しているか．

1．品質部門の製造部門からの独立については，やむを得ない場合においては，細胞培養加工施設の規模に応じ，品質部門の機能が適切に維持されている場合，品質部門と製造部門の担当者が同一であっても差し支えないが，当該担当者は同時に両部門の業務を行ってはならないこととする．
2．施設管理者が品質部門の担当者と同一であっても差し支えない．

省令第94条（施設管理者）
68　施設管理者が，製造・品質管理業務を適切に総括及び管理監督できる体制が構築されているか．

1．施設管理者は，次に掲げる業務を行わなければならない．
　（1）製造管理及び品質管理に係る業務を統括し，その適正かつ円滑な実施が図られるよう管理監督すること．
　（2）品質不良その他特定細胞加工物の品質に重大な影響が及ぶおそれがある場合においては，所要の措置が速やかに採られていること及びその進捗状況を確認し，必要に応じ，再生医療等提供機関の医師又は歯科医師へ報告し，得られた指示に基づき，改善等所要の措置を採るよう指示すること．
2．特定細胞加工物製造事業者は，施設管理者が業務を遂行するに当たり必要となるものに対する支援を行わなければならない．

省令第95条（職員）
69　業務責任者の適切な配置がなされているか．また，製造・品質管理業務に従事する職員の人員を十分に確保し，その責務及び管理体制を文書により適切に定めているか．

1．特定細胞加工物製造事業者は，製造・品質管理業務を適正かつ円滑に実施し得る能力を有する責任者（責任を負う業務の種類等と実務経験，教育訓練等とを照らし合わせた上でその業務を適正かつ円滑に実施し得る能力を有するものと特定細胞加工物製造事業者が判断した者であること．）を，細胞培養加工施設の組織，規模及び業務の種類等に応じ，適切に置かなければならない．
2．細胞培養加工施設の組織，規模及び業務の種類等に応じ，適切な人数の業務責任者を配置しなければならない．
3．製造・品質管理業務を適切に実施し得る能力を有する人員を十分に確保しなければならない．
4．製造・品質管理業務に従事する職員（施設管理者及び業務責任者を含む．）の責務及び管理体制を文書（例えば，製造・品質管理業務に従事する職員の責務及び管理体制が記載された組織図）により適切に定めなければならない．

省令第96条（特定細胞加工物標準書）
70　特定細胞加工物ごとに，特定細胞加工物標準書を細胞加工施設ごとに作成し，保管するとともに，品質部門の承認を受けているか．

　特定細胞加工物製造事業者は，特定細胞加工物ごとに，下記の事項について記載した特定細胞加工物標準書（※1）を細胞培養加工施設ごとに作成し，保管するとともに，品質部門の承認を受けなければならない．
　（1）特定細胞加工物概要書記載事項（省令第8条第1項（チェックリスト番号64）参照）
　（2）製造手順（（1）に掲げる事項を除く．）（※2）

（3）品質に関する事項（（1）及び（2）に掲げる事項を除く．）（※2）
（4）その他所要の事項
（※1）当該細胞培養加工施設が行う製造工程及び保管に係る製造・品質管理業務の内容をいうものであり，必ずしも当該特定細胞加工物の全ての製造工程に関する内容が求められているものではないこと．
（※2）特定細胞加工物概要書を踏まえ，特定細胞加工物製造事業者が定めるもの．

	省令第97条（手順書等）
71	第1項～第3項 細胞培養加工施設ごとに，衛生管理基準書，製造管理基準書及び品質管理基準書を作成し，これを保管しているか．

特定細胞加工物製造事業者は，細胞培養加工施設ごとに，下記の事項について各基準書を作成し保管しなければならない．
（1）構造設備の衛生管理，職員の衛生管理その他必要な事項について記載した衛生管理基準書（※1）
（2）特定細胞加工物等の保管，製造工程の管理その他必要な事項について記載した製造管理基準書（※2）
（3）検体の採取方法，試験検査結果の判定方法その他必要な事項を記載した品質管理基準書（※3）
（※1）「衛生管理基準書」は，試験検査業務（製造工程に係る試験検査業務及び品質管理に係る試験検査業務を含む．）等において衛生管理が必要な場合においてはその内容を含むものであること．
「構造設備の衛生管理，職員の衛生管理」としては，例えば，次の事項が挙げられること．
① 構造設備の衛生管理に関する事項
　（ア）清浄を確保すべき構造設備に関する事項
　（イ）清浄作業の頻度に関する事項
　（ウ）清浄作業の手順に関する事項
　（エ）構造設備（試験検査に関するものを除く．）の微生物等による汚染の防止措置に関する事項
　（オ）その他構造設備の衛生管理に必要な事項
② 職員の衛生管理に関する事項
　（ア）職員の更衣に関する事項
　（イ）手洗いの方法に関する事項
　（ウ）その他職員の衛生管理に必要な事項
（※2）「製造管理基準書」は，省令第99条に規定する製造管理に係る業務を適切に遂行するための事項を定めたものであること．
「特定細胞加工物等の保管，製造工程の管理」としては，例えば，次の事項が挙げられること．
① 構造設備の点検整備，計器の校正等に関する事項
② 原料となる細胞の微生物等による汚染の防止措置に関する事項
③ 原料となる細胞の確認等（輸送の経過の確認を含む．）に関する事項
④ 特定細胞加工物等及び資材の保管及び出納に関する事項
⑤ 特定細胞加工物等及び資材の管理項目の設定及び管理に関する事項
⑥ 細胞の混同及び交さ汚染の防止措置に関する事項
⑦ 特定細胞加工物等の微生物等による汚染の防止措置に関する事項
⑧ 微生物等により汚染された物品等の処置に関する事項

⑨　輸送において特定細胞加工物等の品質の確保のために必要な措置等に関する事項
⑩　製造工程の管理が適切に行われていることの確認及びその結果の品質部門に対する報告に関する事項
⑪　重大事態発生時における措置に関する事項

（※３）「品質管理基準書」は，省令第100条に規定する品質管理に係る業務を適切に遂行するための事項を定めたものであること．

「検体の採取方法，試験検査結果の判定方法」としては，例えば，次の事項が挙げられること．なお，外部試験検査機関等を利用して試験検査を行う場合においては，検体の送付方法及び試験検査結果の判定方法等を品質管理基準書に記載しておくこと．

①　試験検査に関する設備及び器具の点検整備，計器の校正等に関する事項
②　特定細胞加工物等及び資材の試験検査における検体の採取等に関する事項（採取場所の指定を含む．）
③　検体の識別及び区分の方法に関する事項
④　採取した検体の試験検査に関する事項
⑤　提供先となる再生医療等機関からの求めに応じ実施する試験検査の結果の判定等に関する事項
⑥　提供先となる再生医療等機関からの求めに応じ実施する試験検査の結果の記録の作成及び保管に関する事項
⑦　原料等の供給者管理に関する事項
⑧　製造管理に係る確認の結果について，製造部門から報告された場合における当該結果についての取扱いに関する事項

72	第4項 次に掲げる手順に関する文書を細胞培養加工施設ごとに作成し，これを保管しているか． ①　細胞培養加工施設からの特定細胞加工物の提供の管理に関する手順 ②　省令第102条の検証又は確認に関する手順 ③　特定細胞加工物の品質の照査に関する手順 ④　省令第104条の変更の管理に関する手順 ⑤　省令第105条の逸脱の管理に関する手順 ⑥　品質等に関する情報及び品質不良等の処理に関する手順 ⑦　重大事態報告等に関する手順 ⑧　自己点検に関する手順 ⑨　教育訓練に関する手順 ⑩　文書及び記録の管理に関する手順 ⑪　その他製造管理及び品質管理を適正かつ円滑に実施するために必要な手順

上記手順は各々下記の省令に規定された業務を適切に遂行するための内容であること．
①　省令第101条（特定細胞加工物の取り扱い）
③　省令第103条（特定細胞加工物の品質の照査）
⑥　省令第106条（品質等に関する情報及び品質不良等の処理）
⑦　省令第107条（重大事態報告等）
⑧　省令第108条（自己点検）
⑨　省令第109条（教育訓練）

⑩ 省令第110条（文書及び記録の管理）

73	第5項 特定細胞加工物製造事業者は，特定細胞加工物標準書，衛生管理基準書，製造管理基準書，品質管理基準書及び手順書を細胞培養加工施設に備え付けているか．

省令第98条（特定細胞加工物の内容に応じた構造設備）	
74	細胞培養加工施設の構造設備は，製造する特定細胞加工物の内容に応じ，適切なものであるか．

省令第99条（製造管理）	
75	製造部門に，手順書等に基づき，製造管理に係る業務を適切に行わせているか．特定細胞加工物に係る記録は，適切に保管されているか．

1．特定細胞加工物製造事業者は，製造部門に，手順書等に基づき，次に掲げる製造管理に係る業務を適切に行わせなければならない．
　（1）製造工程における指示事項,注意事項その他必要な事項（※1）を記載した製造指図書を作成し，これを保管すること．
　（2）製造指図書に基づき特定細胞加工物を製造すること．
　（3）特定細胞加工物の製造に関する記録（※2）をロットごと（ロットを構成しない特定細胞加工物については製造番号ごと．以下同じ．）に作成し，これを保管すること．
　（4）特定細胞加工物の資材についてロットごとにそれが適正である旨を確認するとともに，その結果に関する記録を作成し，これを保管すること．
　（5）特定細胞加工物等についてはロットごとに，資材については管理単位ごとに適正に保管し，出納を行うとともに，その記録を作成し，これを保管すること．
　（6）構造設備の清浄を確認するとともに，その結果に関する記録を作成し，これを保管すること．
　（7）構造設備を定期的に点検整備するとともに，その記録を作成し，これを保管すること．また，計器の校正を適切に行うとともに，その記録を作成し，これを保管すること．
　（8）製造，保管及び出納並びに衛生管理に関する記録により製造管理が適切に行われていることを確認し，その結果を品質部門に対して文書により報告すること．
　（9）作業室又は作業管理区域については，製造する特定細胞加工物の種類，構造，特性，製造工程及び当該作業室又は作業管理区域で行う作業内容等に応じて，清浄の程度等作業環境の管理の程度を適切に設定し，管理すること．
　（10）特定細胞加工物等及び資材については，製造する特定細胞加工物の種類，構造，特性及び製造工程等に応じて，微生物等の数等必要な管理項目を適切に設定し，管理すること．
　（11）製造工程において，特定細胞加工物等及び資材の微生物等による汚染等を防止するために必要な措置（※3）を採ること．
　（12）製造する特定細胞加工物の種類，構造，特性及び製造工程等に応じて，特定細胞加工物の微生物等による汚染を回避するために重要な工程等については，工程管理のために必要な管理値を適切に定め，管理すること．
　（13）製造用水については，その用途に応じ，所要の微生物学的項目及び物理化学的項目に係る管理値を適切に定め，管理すること．（※4）
　（14）製造工程において，特定細胞加工物等に含まれる微生物等を不活化し，又は除去する場合においては，当該不活化又は除去が行われていない特定細胞加工物等による汚染を防止するために必要

な措置を採ること．
(15) 製造工程において，培養槽中に連続的に培地を供給し，かつ，連続的に培養液を排出させる培養方式を用いる場合においては，培養期間中の当該培養槽における培養条件を維持するために必要な措置を採ること．
(16) 微生物等により汚染された全ての物品（製造の過程において汚染されたものに限る．）等を，保健衛生上の支障が生ずるおそれのないように処置すること．
(17) 製造に使用する細胞の株（※5）の取扱いについて，次に掲げる事項に関する記録を作成し，これを保管すること．
　① 細胞の株の名称及び容器ごとに付された番号
　② 譲受けの年月日並びに相手方の氏名及び住所（法人にあっては，名称及び所在地）
　③ 生物学的性状及びその検査年月日
　④ 継代培養の状況
(18) 特定細胞加工物の製造に使用する生物（植物を除く．）に由来する原料（以下「特定細胞加工物生物由来原料」という．）については，当該特定細胞加工物生物由来原料が当該特定細胞加工物の特定細胞加工物標準書に照らして適切なものであることを確認するとともに，その結果に関する記録を作成し，これを保管すること．
(19) （8）及び（18）の記録を，製造する特定細胞加工物のロットごとに作成し，これを保管すること．
(20) 異なる細胞提供者又はドナー動物から採取した細胞を取り扱う場合においては，当該細胞の混同及び交さ汚染を防止するために必要な措置を採ること．（※6）
(21) 再生医療等に用いる細胞について，受入れ時に，次に掲げる事項に関する記録により，当該特定細胞加工物の特定細胞加工物標準書に照らして適切なものであることを確認するとともに，その結果に関する記録を作成し，これを保管すること．
　① 当該細胞の提供又は動物の細胞の採取が行われた施設
　② 当該細胞の提供又は動物の細胞の採取が行われた年月日
　③ 当該細胞が人に係るものである場合においては，ドナースクリーニング（細胞提供者について，問診，検査等による診断を行い，再生医療等に用いる細胞を提供するにつき十分な適格性を有するかどうかを判定することをいう．）のための細胞提供者の問診，検査等による診断の状況
　④ 当該細胞が動物に係るものである場合においては，ドナー動物の受入れの状況並びにドナースクリーニング（ドナー動物について，試験検査及び飼育管理を行い，再生医療等に用いる細胞を提供するにつき十分な適格性を有するかどうかを判定することをいう．）のためのドナー動物の試験検査及び飼育管理の状況
　⑤ 当該細胞の提供又は動物の細胞の採取に係る作業の経過
　⑥ 当該細胞の輸送の経過
　⑦ 上記①～⑥までに掲げるもののほか，特定細胞加工物の品質の確保に関し必要な事項
(22) ドナー動物から細胞を採取する場合においては，採取の過程における微生物等による汚染を防止するために必要な措置を採るとともに，当該措置の記録を作成し，これを保管すること．
(23) 特定細胞加工物について，特定細胞加工物ごとに，当該特定細胞加工物の提供先の施設名，提供日及びロットを把握するとともに，その記録を作成し，これを保管すること．
(24) 輸送について，特定細胞加工物の品質の確保のために必要な措置を採るとともに，当該措置の記録を作成し，これを保管すること．（※7）

(25) (21)～(24)までの記録を，ロット（(23)の記録にあっては，特定細胞加工物）ごとに作成し，これを保管すること．
(26) 次に定めるところにより，職員の衛生管理を行うこと．（※8）
　① 製造作業に従事する職員以外の者の作業所への立入りをできる限り制限すること．
　② 現に作業が行われている清浄度管理区域又は無菌操作等区域への職員の立入りをできる限り制限すること．
　③ 人若しくは動物の細胞又は微生物等の培養その他の加工等（その製造工程において現に原料等として使用されているものを除く．）に係る作業に従事する職員による汚染の防止のための厳重な手順を定め，これを遵守する場合を除き，特定細胞加工物の作業室又は作業管理区域に立入りさせないこと．
　④ 製造作業に従事する職員を，使用動物（その製造工程において現に使用されているものを除く．）の管理に係る作業に従事させないこと．
(27) 次に定めるところにより，清浄度管理区域又は無菌操作等区域で作業する職員の衛生管理を行うこと．（※9）
　① 製造作業に従事する職員に，消毒された作業衣，作業用のはき物，作業帽，作業マスク及び作業手袋を着用させること．
　② 製造作業に従事する職員が清浄度管理区域又は無菌操作等区域へ立ち入る際には，当該区域の管理の程度に応じて，更衣等を適切に行わせること．
　③ 職員が特定細胞加工物等を微生物等により汚染するおそれのある疾病にかかっていないことを確認するために，職員に対し，定期的に健康診断を行うこと．
　④ 職員が特定細胞加工物等を微生物等により汚染するおそれのある健康状態にある場合（皮膚若しくは毛髪の感染症若しくは風邪にかかっている場合，負傷している場合又は下痢若しくは原因不明の発熱等の症状を呈している場合を含む．）においては，当該職員を清浄度管理区域又は無菌操作等区域における作業に従事させないこと．
　⑤ 職員が細胞の採取又は加工の直前に細胞を汚染するおそれのある微生物等を取り扱っている場合においては，当該職員を清浄度管理区域又は無菌操作等区域における作業に従事させないこと．
　⑥ (26)及び上記①～⑤までの記録を作成し，これを保管すること．
(28) その他製造管理のために必要な業務
（※1）「製造工程における指示事項，注意事項その他必要な事項」とは，次の事項をいうものであること．
　① 指図者及び指図年月日
　② 特定細胞加工物の名称及びロット番号又は製造番号の記載方法
　③ 使用する原料
　④ 各製造工程における作業上の指示
　「製造指図書」は，原則としてロットごと（ロットを構成しない特定細胞加工物にあっては，製造番号ごと）に作成しなければならないものであること．
（※2）「特定細胞加工物の製造に関する記録」とは，いわゆる製造記録であり，次に掲げる事項が記録されていなければならないものであること．
　① 特定細胞加工物の名称及びロット番号又は製造番号
　② 作業年月日（必要に応じ時刻）及び作業者名
　③ 原料等の名称，特記事項（細胞提供者又はドナー動物に関する情報）及び使用量
　④ 製造部門による製造工程における試験検査の結果及びその結果が不適であった場合において採ら

　　　　れた措置
　⑤　品質部門による試験検査の結果が不適であった場合において採られた措置
　⑥　記録者名及び記録年月日
　⑦　品質部門が特定細胞加工物の取扱いを決定した内容
　⑧　その他特定細胞加工物の製造に関する記録として必要な事項
（※３）「特定細胞加工物等及び資材の微生物等による汚染等を防止するために必要な措置」としては，例えば，特定細胞加工物の混同，汚染及び交さ汚染を防止する観点から，原則として，同一培養装置内において，異なる細胞提供者又はドナー動物から採取した細胞を同時に取り扱わないことが挙げられること．ただし，取り違え防止と交さ汚染に対し十分に配慮し，識別情報を付与した気密容器等を使用するなどの措置を行う場合は上記の措置を要しない．
（※４）製造用水を直接特定細胞加工物等に触れない部分に用いる場合は，微生物学的項目及び物理化学的項目に係る管理値を適切に定める代わりに，適切な品質を有した製造用水をオートクレーブ等による滅菌水で対応しても差し支えないものであること．
（※５）「製造に使用する細胞の株」としては，例えば，特定細胞加工物の原料となる細胞株，プラスミドベクター又はウイルスベクターをトランスフェクトさせるパッケージング細胞株，フィーダー細胞として用いられる細胞株が挙げられること．
（※６）細胞の混同や細菌，真菌，ウイルス等による交さ汚染を防止するために，異なる細胞提供者又はドナー動物から採取した細胞を同一の場所で同時に取り扱わないこと（ただし，同一の場所であっても別々の無菌操作等区域で取り扱う場合にあってはこの限りではない．），混同又は交さ汚染のリスクがある不適切な保管を行わないこと等の必要な措置を採ることを求めているものであること．
　　「当該細胞の混同及び交さ汚染を防止するために必要な措置」としては，例えば，次に掲げる措置が挙げられること．
　①　細胞を，細胞提供者又はドナー動物を識別し，かつ，混同を確実に防止するために適切な情報（以下「ドナー識別情報」という．）により管理すること．ドナー識別情報は，匿名化された場合にあっては細胞提供者の氏名及び住所等の個人情報を特定できない記号，番号等とし，混同を起こす可能性のある紛らわしいものではないこと．
　②　製造工程にある細胞は，混同を確実に防止するために最低限度必要なドナー識別情報の表示（培養容器等には直接表示すること．）がなされた状態で移動等の取扱いを行うこと．
　③　異なる細胞提供者又はドナー動物から採取した細胞を同時に取り扱う場合においては，細胞とそれに係るドナー識別情報とが常に適正な対応関係で移動することを確保し，混同を確実に防止するために，以下に掲げる事項に留意し，必要な措置を採ること．
　　　細胞の培養に係る作業を開始するに当たっては，培養装置ごと（同一培養装置内に複数の容器がある場合にはその容器ごと）に，ドナー識別情報（必要に応じ採取部位等の識別に係るものを含む．）を分かりやすく表示すること．この表示については，混同の原因とならないように適切な時期に廃棄すること．
　④　培養装置の使用に当たっては，混同を確実に防止するために必要な情報の記録を作成し，これを保管すること．
（※７）「輸送について，特定細胞加工物の品質の確保のために必要な措置」としては，例えば，特定細胞加工物の輸送の過程において，運搬容器，運搬手順（温度管理，輸送時間管理等を含む．）等の輸送の条件が遵守され，特定細胞加工物標準書に規定された条件が維持されていることを確認することが挙げられること．

(※8) ③の「厳重な手順」としては，例えば，病原体による感染のおそれのある職員に，適切なワクチンの接種等を受けさせ，必要な場合においては，定期的な検査を受けさせるほか，ワクチンの追加接種を受けさせる等の適切な感染防止措置等を講じる手順が挙げられること．

(※9) ④の「清浄度管理区域又は無菌操作等区域における作業」とは，清浄度管理区域又は無菌操作等区域において，特定細胞加工物を製造する作業をいう．

2．1．に規定する特定細胞加工物に係る記録は，製造に使用した特定細胞加工物生物由来原料に関する記録から当該特定細胞加工物生物由来原料を使用して製造された特定細胞加工物に関する記録までの一連のものを適切に確認できるように保管されなければならない．

　　特定細胞加工物の製造にあっては，特定細胞加工物等又は資材に何らかの問題が発見された場合及び特定細胞加工物の安全性の確保に重大な影響を及ぼすおそれがある事態が発生した場合において，直ちに原因の調査を可能とするために，特定細胞加工物の原料から，特定細胞加工物等に接触した物の取扱い，特定細胞加工物の細胞培養加工施設から再生医療等提供機関への提供までの全ての段階に関する記録を追跡できるように管理することを求めているもの．

省令第100条（品質管理）	
76	品質部門に，手順書等に基づき特定細胞加工物の品質管理に係る業務を計画的かつ適切に行わせているか．また，特定細胞加工物に係る記録は，適切に保管されているか．さらに，手順書等に基づき，製造部門から報告された製造管理に係る確認の結果をロットごとに確認させているか．

1．特定細胞加工物製造事業者は，品質部門に，手順書等に基づき，次に掲げる特定細胞加工物の品質管理に係る業務を計画的かつ適切に行わせなければならない．
　（1）特定細胞加工物等についてはロットごとに，資材については管理単位ごとに試験検査を行うのに必要な検体を採取するとともに，その記録を作成し，これを保管すること．（※1）
　（2）採取した検体について，ロットごと又は管理単位ごとに試験検査（当該特定細胞加工物製造事業者の他の試験検査設備又は他の試験検査機関を利用して自己の責任において行う試験検査であって，当該利用につき支障がないと認められるものを含む．以下同じ．）を行うとともに，その記録を作成し，これを保管すること．（※2）
　（3）試験検査に関する設備及び器具を定期的に点検整備するとともに，その記録を作成し，これを保管すること．また，試験検査に関する計器の校正を適切に行うとともに，その記録を作成し，これを保管すること．
　（4）（2）の試験検査の結果の判定を行い，その結果を製造部門に対して文書により報告すること．（※3）
　（5）検体の混同及び交さ汚染を防止するために，検体を適切な識別表示により区分すること．
　（6）品質管理上重要であり，かつ，特定細胞加工物では実施することができない試験検査については，製造工程の適切な段階で実施すること．
　（7）微生物等により汚染された全ての物品（試験検査の過程において汚染されたものに限る．）等を，保健衛生上の支障が生ずるおそれのないように処置すること．
　（8）試験検査に細胞の株を使用する場合においては，次に掲げる事項に関する記録を作成し，これを保管すること．
　　① 細胞の株の名称及び容器ごとに付された番号
　　② 譲受けの年月日並びに相手方の氏名及び住所（法人にあっては，名称及び所在地）
　　③ 生物学的性状及びその検査年月日

④　継代培養の状況
（９）試験検査結果の記録を，製造する特定細胞加工物のロットごとに作成し，これを保管すること．
（10）ドナー動物の受入れ時及び受入れ後の試験検査を行うことその他必要な業務を自ら行い，又は当該業務の内容に応じてあらかじめ指定した者に行わせること．
（11）（10）に規定する業務の記録を作成し，これを保管すること．
（12）その他の品質管理のために必要な業務

２．１．に規定する特定細胞加工物に係る記録は，製造に使用した特定細胞加工物生物由来原料に関する記録から当該特定細胞加工物生物由来原料を使用して製造された特定細胞加工物に関する記録までの一連のものを適切に確認できるように保管されなければならない．

３．特定細胞加工物製造事業者は，品質部門に，手順書等に基づき，省令99条に関する項目１．（８）の規定により製造部門から報告された製造管理に係る確認の結果をロットごとに確認させなければならない．

（※１）検体の採取において，品質部門は，その責任において，その承認した適切な方法により，必要な教育訓練を受けた製造部門の者を指定して実際の採取作業を行わせるものであること．

　　細胞提供者への侵襲性が高く採取可能な検体が少ない場合その他必要な検体採取が困難な場合においては，特定細胞加工物が適切なことがわかるような方法を採ること．

　　検体の採取に当たっては，次の事項に留意すること．ただし，培養工程を伴わず，短時間の操作で細胞の採取から投与までの一連の行為が手術室又は処置室等で行われる場合は，必要に応じ実施すること．

　　①　採取する検体がそのロット（ロットを構成しない特定細胞加工物にあっては，製造番号）又は管理単位を代表するものとなるようにすること．
　　②　検体の採取は，あらかじめ定められた場所において，採取した特定細胞加工物等及び資材の汚染並びに他の特定細胞加工物等及び資材その他の物との交さ汚染を防止するような手順により行うものとすること．
　　③　検体が採取された特定細胞加工物等及び資材の容器は，検体が採取された旨を表示するものとすること．

　　検体の採取の記録（以下「検体採取記録」という．）は，次の事項が記載されているものであること．ただし，それらの事項が試験検査記録に記載されている場合には，検体採取記録を別に作成する必要はないこと．

　　①　検体名
　　②　ロット番号若しくは製造番号又は管理番号
　　③　検体採取年月日及び採取した者の氏名

（※２）試験検査の記録は，次の事項が記載されていなければならないものであること．

　　①　検体名
　　②　ロット番号若しくは製造番号又は管理番号
　　③　試験検査項目，試験検査実施年月日，試験検査を行った者の氏名及び試験検査の結果
　　④　試験検査の結果の判定の内容，判定をした年月日及び判定を行った者の氏名

　　試験検査記録は，外部試験検査機関等を利用して試験検査を行う場合においては，当該試験検査に係る特定細胞加工物の製造作業を行う細胞培養加工施設において作成しなければならないものであること．この場合において，「試験検査を行った者の氏名」に関してはそれに代えて「外部試験検査機関等の名称」を記載し，「試験検査実施年月日」及び「判定をした年月日」に関してはそれらに加え

て「試験検査依頼年月日」及び「試験検査結果の受理年月日」を併記するようにすること．

「当該特定細胞加工物製造事業者の他の試験検査設備又は他の試験検査機関を利用して自己の責任において行う試験検査」を行うこととは，当該特定細胞加工物製造事業者の職員に外部試験検査機関等を利用して試験検査を行わせること又は当該特定細胞加工物製造事業者の自己の責任で外部試験検査機関等に試験検査を依頼しその結果を判定することを意味するものであること．これらの方法により試験検査を行う場合においては，あらかじめ外部試験検査機関等と，相互の連絡方法，当該試験検査の委託に関し必要な技術的条件，検体の運搬時における品質管理の方法等必要な事項について取り決めておくほか，次の措置を採ること．

① 特定細胞加工物等又は資材ごとに試験検査依頼品目・特定細胞加工物リストを作成し，保存すること．なお，当該リストの記載事項に変更があったときには，その都度修正すること．

② 試験検査依頼に際しては，試験検査依頼書とともに検体の規格及び試験検査の方法に関する情報を提供し，必要な量の検体を送付すること．なお，送付する検体については，次の事項を表示すること．

（ア）検体名
（イ）ロット番号若しくは製造番号又は管理番号
（ウ）細胞培養加工施設の名称
（エ）保管上の注意事項
（オ）その他必要な事項

なお，試験検査結果に関する記録としては，特定細胞加工物の使用により疾病等が発生したときに原因究明を行うために必要な記録を保管すること．

（※3）本規定は，試験検査の結果の判定及びその結果の製造部門への文書による報告について定めたものであること．

原料の試験検査が長い日数を要するものである場合において，手順書等に当該試験検査の結果の取扱いが規定されている場合は，品質部門が当該試験検査の結果を文書で製造部門に報告することを待たずに，当該原料を製造に用いることとしても差し支えないこと．

省令第101条（特定細胞加工物の取扱い）
77	品質部門に，製造管理及び品質管理の結果を適切に評価し，その結果を踏まえ，製造した特定細胞加工物の取扱いについて決定する業務を行わせているか．また，その業務は，当該業務を適正かつ円滑に実施し得る能力を有する者にさせているか．さらに，業務を行う者が当該業務を行う際に支障が生ずることがないようにしているか．

1．特定細胞加工物製造事業者は，品質部門に，手順書等に基づき，製造管理及び品質管理の結果を適切に評価し，その結果を踏まえ，製造した特定細胞加工物の取扱いについて決定する業務を行わせなければならない．（※1）（※2）

2．1．の業務を行う者は，当該業務を適正かつ円滑に実施し得る能力を有する者（※3）でなければならない．

3．特定細胞加工物製造事業者は，1．の業務を行う者が当該業務を行う際に支障が生ずることがないようにしなければならない．

（※1）細胞培養加工施設からの特定細胞加工物の提供については，試験検査の結果が判明し，医師又は歯科医師が提供の可否の決定をした後に行うことが原則であること．ただし，無菌試験のような実施に一定の日数を要する試験検査の結果の判明を待たずに医師又は歯科医師が提供の可否の決定を行

わざるを得ない場合において，特定細胞加工物の提供後に規格外の試験検査結果が得られた場合において採るべき措置（当該特定細胞加工物の提供先となる再生医療等提供機関との連絡を含む．）があらかじめ手順書等に規定されている場合，例外的に，当該試験検査の結果の判明を待たずに提供の可否の決定を行っても差し支えないこと．
（※2）製造された特定細胞加工物について，製造管理状況及び品質管理状況を正確に把握した上で医師又は歯科医師が提供の可否を決定した後に，品質部門が当該特定細胞加工物の取扱いを決定することであり，この決定がなされていない特定細胞加工物を特定細胞加工物製造事業者は提供してはならないこと．
（※3）業務の内容と実務経験，教育訓練等とを照らし合わせた上でその業務を適正かつ円滑に実施しうる能力を有する者であることを特定細胞加工物製造事業者として判断していることを求めているものであること．

省令第102条（検証又は確認）	
78	検証又は確認に関する手順書等に基づき，細胞培養加工施設の構造設備並びに手順，工程その他の製造管理及び品質管理の方法が期待される結果を与えることを検証し，又は期待される結果を与えたことを確認し，これを文書とすることとしているか．また，その検証又は確認の結果に基づき，改善が必要な場合においては，所要の措置を採ることとしているか．

1．特定細胞加工物製造事業者は，あらかじめ指定した者（※1）に，手順書等に基づき，次に掲げる業務を行わせなければならない．この場合において，特定細胞加工物製造事業者は，必要に応じ，再生医療等提供機関の医師又は歯科医師の指示を受けるものとする．
　（1）次に掲げる場合において細胞培養加工施設の構造設備並びに手順，工程その他の製造管理及び品質管理の方法（以下「製造手順等」という．）が期待される結果を与えることを検証し，これを文書とすること又は製造手順等が期待される結果を与えたことを確認し，これを文書とすること．
　　（ア）当該細胞培養加工施設において新たに特定細胞加工物の製造を開始する場合（※2）
　　（イ）製造手順等に特定細胞加工物の品質に大きな影響を及ぼす変更がある場合（※3）
　　（ウ）その他特定細胞加工物の製造管理及び品質管理を適切に行うために必要と認められる場合
　（2）（1）の検証又は確認の計画及び結果を品質部門に対して文書により報告すること．
2．特定細胞加工物製造事業者は，1．（1）の検証又は確認の結果に基づき，製造管理又は品質管理に関し改善が必要な場合においては，所要の措置を採るとともに，当該措置の記録を作成し，これを保管しなければならない
（※1）当該業務の内容を熟知した職員のうち当該業務の責任者としてあらかじめ指定した者をいうものであり，当該職員の責務等については省令第97条第4項第2号の文書（検証又は確認に関する手順）において適切に規定しておくこと．
（※2）当該細胞培養加工施設においてその特定細胞加工物の製造を初めて行おうとする場合をいうものであること．
（※3）原料，資材，製造工程，構造設備等について，特定細胞加工物の品質に大きな影響を及ぼすことが予想される変更を行おうとする場合をいうものであること．

省令第103条（特定細胞加工物の品質の照査）	
79	特定細胞加工物の品質の照査に関する手順書等に基づき，あらかじめ指定した者に，特定細胞加工物の品質の照査を行わせ，照査の結果について確認を受け，その確認の記録を作成・保管しているか．照査の結果に基づき，必要に応じて所要の措置を講じることとしているか．

1．特定細胞加工物製造事業者は，あらかじめ指定した者（※1）書等に基づき，次に掲げる業務を行わせなければならない．
　（1）製造工程の一貫性及び特定細胞加工物等の規格の妥当性について検証することを目的として，定期的に又は随時，特定細胞加工物の品質の照査を行うこと．
　（2）（1）の照査の結果を品質部門に対して文書により報告し，確認を受けること．
2．特定細胞加工物製造事業者は，品質部門に，手順書等に基づき，1．（2）の確認の記録を作成させ，保管させるとともに，施設管理者に対して文書により適切に報告させなければならない．
3．特定細胞加工物製造事業者は，照査の結果に基づき，製造管理若しくは品質管理に関し改善が必要な場合又は省令102条に関する項目1．（1）の検証若しくは確認を行うことが必要な場合においては，必要に応じて再生医療等提供機関の医師又は歯科医師の指示を受け，所要の措置を採るとともに，当該措置に関する記録を作成し，これを保管しなければならない．
（※1）当該業務の内容を熟知した職員のうち当該業務の責任者としてあらかじめ指定した者をいうものであり，当該職員の責務等については省令第97条第4項第3号の文書（特定細胞加工物の品質の照査に関する手順）において適切に規定しておくこと．

省令第104条（変更の管理）	
80	製造手順等について，特定細胞加工物の品質に影響を及ぼすおそれのある変更を行う場合においては，変更の管理に関する手順書等に基づき，適切な対応をとることとしているか．

1．特定細胞加工物製造事業者は，製造手順等について，特定細胞加工物の品質に影響を及ぼすおそれのある変更を行う場合においては，あらかじめ指定した者（※1）に，手順書等に基づき，次に掲げる業務を行わせなければならない．この場合において，特定細胞加工物製造事業者は，必要に応じ，再生医療等提供機関の医師又は歯科医師の指示を受けるものとする．
　（1）当該変更による特定細胞加工物の品質への影響を評価し，その評価の結果をもとに変更を行うことについて品質部門の承認を受けるとともに，その記録を作成し，これを保管すること．
　（2）（1）の規定により品質部門の承認を受けて変更を行うときは，関連する文書の改訂，職員の教育訓練その他所要の措置を採ること．
2．特定細胞加工物製造事業者は，品質部門に，手順書等に基づき，1．（1）の承認の記録を作成させ，保管させるとともに，施設管理者に対して文書により適切に報告させなければならない．品質部門の承認を受けた変更を行うに当たって，当該変更によって影響を受ける全ての文書の改訂（旧版及びその写しが使用されないようにすることを含む．）を確実に行い，関連する職員に適切な教育訓練を行い，その他所要の措置を採ることによって，当該変更を適切かつ着実に実施すること．この場合において，特定細胞加工物製造事業者は，必要に応じ，再生医療等提供機関の医師又は歯科医師の指示を受けるものとする．
3．特定細胞加工物製造事業者は，2．の報告を受けた施設管理者に，当該報告の内容について，当該製造した特定細胞加工物の提供先の再生医療等提供機関に対して報告させなければならない．
（※1）当該業務の内容を熟知した職員のうち当該業務の責任者としてあらかじめ指定した者をいうものであり，当該職員の責務等については省令第97条第4項第4号の文書（変更の管理に関する手順）において適切に規定しておくこと．

省令第105条（逸脱の管理）	
81	製造手順等からの逸脱が生じた場合は，逸脱の管理に関する手順書等に基づき，適切な対応をとることとしているか．

1．特定細胞加工物製造事業者は，製造手順等からの逸脱（以下単に「逸脱」という．）が生じた場合においては，あらかじめ指定した者（※１）に，手順書等に基づき，次に掲げる業務を行わせなければならない．この場合において，特定細胞加工物製造事業者は，必要に応じ，再生医療等提供機関の医師又は歯科医師の指示を受けるものとする．
　（１）逸脱の内容を記録すること．
　（２）重大な逸脱が生じた場合においては，次に掲げる業務を行うこと．
　　（ア）逸脱による特定細胞加工物の品質への影響を評価し，所要の措置を採ること．
　　（イ）（ア）に規定する評価の結果及び措置について記録を作成し，保管するとともに，品質部門に対して文書により報告すること．
　　（ウ）（イ）の規定により報告された評価の結果及び措置について，品質部門の確認を受けること．
2．特定細胞加工物製造事業者は，品質部門に，手順書等に基づき，1．（２）（ウ）により確認した記録を作成させ，保管させるとともに，同（イ）の記録とともに，施設管理者に対して文書により適切に報告させなければならない．
3．特定細胞加工物製造事業者は，2．の報告を受けた施設管理者に，当該報告の内容について，当該特定細胞加工物製造事業者が製造した特定細胞加工物の提供先の再生医療等提供機関に対して報告させなければならない．
（※１）当該業務の内容を熟知した職員のうち当該業務の責任者としてあらかじめ指定した者をいうものであり，当該職員の責務等については省令第97条第４項第５号の文書（逸脱の管理に関する手順）において適切に規定しておくこと．

省令第106条（品質等に関する情報及び品質不良等の処理）	
82	特定細胞加工物に係る品質等に関する情報を得た場合は，品質情報及び品質不良等の処理に関する手順書等に基づき，適切な対応をとることとしているか．

1．特定細胞加工物製造事業者は，特定細胞加工物に係る品質等に関する情報（以下「品質情報」という．）を得たときは，その品質情報に係る事項が当該細胞培養加工施設に起因するものでないことが明らかな場合を除き，あらかじめ指定した者（※１）に，手順書等に基づき，次に掲げる業務を行わせなければならない．この場合において，特定細胞加工物製造事業者は，必要に応じ，再生医療等提供機関の医師又は歯科医師の指示を受けるものとする．
　（１）当該品質情報に係る事項の原因を究明し，製造管理又は品質管理に関し改善が必要な場合においては，所要の措置を採ること．
　（２）当該品質情報の内容，原因究明の結果及び改善措置を記載した記録を作成し，保管するとともに，品質部門に対して文書により速やかに報告すること．
　（３）（２）の報告について，品質部門の確認を受けること．
2．特定細胞加工物製造事業者は，1．（３）の確認により品質不良又はそのおそれが判明した場合には，品質部門に，手順書等に基づき，当該事項を施設管理者に対して文書により報告させなければならない．
3．特定細胞加工物製造事業者は，2．の報告を受けた施設管理者に，当該報告の内容について，当該特定細胞加工物製造事業者が製造した特定細胞加工物の提供先の再生医療等提供機関に対して報告させなければならない．
（※１）当該業務の内容を熟知した職員のうち当該業務の責任者としてあらかじめ指定した者をいうものであり，当該職員の責務等については省令第97条第４項第６号の文書（品質等に関する情報及び品

質不良等の処理に関する手順）において適切に規定しておくこと．

省令第107条（重大事態報告等）	
83	特定細胞加工物の安全性の確保に重大な影響を及ぼすおそれがある事態が生じた場合には，必要な措置等を講ずるとともに，その旨を速やかに当該特定細胞加工物製造事業者が製造した特定細胞加工物の提供先の再生医療等提供機関及び厚生労働大臣に報告することとしているか．

1．特定細胞加工物製造事業者は，特定細胞加工物の安全性の確保に重大な影響を及ぼすおそれがある事態が生じた場合には，必要な措置を講じるとともに，その旨を速やかに当該特定細胞加工物製造事業者が製造した特定細胞加工物の提供先の再生医療等提供機関及び厚生労働大臣に報告しなければならない．

　　報告には「再生医療医療等の安全性の確保等に関する法律」，「再生医療等の安全性の確保等に関する法律施行令」及び「再生医療等の安全性の確保等に関する法律施行規則」の取扱いについて（平成26年10月31日付医政研発1031第１号）の別紙様式第７を用いること．

2．1．の措置に係る特定細胞加工物を保管する場合においては，当該特定細胞加工物を区分して一定期間保管した後，適切に処理しなければならない．

省令第108条（自己点検）	
84	自己点検に関する手順書等に基づき，定期的な自己点検等の業務を適切に行うこととしているか．

1．特定細胞加工物製造事業者は，あらかじめ指定した者（※１）に，手順書等に基づき，次に掲げる業務を行わせなければならない．
　（１）当該細胞培養加工施設における特定細胞加工物の製造管理及び品質管理について定期的に自己点検を行うこと．
　（２）自己点検の結果を施設管理者に対して文書により報告すること．
　（３）自己点検の結果の記録を作成し，これを保管すること．
2．特定細胞加工物製造事業者は，1．（１）の自己点検の結果に基づき，製造管理又は品質管理に関し改善が必要な場合においては，所要の措置を採るとともに，当該措置の記録を作成し，これを保管すること．
（※１）当該業務の内容を熟知した職員のうち当該業務の責任者としてあらかじめ指定した者をいうものであり，当該職員の責務等については省令第97条第４項第８号の文書（自己点検に関する手順）において適切に規定しておくこと．
　　２．に規定する施設管理者に対する自己点検の結果についての文書による報告は，次の事項を含むものとすること．また，1．（３）の「記録」は，自己点検の結果に基づき採られた措置に関する記述を含むものとすること．
　　①　実施年月日
　　②　自己点検の結果に基づく全ての指摘事項及び判定
　　③　改善が必要な場合においては改善の提案

省令第109条（教育訓練）	
85	教育訓練に関する手順書等に基づき，製造管理及び品質管理等に関する必要な教育訓練を行うこととしているか．

　特定細胞加工物製造事業者は，あらかじめ指定した者（※１）に，手順書等に基づき，次に掲げる業務を行わせなければならない．

(1) 製造・品質管理業務に従事する職員（※2）に対して，製造管理及び品質管理に関する必要な教育訓練を計画的に実施すること．
(2) 製造又は試験検査に従事する職員に対して，特定細胞加工物の製造のために必要な衛生管理，微生物学，医学その他必要な教育訓練を実施すること．
(3) 清浄度管理区域及び無菌操作等区域での作業に従事する職員並びに特定細胞加工物の製造に使用する人若しくは動物の細胞又は微生物等の培養その他の加工等に係る作業に従事する職員に対して，微生物等による汚染を防止するために必要な措置に関する教育訓練を実施すること．
(4) 教育訓練の実施状況を施設管理者に対して文書により報告すること．
(5) 教育訓練の実施の記録を作成し，これを保管すること．

(※1) 教育訓練に係る業務の内容を熟知した職員のうち当該業務の責任者としてあらかじめ指定した者をいうものであり，当該職員の責務等については省令第97条第4項第9号の文書（教育訓練に関する手順）において適切に規定しておくこと．
(※2) 特定細胞加工物の品質等に影響を及ぼす可能性のある者（保守及び清掃作業員を含む．）を含む．

	省令第110条（文書及び記録の管理）
86	文書及び記録の管理に関する手順書等に基づき，文書の承認，配付，保管等の業務を適切に行うこととしているか．

特定細胞加工物製造事業者は，特定細胞加工物の製造（省令第72条〜第112条）に規定する文書及び記録について，あらかじめ指定した者（※1）に，手順書等に基づき，次に掲げる事項を行わせなければならない．

(1) 文書を作成し，又は改訂する場合においては，手順書等に基づき，承認，配付，保管等を行うこと．（※2）
(2) 手順書等を作成し，又は改訂する場合においては，当該手順書等にその日付を記載するとともに，それ以前の改訂に係る履歴を保管すること．（※3）
(3) 省令第72条〜第112条に規定する文書及び記録を，作成の日（手順書等については使用しなくなった日）から次に掲げる期間（教育訓練に係る記録にあっては，5年間）保管すること．（※4）
　　(ア) 指定再生医療等製品の原料と類似の原料からなる特定細胞加工物にあっては，30年間
　　(イ) (ア)に規定する特定細胞加工物以外の特定細胞加工物にあっては，10年間

(※1) 当該業務の内容を熟知した職員のうち当該業務の責任者としてあらかじめ指定した者をいうものであり，当該職員の責務等については省令第97条第4項第10号の文書（文書及び記録の管理に関する手順）において適切に規定しておくこと．
(※2) 文書の作成又は改訂に当たっては，手順書等に基づき，承認，配付，保管等を行うことを求めているものであること．文書は，その内容等に応じて定期的に確認され，更新されるものとすること．使用されなくなった文書については適切に保管すること．
(※3) 手順書等の作成又は改訂に当たっては，当該手順書等に作成又は改訂の日付のほか，その責任者，内容及び理由を記載するとともに，当該改訂以前の改訂に係る履歴を保管し，最新の改訂状況を識別することができるようにしておくことを求めているものであること．なお，手順書等の写し（正本との混同等を防止するために識別表示等の措置を講じること．）が存在する場合において，当該手順書等を改訂するときには，正本を改訂すると同時に写しの配付及び差替えを行う等，全ての写しが確実に改訂されるようにすること．
(※4) 特定細胞加工物による感染症，腫瘍化等が万一発生した場合における調査等を可能とするため，

指定再生医療等製品の原料と類似の原料からなる特定細胞加工物にあっては30年間，その他の特定細胞加工物にあっては，10年間記録を保管するものであること．また，手順書等の改訂に係る履歴も本規定に含むこととすること．なお，使用されなくなった文書については適切に保管すること．
（ア）の「指定再生医療等製品の原料と類似の原料からなる特定細胞加工物」とは，同種若しくは動物の細胞又はヒト血液を原料等として用いる特定細胞加工物（培地成分，添加物等としてのみ使用され，又は極めて高度な処理を受けていることにより，十分なクリアランスが確保され，感染症の発症リスクが極めて低いものを除く．）をいうものであること．ヒト血液を原料等として用いる特定細胞加工物としては，例えば，ヒト血清アルブミンを用いて培養した特定細胞加工物が挙げられること．
※複数の種類の特定細胞加工物の製造を行う細胞培養加工施設の場合，記録については同一の場所に保管されていなくても，容易に特定が可能な状態であれば，差し支えない．

＜補足資料2＞
平成27年9月15日医政研発0915第1号厚生労働省医政局研究開発振興課長通知「「再生医療等の安全性の確保等に関する法律」に基づき研究を実施するに当たり留意すべき事項について」

以下に，上記の通知についても転載する．本通知により，人を対象とする医学系研究に関する倫理指針で規定される利益相反の管理，モニタリング及び監査の実施について，再生医療等安全性確保法下でも研究として実施する場合は留意することが望ましいとなったことから，再生医療等提供機関ではこれらの取り扱いについても検討する必要があるものと考えられる．

医政研発 0915 第 1 号
平成 27 年 9 月 15 日

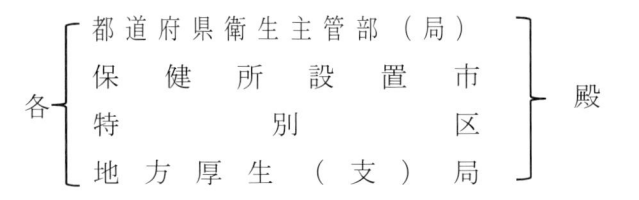

各 ［都道府県衛生主管部（局）
　　保 健 所 設 置 市
　　特　　　別　　　区
　　地 方 厚 生 （ 支 ） 局］ 殿

厚 生 労 働 省 医 政 局
研 究 開 発 振 興 課 長
（ 公 印 省 略 ）

「再生医療等の安全性の確保等に関する法律」に基づき
研究を実施するに当たり留意すべき事項について

　「人を対象とする医学系研究に関する倫理指針」（平成 26 年文部科学省・厚生労働省告示第 3 号。以下「統合指針」という。）については、臨床研究に係る不正事案の発生等を踏まえ、研究機関と製薬企業間の透明性確保及びデータ改ざん防止体制の構築の観点から、従来の「臨床研究に関する倫理指針」（平成 20 年厚生労働省告示第 415 号）の規定に加え、利益相反の管理、モニタリング及び監査の実施に係る規定等を新たに追加し、平成 27 年 4 月 1 日に施行されたところです（モニタリング及び監査の実施については同年 10 月 1 日施行予定。）。
　再生医療等の安全性の確保等に関する法律（平成 25 年法律第 85 号。以下「法」という。）に基づき実施される再生医療等については、研究として実施される場合であっても統合指針の対象外とされているところですが、統合指針に追加された規定については、再生医療等においても留意されることが望ましいと考えられるところです。
　つきましては、法に基づき再生医療等に関する研究を実施するに当たっては、統合指針において新たに追加された下記の事項についても留意していただくよう、貴管内医療機関及び関係機関等に対し、周知をお願いします。

記

1　利益相反の管理
（1）　研究者等は、研究を実施するときは、個人の収益等、当該研究に係る利益相反に

関する状況について、その状況を研究責任者に報告し、透明性を確保するよう適切に対応しなければならない。
（2）　研究責任者は、医薬品又は医療機器の有効性又は安全性に関する研究等、商業活動に関連し得る研究を実施する場合には、当該研究に係る利益相反に関する状況を把握し、研究計画書に記載しなければならない。
（3）　研究者等は、（2）の規定により研究計画書に記載された利益相反に関する状況を、統合指針に規定するインフォームド・コンセントを受ける手続において研究対象者等に説明しなければならない。

2　モニタリング及び監査の実施について
（1）　研究責任者は、研究の信頼性の確保に努めなければならず、侵襲（軽微な侵襲を除く。）を伴う研究であって介入を伴うものを実施する場合には、研究機関の長の許可を受けた研究計画書（モニタリング及び監査の実施体制及び実施手順を記載）に定めるところにより、モニタリング及び必要に応じて監査を実施しなければならない。
（2）　研究責任者は、研究機関の長の許可を受けた研究計画書に定めるところにより適切にモニタリング及び監査が行われるよう、モニタリングに従事する者及び監査に従事する者に対して必要な指導・管理を行わなければならない。
（3）　研究責任者は、監査の対象となる研究の実施に携わる者及びそのモニタリングに従事する者に、監査を行わせてはならない。
（4）　モニタリングに従事する者は、当該モニタリングの結果を研究責任者に報告しなければならない。また、監査に従事する者は、当該監査の結果を研究責任者及び研究機関の長に報告しなければならない。
（5）　モニタリングに従事する者及び監査に従事する者は、その業務上知り得た情報を正当な理由なく漏らしてはならない。その業務に従事しなくなった後も同様とする。
（6）　研究機関の長は、(1)によるモニタリング及び監査の実施に協力するとともに、当該実施に必要な措置を講じなければならない。

（参考）人を対象とする医学系研究に関する倫理指針
　　　　http://www.mhlw.go.jp/file/06-Seisakujouhou-10600000-Daijinkanboukouseikagakuka/0000069410.pdf

　　　　人を対象とする医学系研究に関する倫理指針ガイダンス
　　　　http://www.mhlw.go.jp/file/06-Seisakujouhou-10600000-Daijinkanboukouseikagakuka/0000080275.pdf

再生医療等臨床研究における
健康被害補償に関するガイドライン

再生医療等臨床研究における
健康被害補償に関するガイドライン（Q&A を含む）について

以下は，一般社団法人日本再生医療学会より公表されている臨床研究の健康被害補償に関するガイドラインとなっている．日本再生医療学会 HP（http://www.jsrm.jp）より閲覧可能となっているが，参考までに本書にも転載させていただく．また，後に発表された Q&A を併せて編集し，一覧として見やすい形としてるので，参考としていただきたい．

再生医療等臨床研究における
健康被害補償に関するガイドライン

はじめに
　今般，再生医療等の迅速かつ安全な提供及び普及の促進を図り，もって医療の質及び保健衛生の向上に寄与することを目的とした，「再生医療等の安全性の確保に関する法律（平成二十五年十一月二十七日法律第八十五号）」が制定された．
　これを受け，一般社団法人日本再生医療学会としては，今後の我が国の再生医療等の臨床研究を円滑に推進していくため，自主的な取組みとして，再生医療等に用いる細胞を提供する者及び再生医療等を受ける者に対する健康被害の補償について，ガイドラインを定めることとした．
　なお，本ガイドラインについては，今後の再生医療等の臨床研究の進展にあわせて，適宜適切に見直しを行うものとする．

　　本ガイドラインにおいて「臨床研究」「臨床研究実施機関」「研究対象者」とは，以下のとおりとする．
・「臨床研究」とは再生医療等の安全性の確保等に関する法律第六条に定める再生医療等提供機関において，同法第二条に定める再生医療等を研究として実施することをいう．
・「臨床研究実施機関」とは，同法第六条に定める再生医療等提供機関であって，同法第二条に定める再生医療等を研究として実施する病院又は診療所をいう．
・「研究対象者」とは，「臨床研究」の実施において，再生医療等に用いる細胞を提供する者（再生医療等を受ける者以外に限る．）及び再生医療等を受ける者をいう．

本ガイドラインの目的
　人を対象とした臨床研究は，再生医療等の発展には必要不可欠であるが，研究目的で未だ確立していない医療技術を人に適用することから，その実施に伴い発生した研究対象者の健康被害については，賠償措置を履行することは当然として，たとえ法的責任を問えない場合であっても，研究対象者保護の観点から補償措置を講じる必要がある．
　このため，本ガイドラインは再生医療等の安全性の確保等に関する法律第三条第 2 項第四号の規定に基づく，研究対象者に対する健康被害の補償について定めるものである．
　臨床研究実施機関は，本ガイドラインを参考にして補償制度を定め，その制度にしたがって補償措置を講じるものとする．
　なお，本ガイドラインの策定にあたっては，治験等との整合性のため，医薬品企業法務研究会が平成 11 年 3 月 16 日に公開した「被験者の健康被害補償に関するガイドライン」（平成 21 年 11 月 25 日改訂）（以下，「医法研補償のガイドライン」という．）を参考としている．

〈Q1〉
ガイドライン制定の背景となった「再生医療等の安全性の確保等に関する法律」（2013年11月27日公布，2014年11月25日施行）の第3条第2項第4号とはどのような規定か．

〈A1〉
再生医療等の安全な提供と普及促進に向け，臨床研究の研究対象者などに対する健康被害補償について定めた（義務付けた）ものです．

※<u>法律の規定内容</u>・・・（注）記載内容は法律の文言そのままではなく，簡略・要約したものです．
<u>□法第2章-第1節　再生医療等提供基準</u>
　　第3条
　　（1）厚生労働大臣は，再生医療等提供基準を定めなければならない．
　　（2）再生医療等提供基準は，・・・（略）・・・次に掲げる事項について定める．
　　　　① （略）
　　　　② （略）
　　　　③ （略）
　　　　④臨床研究の研究対象者などに対する健康被害補償の方法
　　　　⑤ （略）
　　（3）再生医療等は，再生医療等提供基準に従って提供されなければならない．

<u>□省令第21条，第22条</u>
　　臨床研究の研究対象者などに対する健康被害補償のために，保険への加入その他必要な措置を講じなければならない．

1．補償の原則
1-1　臨床研究実施機関は，臨床研究の実施に伴い，研究対象者に対して健康被害があった場合は，臨床研究実施機関に賠償責任がない場合であっても，本ガイドラインを参考に，臨床研究実施機関が自ら定めた補償制度にしたがって補償する．
1-2　本ガイドラインの補償は，研究対象者の損害賠償請求権を妨げるものではない．

〈Q2〉（ガイドライン1-2）
「本ガイドラインの補償は，研究対象者の損害賠償請求権を妨げるものではない」とあるが，補償金を支払った後に損害賠償金を支払うことが決まった場合にはどうなるのか．

〈A2〉
一般的に，損害賠償金は，既に支払った補償金を差し引いた金額を支払うことになります．

1-3　臨床研究実施機関は，再生医療等提供計画書に記載された研究として実施される一連の医療行為に因るものであれば，その蓋然性も考慮のうえ補償する．

〈Q3〉(ガイドライン1-3)
「再生医療等提供計画書に記載された研究として実施される一連の医療行為に因るもの」とあるが，手技も含まれるか．
また，併用薬などとして承認薬を使用する場合に，適応外で使用したことによる健康被害が起きた場合には補償の対象となるのか．

〈A3〉
再生医療等提供計画書に記載されており，かつ計画書どおりに実施された手技は，一連の医療行為とみなし補償の対象となります．

なお，承認薬の併用による副作用被害については，適応内であれば医薬品副作用被害救済制度の対象となります．適応外でも，あらかじめ計画に適応外使用が記載されていれば，上記考え方のとおり補償の対象となります．

〈Q4〉(ガイドライン1-3)
「再生医療等提供計画書に記載された研究として実施される一連の医療行為」に付随する措置や手技の留意点については，通常，計画書に詳細に記載されるものではない．その場合の判断はどうするのか．

〈A4〉
補償に関わる委員会等（*）の判断になります．
（*）「補償に関わる委員会等」については，ガイドライン5-2，本〈Q&A21〉をご参照ください．

〈Q5〉(ガイドライン1-3)
術後の感染症については補償の対象になるか．

〈A5〉
感染症の原因に因りますが，研究として実施された一連の医療行為に因るものであれば補償の対象となります．

1-4 補償の内容は，同一の再生医療等提供計画書において一律とする．ただし，補償の内容及び範囲は，再生医療等提供計画に記載された臨床研究実施機関が提供しようとする再生医療等及びその内容等を考慮し，事前に再生医療等提供計画書毎に設定することができる．

2．補償の対象とならない場合
2-1 機会原因（臨床研究中でなくとも起きたであろう偶発的な事故原因）に因るものは，補償しない．

〈Q6〉（ガイドライン2−1）
「機会原因（臨床研究中でなくとも起きたであろう偶発的な事故原因）に因るもの」とあるが，具体的にどのようなケースを想定しているのか．

〈A6〉
例えば，病院内を移動中に転倒して大怪我をした，臨床研究のため自宅から通院する途中で交通事故に遭った，入院中の病院給食で食中毒に罹患した，病院内のベッドから転落して骨折した，などのケースが考えられます．

2−2　臨床研究実施機関の責に帰すべき場合は，補償しない．

〈Q7〉（ガイドライン2−2）
「臨床研究実施機関の責に帰すべき場合は，補償しない」とあるが，研究対象者保護の主旨に鑑みて適当でないのではないか．

〈A7〉
臨床研究実施機関の責に帰すべき場合には，補償ではなく損害賠償として対応することになるとの意味です．研究対象者保護の主旨に反しているわけではありません．

2−3　第三者の違法行為又は不履行に因るものは，補償しない．

〈Q8〉（ガイドライン2−4）
「因果関係の否定において，立証の程度は合理的に否定できれば良い（証拠の優劣で足る：preponderance of evidence でよい）．」とあるが，わかりやすく説明してもらいたい．

〈A8〉
「証拠優劣（preponderance of evidence）」とは，民事訴訟において相手側に勝訴する証拠レベルのこと，つまり，「証拠が相手側より優越している状態」という意味です．
つまり，臨床研究実施機関が示す証拠が，相手側である研究対象者が示す証拠よりも優勢（51：49以上）であれば因果関係を否定できる，ということを意味しています．

2−4　臨床研究と健康被害との因果関係が否定される場合は，補償しない．因果関係の否定は，臨床研究実施機関の責務とする．立証の程度は，合理的に否定できればよい（証拠の優越で足る：preponderance of evidence でよい）．

〈Q9〉（ガイドライン2−4）
対象群として無治療や既存の治療を受ける群を設定した場合，それらも補償の対象となるか．

〈A9〉
対象外になります．なお，原疾患の進行による悪化も対象外になります．

2−5　研究対象者自身の故意によって生じた健康被害は，補償しない．
2−6　研究対象者に対して予期した効果又はその他の利益を提供できなかった場合（例：効能不発揮）は，補償しない．

〈Q10〉（ガイドライン2−6）
「効果不発揮」には，どのようなケースがあるか．

〈A10〉
例えば，心筋を再生させ心臓の機能を改善する効果が期待される幹細胞移植を行ったものの，心臓機能の改善や心筋を再生した証拠が得られない場合，などが想定されます．

また，特定細胞加工物を作成する際に，明らかな過失がないにもかかわらず作成が予定どおりにいかず移植までに至らなかった場合には，当該研究対象者は研究参加中止となりますので，補償の対象外となります．

〈Q11〉（ガイドライン2−6）
再生医療の場合，培養などに時間を要することも多いが，その間に疾患が進行し悪化した場合は補償の対象となるか．

〈A11〉
原疾患の進行による悪化は，原則対象外になります．

3．補償を制限する場合
3−1　研究対象者の重大な過失により発生した健康被害に対しては，補償額を減じるか又は補償しない．

〈Q12〉（ガイドライン3−1）
「研究対象者の重大な過失により発生した健康被害に対しては，補償額を減じるか又は補償しない」とあるが，『重大な』過失に限定したのはなぜか．

〈A12〉
賠償責任における過失責任主義の観点に立てば，健康被害が研究対象者の過失に起因する場合には，研究対象者も応分の責任を負担するのが公平である，との考え方になります．

しかし，本ガイドラインにおいては，研究対象者保護の観点から，軽過失の場合には研究対象者の責任を問うべきではなく，重大な過失がある場合に限り補償額の一部または全部を減額するべきとの考え方に立ち，このような内容としました．つまり，「原則は補償する」とのスタンスをとっています．

なお，重大な過失か否かについては，個別事案ごとに判断することになります．

4．補償の内容（補償基準）

4－1　補償は再生医療等に用いる細胞を提供する者（再生医療等を受ける者以外に限る．）を対象とする場合と再生医療等を受ける者を対象とする場合に分けて対応する．

> 〈Q13〉（ガイドライン4－1）
> 研究対象者について，「再生医療等に用いる細胞を提供する者（再生医療等を受ける者以外に限る．）（以下，『細胞提供者』）を対象とする場合と，再生医療等を受ける者（以下，『患者』）を対象とする場合とで，補償内容を分けることとしたのはなぜか．

〈A13〉

健康人である細胞提供者と患者とでは，臨床研究への参加メリットが大きく異なるからです．
精神的満足以外にメリットが小さい細胞提供者の方を，参加メリットが比較的大きい患者よりも手厚く補償する，という主旨です．

4－2　補償の内容は，「医療費」，「医療手当」及び「補償金」とする．

> 〈Q14〉（ガイドライン4－2）
> 「補償の内容は『医療費』，『医療手当』及び『補償金』とする．」とされているが，学会主導の再生医療等臨床研究補償保険制度も同じ内容か．

〈A14〉

いいえ．異なります．

学会主導の再生医療等臨床研究補償保険制度は，本ガイドラインに規定されている『補償金』の他，『法律上の損害賠償金』を加えた2種類にて構成されています．
この点は，その他の臨床研究に関する保険と同様となっています．

『医療費』，『医療手当』は，現状では，各実施医療機関が手配するものという考え方が一般的です．

4－3　再生医療等に用いる細胞を提供する者（再生医療等を受ける者以外に限る．）に対する補償について，
　　「医療費」
　　臨床研究の実施に伴い健康被害が生じた場合，健康保険使用の有無に関わらず，研究対象者の自己負担額を臨床研究実施機関が負担する．
　　「医療手当」
　　臨床研究の実施に伴い健康被害が生じた場合で，入院を必要とするような健康被害にあっては，医薬品副作用被害救済制度の給付を参考に，臨床研究実施機関が医療手当を支払う．
　　「補償金」
　　臨床研究の実施に伴い死亡又は障害が生じた場合，労働者災害補償保険を参考に臨床研究実施機関が補償金を一括で支払う．

〈Q15〉（ガイドライン4－3）
『医療費』について，細胞提供者の場合には「健康保険使用の有無に関わらず」とし，患者の場合と異なる内容としているのはなぜか．
※4－3→細胞提供者の場合：「健康保険使用の有無に関わらず・・・」
　4－4→患者の場合：「健康保険等からの給付を除いた・・・」

〈A15〉
細胞提供者の場合には，臨床研究実施機関以外で治療を受けることも想定されます．その場合，健康保険を使用するケース，使用しないケースの両方が考えられることから，このような内容としました．

4－4　再生医療等を受ける者に対する補償について，
　　　「医療費」
　　　臨床研究の実施に伴い健康被害が生じた場合，健康保険等からの給付を除いた研究対象者の自己負担額を臨床研究実施機関が負担する．
　　　「医療手当」
　　　臨床研究の実施に伴い健康被害が生じた場合で，入院を必要とするような健康被害にあっては，医薬品副作用被害救済制度の給付を参考に，臨床研究実施機関が医療手当を支払う．
　　　「補償金」
　　　臨床研究の実施に伴い死亡又は障害が生じた場合，医薬品副作用被害救済制度の救済給付を参考に臨床研究実施機関が補償金を一括で支払う．

〈Q16〉（ガイドライン4－4）
患者に対する『医療費』支払いについて，留意すべき点はあるか．

〈A16〉
医法研補償ガイドラインを参考に，次のような点にご留意ください．

（1）『医療費』の対象範囲（事前明記）
　医薬品副作用被害救済制度では，文書料，差額ベッド料（特別室使用料）等の保険外医療費は給付対象とされていません．

補償制度を定めるに際し，『医療費』の対象範囲についてはあらかじめ明記しておきます．

（2）患者の費用立替え負担軽減
　入院治療を必要とし，さらに治療費が高額療養費の対象となる場合には，患者に対し『限度額適用認定証』(*)を申請するようお願いします．
　(*) 医法研補償ガイドラインにおける【参考資料1】をご参照ください．

また，このことをあらかじめ補償制度を定めるに際して明記しておきます．

（3）治療費についての原疾患と健康被害切り分け
　健康被害が生じた場合に，原疾患の治療費と健康被害の治療費が明確に切り分けできる資料を整え発行するようにします．

（4）公費負担医療制度の適用
　①患者が公費負担医療制度の適用を受けている場合には，健康被害の治療費についても公費の現物給付を受けることが可能かを確認します．もし可能である場合には，患者が窓口で支払う自己負担額を後償還します．

　②上記の場合で，公費の現物給付ではなく，窓口で支払った医療費のうち自己負担額を除いた金額が後償還される「現金給付」の場合には，領収証の自己負担額にかかわらず自治体ごとに定められた自己負担額を負担することについて，患者と協議します．

〈Q17〉（ガイドライン 4 - 3, 4 - 4）
　細胞提供者，患者への『医療手当』とは，どのようなものを想定しているのか．また，「医薬品副作用被害救済制度の給付を参考に」とは，具体的にどのような給付金額の設定を想定しているのか．

〈A17〉
病院往復の交通費，入院に伴う諸雑費などを想定しています．『医療費』と同様に，対象範囲をあらかじめ明記しておくことが重要です．

支払い額は，必ずしも医薬品副作用被害救済制度の給付金額に合わせる必要はありませんが，例えば，×1.1，×0.9，×0.8といった設定が望ましいと思われます．なお，同一の再生医療等提供計画書においては同一額とします．

〈Q18〉（ガイドライン 4 - 3, 4 - 4）
　『補償金』の金額については，具体的にはどのように設定すれば良いか．何か参考になるものはあるか．

〈A18〉
細胞提供者については労働者災害補償保険を参考に，患者については医薬品副作用被害救済制度を参考に，臨床研究実施機関それぞれの規模や考え方，既存の諸制度等を勘案してご設定ください．

なお，学会が主導する再生医療等臨床研究補償保険制度の補償内容を参考にご設定されるのも，方法のひとつと思われます．

4 - 5　再生医療等を受ける者に対する「補償金」については，次の要因を考慮して，再生医療等提供計画書毎に補償基準を定めるものとする．
　　　・臨床研究の種別，自己・同種の区別，健康被害が起こり得る蓋然性，疾患の重度，対象部位，手技の内容と危険性，予想される経過と予後，腫瘍化及び感染のリスクの程度や未知の健康

被害の可能性等．

〈Q19〉（ガイドライン 4 － 5）
患者に対する補償金について「臨床研究の種別，自己・同種の区別，…ほかの要因を考慮して，再生医療等提供計画書毎に補償基準を定める」とされている．どのような主旨か．

〈A19〉
再生医療に関しては，その特性から臨床研究の種類や内容は多種多様であり，それに伴い患者にとっての臨床研究参加メリットや健康被害のリスク等も様々です．
生命に関わる重篤な疾患を対象とした計画であったり，アンメットメディカルニーズに対応した計画であったりなど，個々のメリット，リスクにより，補償基準が勘案されるべき状況も想定されます．

したがって，画一的な補償基準によるものではなく，必要に応じて，個々の再生医療等提供計画書ごとに臨床研究の種類や内容に応じて補償基準を定めることも可能となるように本項を規定しました．

〈Q20〉（ガイドライン 4 － 5）
患者に対する補償金にだけ規定され，細胞提供者に対する補償金には規定されてないのはなぜか．

〈A20〉
細胞提供者については，患者とは異なり，臨床研究ごとのメリット，リスクの差異は大きくないものと思われるからです．

4 － 6　健康被害が臨床研究終了後に発現するおそれのあるものについては，再生医療等計画書に定められた発現時期を参考に，補償の内容を検討する．

5．補償の支払いに対する原則

5 － 1　臨床研究実施機関は，補償責任が明らかになった段階で責務を果たす．補償適用範囲は，臨床研究の実施に伴い研究対象者に対して生じた健康被害とする．
5 － 2　臨床研究実施機関は，補償に関わる委員会等を設置し，健康被害との因果関係の有無，障害の程度等を判定する．

〈Q21〉（ガイドライン 5 － 2）
「臨床研究実施機関が『補償に関わる委員会等』を設置する」とあるが，具体的にどのようなものか．

〈A21〉
臨床研究と健康被害の因果性を判定し，補償の要否に関して意見を述べる役割を担うものを想定しています．
医療機関によって，各施設の倫理審査委員会であったり，専門の委員会であったりなど状況が異なることが想定されます．

5−3 「医療費」及び「医療手当」は，研究対象者救済の観点から「臨床研究と健康被害の間の因果関係に合理的な可能性があり，少なくとも因果関係を否定できないと判定したとき」に速やかに支払いを開始する．

後に臨床研究との因果関係が否定された場合は，その時点で補償の対象外とする．

〈Q22〉（ガイドライン5−3）
『医療費』および『医療手当』について，
「研究対象者保護の観点から，"臨床研究と健康被害の間の因果関係に合理的な可能性があり，少なくとも因果関係を否定できないと判定したとき"に速やかに支払いを開始する．」としているが，どのような主旨か．

〈A22〉
臨床研究実施機関が因果関係を判定するには多大な労力と時間を必要とします．しかし，十分な情報が揃うまで因果関係の判定を留保し『医療費』および『医療手当』を支払わないのは適当でありません．

補償請求の時点での情報をもとにまずは暫定的に因果関係の判定を行い，そこで否定されなければ速やかに支払いを開始します．

〈Q23〉（ガイドライン5−3）
『医療費』および『医療手当』について，「後に因果関係が否定された場合には，その時点で補償の対象外とする」とされている．
その時点までに既に支払い済みのものは回収するのか（返戻いただくのか）．

〈A23〉
既に支払い済みものは返戻いただきません．（医法研補償ガイドラインも同様の取扱いです）

6．臨床研究実施機関の補償に不服の申出があった場合

6−1 研究対象者が臨床研究実施機関の補償について，不服がある場合には，臨床研究実施機関は研究対象者側の同意を得て，日本再生医療学会に設置する中立的な第三者機関に判定を求めるものとする．この場合，臨床研究実施機関は，第三者機関の判定を尊重する．判定に要する費用は臨床研究実施機関の負担とする．

〈Q24〉（ガイドライン6−1）
学会に設置する中立的な第三者機関は，どのようなメンバーで構成されるのか．

〈A24〉
医学，工学，法律等の専門家により構成します．

> 〈Q25〉（ガイドライン6－1）
> 再生医療等安全確保法により『特定認定再生医療等委員会』が設置される．補償の不服申し出対応もこの委員会で担えば良いのではないか．学会に別途委員会を設置する必要はあるのか．

〈A25〉

『特定認定再生医療等委員会』は，臨床研究実施機関等の再生医療等実施に関して，その『実施計画書』の内容適否を審査し，必要に応じ計画の見直しを意見するなどの役割を担っています．

一方，学会に設置する第三者委員会は，再生医療等の実施により不幸にも健康被害が生じてしまい，さらに研究対象者が健康被害に対する補償内容に不服があった場合に，再生医療等と健康被害との因果関係を含め補償内容の適否を調査・判定する役割を担います．

それぞれの役割は異なるものであり，別に設置する必要があるものとしました．

6－2　中立的な第三者機関は，賠償責任問題には関与しない．

以上

特定細胞加工物製造に関する文書雛形

特定細胞加工物製造に関する文書の雛形について

以下は，平成27年3月15日に一般社団法人日本再生医療学会より公表された，特定細胞加工物製造に関する各種文書の雛形に微修正を加えたものである．日本再生医療学会HP http://www.jsrm.jp/ より利用可能となっているが，本書にも参考までに転載する．

ただし，以下の主旨にも記載されているように，あくまで草案的な位置付けであり，参考としてご利用いただくことが勧められる．

＜雛形作成と公表の主旨＞
平成26年11月25日に再生医療等の安全性の確保等に関する法律が施行され，再生医療等の提供において，法律によって定められた特定細胞加工物に関する文書が必要となりました．この状況を踏まえ，日本再生医療学会では，再生医療等の適切な提供の推進のため，以下の特定細胞加工物に関する文書の雛形について考案いたしましたので，公表させていただきます．なお，本雛形は，あくまで草案的な位置付けのものであり，今後適宜修正，見直しをしていく予定としております．

雛形文書一覧
概要書，標準書
・特定細胞加工物概要書
・特定細胞加工物標準書（実施医療機関内細胞加工施設若しくは細胞加工の全てを委託する場合）
・特定細胞加工物標準書（細胞培養加工施設に工程の一部を委託する場合）
管理基準書
・製造管理基準書
・品質管理基準書
・衛生管理基準書
手順書
①細胞培養加工施設からの特定細胞加工物の提供の管理と取扱の決定に関する手順書
②検証又は確認に関する手順書
③品質の照査に関する手順書
④変更の管理に関する手順書
⑤逸脱の管理に関する手順書
⑥品質等に関する情報及び品質不良等の処理に関する手順書
⑦重大事態報告等に関する手順書
⑧自己点検に関する手順書
⑨教育訓練に関する手順書
⑩文書及び記録の管理に関する手順書

【特定加工物毎に作成】

特定細胞加工物概要書

【考え方のポイント】
　特定細胞加工物概要書には特定細胞加工物の全体像の概要を示すものであり，特定細胞加工物標準書を作成する根拠となるものである．

【注意】
　本概要書の雛形はあくまで一例ですので作成時には書式中にある【解説】及び【補足】を参考に省令等確認の上，特定細胞加工物，細胞培養加工施設に合わせ欄及び項目を追記または削除するなどして適宜内容を修正しご使用ください．

【解説】【補足】……**緑太字**，【記載例】……緑字

再生医療等名称：＿＿＿＿＿＿＿＿＿＿＿＿＿＿＿＿＿＿＿＿

再生医療等提供計画申請者：

　　　医療機関名　＿＿＿＿＿＿＿＿＿＿＿＿＿＿＿＿＿＿＿＿＿＿＿＿＿

　　　氏名　＿＿＿＿＿＿＿＿＿＿＿＿＿＿＿＿＿＿＿＿＿＿＿＿＿＿＿＿

提出年月日：＿＿＿＿＿＿＿＿＿＿＿＿＿＿＿＿＿＿＿＿＿＿

No.	項目及び内容		
1.	特定細胞加工物を使用する再生医療等に関する事項		
(ア)	再生医療等の名称		
(イ)	再生医療等提供機関	名称） 所在地） 連絡先）	
(ウ)	再生医療等提供計画の実施責任者又は再生医療等を行う医師／歯科医師		
(エ)	再生医療等の概要		
		内容	要約，開発の経緯，臨床使用における特徴及び有用性
		適応疾患等	特定細胞加工物の予想される適応を記載する． 【記載例】 ○○を有する○○症
		期待される効能効果	期待される効能効果と医療の場における位置付け（既存の治療法，又は，既存の医薬品／医療機器／再生医療等製品との比較）を示す．
		用法・用量又は使用方法	用法用量の検討の経緯，投与細胞数，投与回数，投与経路，投与期間等

No.	項目及び内容
安全性及び妥当性についての検討内容の概要	【補足】これまでの「ヒト幹細胞を用いた臨床研究に関する指針」(平成26年11月24日廃止)の対象であった臨床研究相当の例示を示しておりますので，状況に合わせて記載してください． ⅰ）効力又は性能の根拠に関する情報（例） ① 期待する治療効果を裏付ける非臨床試験について，目的，方法，結果，結論，考察を簡潔に記載する． ② 方法，結果等は，図や表を用いてまとめる． ③ 非臨床試験が複数ある場合は，試験毎に分けて記載する． 【記載例】 1）特定細胞加工物○○○の●●への移植試験 【試験の概略を1～2文で示す．】 （1）方法 ・・・・・・． 表●：各群の例数 群　　　例数 細胞移植群 対照群 ○○群 ・・・・・・． （2）結果 ・・・・・・． 表●：所見 　　　　○週後　　○週後　　○週後 細胞移植群　・・・・・・．・・・・・・．・・・・・・． 対照群　・・・・・・．・・・・・・．・・・・・・． ○○群　・・・・・・．・・・・・・．・・・・・・． ・・・・・・． （3）結論 ・・・・・・． （4）考察（結論とまとめて記載してもよい） ・・・・・・． 【解説】論文のダイジェストを記載する．論文が無い場合は論文に相当するデータについて記載する．
	ⅱ）非臨床安全性評価に関する情報（例） 再生医療等の特徴に応じて単回投与毒性，反復投与毒性，コアバッテリーに対する影響，生殖発生毒性/遺伝毒性，造腫瘍性評価に関する情報等． 【記載例】 ・・・・・・．

No.	項目及び内容
	1）○○○○マウスを用いた特定細胞加工物○○○の造腫瘍性の評価 本試験の概略を表●に示す． 表●：概略 <table><tr><td>動物種，系統，週齢，体重</td><td colspan="3">○○○マウス，×週齢，体重□□〜△△ g</td></tr><tr><td>移植物質</td><td>生理食塩水</td><td colspan="2">○○由来××細胞</td></tr><tr><td>移植部位</td><td></td><td></td><td></td></tr><tr><td>移植細胞数</td><td>−</td><td>○○×10°個</td><td>●●×10°個</td></tr><tr><td>動物の性別</td><td>雄</td><td>雄</td><td>雄</td></tr><tr><td>動物数</td><td>○匹</td><td>○匹</td><td>○匹</td></tr><tr><td rowspan="4">・・・値</td><td>0週</td><td></td><td></td><td></td></tr><tr><td>3週</td></tr><tr><td>6週</td></tr><tr><td>12週</td></tr><tr><td rowspan="4">○○値</td><td>0週</td><td></td><td></td><td></td></tr><tr><td>3週</td></tr><tr><td>6週</td></tr><tr><td>12週</td></tr><tr><td rowspan="4">××値</td><td>0週</td><td></td><td></td><td></td></tr><tr><td>3週</td></tr><tr><td>6週</td></tr><tr><td>12週</td></tr></table> （1） 方法 　　・・・・・・． （2） 結果 　　・・・・・・． （3） 結論 　　・・・・・・． （4） 考察（結論とまとめて記載してもよい） 　　・・・・・・． 【解説】論文のダイジェストを記載する．論文が無い場合は論文に相当するデータについて記載する． 【補足】非臨床試験の実施が技術的に不可能な場合，または製品の特性及び適用法から評価不要とされる場合や既にヒトでの利用実績が豊富な場合など，非臨床安全性試験のデータが無い場合はその理由を明確にすることで不要． 【補足】ⅰ）及びⅱ）の他，体内動態に関する情報があれば別項を設定するなどして追記する．（局所への集積，生着等に関する情報等）

No.	項目及び内容
	ⅲ）検討内容についての解説 【解説】ⅰ）及びⅱ）より集めた別試験，別データを総合して初めて人に投与する際の安全性及び妥当性があると考えた理由について記載する． 【補足】ヒトへの使用経験等については次項の「国内外の実施状況」に記載する．この場合，ヒトへの使用経験等のデータに基づく考察をもって安全性及び妥当性についての検討内容としてよい．
国内外の実施状況	ⅰ）ヒトへの使用経験，臨床試験成績に関する報告等 【解説】前項で記載した内容は不要．類似試験（類似製品，類似疾患，類似投与経路等）状況や海外の状況，国内の競合品など当該加工物もしくは類似品がどのように応用されているかを示す．また記載した情報について前項に加えこれらの周囲情報により人に投与しても差支えないと補足できるような理由についても示す． 【記載例】 以下に，臨床試験の一覧を示す（表●）． 表●：臨床試験の一覧 	国内／海外	試験名	試験デザイン	被験者数	結果の要約
---	---	---	---	---
国内	○○患者に対する××由来細胞移植臨床研究	Phase Ⅰ	○例	
…	…	…	…	
				| 【記載例】 1）○○患者に対する ×× 移植臨床試験 本臨床試験の概略を表●に示す． 表●：○○患者に対する ×× 移植臨床試験の概略 |			
---	---	---	---
			| 【記載例】 2）○○患者に対する ×× 移植臨床試験 本臨床試験の概略を表●に示す． 表●：○○患者に対する ×× 移植臨床試験の概略 |			
---	---	---	---

No.		項目及び内容
		ⅱ）検討内容の解説 【解説】記載したヒトへの使用経験等のデータをもって安全性について検討した結果を記載する．
2．特定細胞加工物に関する事項		
(ア)	名称	○○○（特定細胞加工物名）
(イ)	特定細胞加工物の概要	（成分及びその分量，加工物の特性等） ○○細胞（○○組織●g分） ○○を産出し，○○の誘導，再生を促す． ・・・・
(ウ)	原料等及び原料等の規格	特定細胞加工物の製造のために，以下の原料を用いる． 【記載例】 1） 被験者より採取した○○細胞 2） ××培地 3） ●● 4） …… 原料等規格： 1） 無菌試験：陰性 2） エンドトキシン試験：○EU/mL 未満 3）・・・ 【補足】記載範囲については出来る限りの情報を記載することが好ましいが，特に重要だと考えるものについて記載する．
	規格	本項には，特定細胞加工物の規格を記載する． なお，取扱い決定の基準を特定細胞加工物の規格として示すことでも差支えない． 【記載例1】（培養工程が含まれる場合，その他規格が定められている場合） 1） 細胞数：○○個以上 2） 細胞生存率：○％以上 3） 細胞マーカー：○＋細胞　○○％以上，… 4） 感染症検査（提供○日前） （1） 無菌試験：陰性 （2） マイコプラズマ否定試験：陰性 （3） エンドトキシン試験：○EU/mL 未満 5）… *感染症検査は提供○日前と提供当日に培養液（又は洗浄液）を用いて行うが，取扱い決定は提供○日前の結果を持って行う． 【記載例2】（培養工程が含まれない場合） 1） 濃縮細胞液：○○mL *濃縮細胞液○○mLの組成は以下の通りである． （1） 細胞数：○○個以上 （2） 細胞マーカー：○＋細胞　○○％以上，… （3） ・・・・・・ 【補足】特定細胞加工物について加工に伴う変化を調べるために特性解析を行った場合には試験の内容と結果の概要を記載する．（細胞増殖能試験，細胞分化能試験等）

No.	項目及び内容		
		また，安定性試験を行った場合には試験の内容と結果の概要について記載する． （長期保存試験，加速／過酷試験等）	
		規格の設定根拠	
(エ)	使用上の注意及び留意事項	本項には，特定細胞加工物を取り扱う際の注意事項又は留意事項を記載する．	
3．特定細胞加工物の製造及び品質管理に関する事項			
(ア)	細胞培養加工施設	名称） 所在地）	
	製造委託の範囲	○○細胞の，○○～○○工程 【補足】委託する施設毎に作成する．複数の施設に委託する場合はその分欄を追加する．	
(イ)	製造方法	製造方法の概要を示す． 【記載例】 製造工程のフローは以下の通り．各工程における操作方法は，別紙＊＊を参照． （1）細胞分離・単離工程（工程管理①） （2）細胞培養工程（工程管理②，中間体①） （3）遺伝子導入工程（工程管理③，中間体②） （4）最終培養工程（工程管理④） （5）充填工程 【補足】記載例として「各工程における操作方法は別紙＊＊を参照」としているが，製造工程の内容によって全て本項目に記載できるものは別紙を別途作成する必要はない．特定細胞加工物の製造工程に合わせて必要であれば別紙等用いること．既に製造方法についての手順書を作成している場合は本概要書に添付してもよい．（以下，品質管理の項においても同様） また本項目においては製造方法の概要を示し，詳細な内容については別途特定細胞加工物標準書に示すこととする．	
	品質管理		
	原料受入検査	各原料に対する試験及び判定基準は以下の通り．各試験検査方法は，別紙＊＊を参照． 原料名：○○	
		試験項目	判定基準
		【記載例】	【記載例】
		供給者記録確認	供給者から受領した記録書内容が適切であること．
		輸送条件確認	一次容器に収納されていること
			ラベルに必要な情報が表記されていること
			温度管理用機器（ロガーなど）が内包されていること
			二次容器に収納され，衛生的に管理されていること．
		目視検査	明らかな異物の混入がないこと
		細胞生存率	○○％以上であること
		HBV	陰性
		HCV	陰性

No.	項目及び内容			
		HIV	陰性	
		○○ウイルス	作業者及び患者への感染リスクがないこと	
		生菌数試験	基準値未満であること．特性の微生物を含まないこと．	
	工程内試験	各工程内試験の判定基準は以下の通り．各試験検査方法，及び判定基準の設定根拠は，別紙＊＊を参照． 【補足】工程内試験を設定しない場合，本項目は不要．			
		試験項目 【記載例】	判定基準 【記載例】	
		工程管理①		
		細胞表現形質	○○細胞は□％以上（FCM解析）	
		工程管理②		
		形態観察	異常なものを認めない，○○様の形態を示す	
		無菌試験	陰性（培養上清による無菌試験）	
		マイコプラズマ否定試験	陰性（PCR法）	
		エンドトキシン試験	○○未満であること	
		工程管理③		
		ウイルス否定試験	陰性	
		導入遺伝子発現解析	○○以上（PCR法）	
		導入遺伝子発現確認	目的分子の発現を確認	
		工程管理④		
		○○含量試験（サイトカイン）	規定以上であること	
		○○残留量確認	○○以下であること	
		○○反応	陽性（○○試験）	
		生細胞計測	○○以上（生細胞数，生細胞率）	
		無菌試験	陰性	
	中間体の試験	中間体に対する試験及び判定基準は以下の通り．各試験検査方法は，別紙＊＊を参照． 【補足】中間体が存在しない又は設定しない場合，本項目は不要．			
		試験項目	判定基準	
		細胞純度	○○％以上であること	
		細胞表現形質	CD○○，CD○○を発現していること	
		生細胞数	○○×●個以上であること	
		遺伝子発現量	○○が○○μg以上であること	
		細胞の特性試験	○○を発現していることが確認できること	

No.	項目及び内容	
	最終特定細胞加工物の試験	最終特定細胞加工物に対する試験及び判定基準は以下の通り．各試験検査方法は，別紙＊＊を参照．

試験項目 【記載例】	判定基準 【記載例】
細胞数並びに生存率	規格通りであること
細胞表面形質試験	規格通りであること
細胞純度試験	規格通りであること
目的外生理活性物質試験	規格通りであること
製造工程由来不純物試験	規格通りであること
マイコプラズマ否定試験	規格通りであること
エンドトキシン試験	規格通りであること
無菌試験	陰性
効能・力価試験	規格通りであること
力学的適合性試験	規格通りであること

No.	項目	内容	
(ウ)	特定細胞加工物の取扱いの決定方法	適合条件：【記載例】全ての試験項目の判定基準に適合すること． 逸脱時の決定方法：【記載例】特定細胞加工物施設との取り決めに基づく決定．別紙参照．	
(エ)	特定細胞加工物の表示事項	表示ラベル 【記載例】	協議の上決定
		表示内容 【記載例】	品目名称：○○細胞
			識別番号：*******
			製造番号：YY*****
			貯蔵方法：○－○℃
			有効期限：包装後○○時間
			製造施設：ABC細胞培養加工所
			製造日　：YYYY.MM.DD
(オ)	保管条件	○-○℃	
	投与可能期間	製造後○○時間	
(カ)	特定細胞加工物の輸送方法	特定細胞加工物を輸送する場合には保存方法や期間及び運搬容器，運搬手段等（温度管理等を含む）を定め，その妥当性を明らかにすること． 【記載例】 運搬容器： 輸送業者：特定細胞加工物製造事業者が指定した配送業者 輸送条件：○℃（温度管理を行うこと） 【補足】(オ)項の保管条件と輸送条件が異なる場合には条件を別途記載する．	

No.		項目及び内容
(キ)	その他製造・品質管理に係る事項	【補足】外部の特定細胞加工物製造事業者に委託する場合に，外部の特定細胞加工物製造事業者への特定細胞加工物標準書に反映すべき要求事項があれば記載する． 要求事項が多い場合には別紙を添えてもよい．その場合は「別添を参照する」と記載する．
		【記載例】 関連文書は添付の通り． （1）　特定細胞加工物の品質の照査（No.＊＊＊＊＊） （2）　＊＊＊＊＊＊＊手順書（No.＊＊＊＊＊） （3）　＊＊＊＊＊＊＊手順書（No.＊＊＊＊＊） （4）　＊＊＊＊＊＊＊手順書（No.＊＊＊＊＊） （5）　＊＊＊＊＊＊＊手順書（No.＊＊＊＊＊）

【実施医療機関内細胞培養加工施設もしくは細胞培養加工の全てを委託する場合】

特定細胞加工物標準書
主管部署：
作成者：
作成日：　　　　　年　　　月　　　日
審　査　者（　　　　　　　　　　　　　　　　　　　　　　　　　）： 　年　　　月　　　日
承　認　者（　　　　　　　　　　　　　　　　　　　　　　　　　）： 　年　　　月　　　日
施行日　：　　　　　　年　　　月　　　日

【考え方のポイント】
本標準書は特定細胞加工物概要書をもとに実際に特定細胞加工物を製造する詳細な手順を記載する．

■概要書記載事項については特定細胞加工物概要書と内容が重複してもよい．
　なお概要書記載事項については「＊」で示す．
■実施医療機関が特定細胞加工物製造事業者に細胞工程に係わる全ての業務を委託する場合，特定細胞加工物製造事業者は特定細胞加工物概要書に従い，特定細胞加工物標準書を作成する．
【解説】【補足】……**緑太字**，【記載例】……緑字

No.	項目及び内容	
1	目的	
	ABC細胞加工所で製造する○○細胞について規定する．	
2	適用範囲	
	本標準書は，以下のABC細胞加工所で製造される○○細胞の全工程に適用する． ABC細胞培養加工所 〒123-4567 東京都○○区○○ 123-45	
3	責任者	
	【記載例】 本標準書で規定する各責任者は以下の通り． （1） 施設管理者　　　　　　：細胞太郎 （2） 製造管理責任者　　　　：細胞次郎 （3） 品質管理責任者　　　　：細胞三郎 【補足】本項目における製造／品質管理責任者は当該細胞加工物の製造工程における責任者を差しており，施設によっては設置されることが想定される製造／品質部門責任者では必ずしもないことに留意すること．	
4	特定細胞加工物を使用する再生医療技術情報（＊）	
	再生医療の名称	【記載例】 ○○に対する○○を用いた（細胞，遺伝子）治療
	提供計画の概要	対象患者，採取方法，移植方法等，（研究であれば観察期間と主な評価項目）を簡潔に示す．
	適応疾患	特定細胞加工物の予想される適応を記載する． 【記載例】 ○○を有する○○症
	期待される効果	特定細胞加工物の画期性，及び医療の場における位置付け（既存の治療法，又は，既存の医薬品／医療機器／再生医療等製品との比較）を示す．
5	特定細胞加工物情報（＊）	
	名称	○○○（特定細胞加工物名）
	特定細胞加工物の概要	（成分及びその分量，加工物の特性等） ○○細胞（○○組織● g 分） ○○を産出し，○○の誘導，再生を促す． ・・・・

No.	項目及び内容	
	原料等及び原料等の規格	特定細胞加工物の製造のために，以下の原料を用いる． 【記載例】 1）被験者より採取した○○細胞 2）××培地 3）●● 4）…… 原料等規格： 1）無菌試験：陰性 2）エンドトキシン試験：○ EU/mL 未満 3）・・・
	規格	本項には，特定細胞加工物の規格を記載する． なお，取扱い決定の基準を特定細胞加工物の規格として示すことでも差支えない． 【記載例1】（培養工程が含まれる場合，その他規格が定められている場合） 1）　　細胞数：○○個以上 2）　　細胞生存率：○ % 以上 3）　　細胞マーカー：○ + 細胞　　○○ % 以上，… 4）　　感染症検査（出荷○日前） (1)　　無菌試験：陰性 (2)　　マイコプラズマ否定試験：陰性 (3)　　エンドトキシン試験：○ EU/mL 未満 5）　　… * 感染症検査は出荷○日前と出荷当日に培養液（又は洗浄液）を用いて行うが，出荷判定は出荷○日前の結果を持って行う． 【記載例2】（培養工程が含まれない場合） 1）　　濃縮細胞液：○○ mL * 濃縮細胞液○○ mL の組成は以下の通りである． (1)　　細胞数：○○個以上 (2)　　細胞マーカー：○ + 細胞　　○○ % 以上，… (3)　　・・・・・・．
	使用上の注意及び留意事項	本項には，特定細胞加工物を取り扱う際の注意事項又は留意事項を記載する．
6	特定細胞加工物の製造	
	製造工程	製造工程及び工程管理のフローを含む概略は以下の通り．各工程における操作手順は，＊＊＊＊＊＊＊手順書を参照． 【記載例】 (5) 細胞分離・単離工程（工程管理①） (6) 細胞培養工程（工程管理②，中間体①） (7) 遺伝子導入工程（工程管理③，中間体②） (8) 最終培養工程（工程管理④） (9) 充填工程

No.	項目及び内容	
	【記載例】 1）被験者からの○○筋採取 （ア）○○病院手術室において全身麻酔下に被験者より○筋を約○○ g 採取する． 2）○筋から幹細胞の培養 （ア）幹細胞の培養は，○○病院 CPC において無菌的に行う． （イ）○筋から単離した幹細胞を培地に播種し，培養器で約○○日間培養する． （ウ）細胞数が○○個以上に達した後に，次行程へ移行する． 3）幹細胞への遺伝子の導入 （ア）　・・・ （イ）　・・・ 4）二次培養 （ア）前工程後の細胞を培地に播種し，培養器で約●●日間培養する． （イ）細胞数が○○個以上に達した後に，次行程へ移行する． 5）回収した幹細胞を○○容器に充填して密閉する． 感染症検査のために培養上清○ mL を回収し，感染症検査に用いる．	
7	特定細胞加工物の品質管理	
	原料受入検査	各原料に対する試験及び判定基準は以下の通り．各試験検査方法は，＊＊＊＊＊＊＊手順書を参照．
		原料名：○○
		<table><tr><td>試験項目 【記載例】</td><td>判定基準 【記載例】</td></tr><tr><td>供給者記録確認</td><td>供給者から受領した記録書内容が適切であること</td></tr><tr><td rowspan="4">輸送条件確認</td><td>一次容器に収納されていること</td></tr><tr><td>ラベルに必要な情報が表記されていること</td></tr><tr><td>温度管理用機器（ロガーなど）が内包されていること</td></tr><tr><td>二次容器に収納され，衛生的に管理されていること．</td></tr><tr><td>目視検査</td><td>明らかな異物の混入がないこと</td></tr><tr><td>細胞生存率</td><td>○○％以上であること</td></tr><tr><td>HBV</td><td>陰性</td></tr><tr><td>HCV</td><td>陰性</td></tr><tr><td>HIV</td><td>陰性</td></tr><tr><td>○○ウイルス</td><td>作業者及び患者への感染リスクがないこと</td></tr><tr><td>生菌数試験</td><td>基準値未満であること．特定の微生物を含まないこと．</td></tr></table>
	工程内試験	各工程内試験の判定基準は以下の通り．各試験検査方法，及び判定基準の設定根拠は，＊＊＊＊＊＊＊手順書を参照． **【補足】工程内試験を設定しない場合，本項目は不要．**
		<table><tr><td>試験項目 【記載例】</td><td>判定基準 【記載例】</td></tr><tr><td colspan="2">工程管理①</td></tr><tr><td>細胞表現形質</td><td>○○細胞は□％以上（FCM 解析）</td></tr><tr><td colspan="2">工程管理②</td></tr><tr><td>細胞表現形質</td><td>○○細胞は□％以上（FCM 解析）</td></tr><tr><td>細胞純度試験</td><td>規定以上であること</td></tr><tr><td>生細胞計測</td><td>○○以上（生細胞数，生細胞率）</td></tr></table>

No.	項目及び内容			
		形態観察	異常なものを認めない，○○様の形態を示す	
		無菌試験	陰性（培養上清による無菌試験）	
		マイコプラズマ否定試験	陰性（PCR法）	
		エンドトキシン試験	○○未満であること	
		工程管理③		
		ウイルス否定試験	陰性	
		導入遺伝子発現解析	○○以上（PCR法）	
		導入遺伝子発現確認	目的分子の発現を確認	
		工程管理④		
		○○含量試験（サイトカイン）	規定以上であること	
		○○残留量確認	○○以下であること	
		○○反応	陽性（○○試験）	
		生細胞計測	○○以上（生細胞数，生細胞率）	
		無菌試験	陰性	
	中間体の試験	中間体に対する試験及び判定基準は以下の通り．各試験検査方法は，＊＊＊＊＊＊＊手順書を参照． **【補足】中間体が存在しない又は設定しない場合，本項目は不要．**			
		試験項目 【記載例】	判定基準 【記載例】	
		細胞純度	○○%以上であること	
		細胞表現形質	CD○○，CD○○を発現していること	
		生細胞数	○個以上であること	
		遺伝子発現量	○○が○○μg以上であること	
		細胞の特性試験	○○を発現していることが確認できること	
	最終特定細胞加工物の試験	最終特定細胞加工物に対する試験及び判定基準は以下の通り． 各試験検査方法は，＊＊＊＊＊＊＊手順書を参照．			
		試験項目 【記載例】	判定基準 【記載例】	
		細胞数並びに生存率	規格通りであること	
		細胞表面形質試験	規格通りであること	
		細胞純度試験	規格通りであること	
		目的外生理活性物質試験	規格通りであること	
		製造工程由来不純物試験	規格通りであること	
		マイコプラズマ否定試験	規格通りであること	
		エンドトキシン試験	規格通りであること	
		無菌試験	陰性	

No.	項目及び内容		
		効能・力価試験	規格通りであること
		力学的適合性試験	規格通りであること
8	特定細胞加工物への表示事項(*)	表示ラベル 【記載例】	協議の上決定
		表示内容 【記載例】	品目名称：○○細胞
			識別番号：*******
			製造番号：YY*****
			貯蔵方法：○−○℃)
			有効期限：包装後○○時間
			製造施設：ABC細胞培養加工所
			製造日　：YYYY.MM.DD
9	保管条件(*)	【記載例】 中間体①：凍結保存（-○℃以下） 中間体②：凍結保存（-○℃以下） 特定細胞加工物：○−○℃		
10	投与可能期間(*)	製造後○○時間		
11	特定細胞加工物の輸送(*)	9項の記載条件下において，適切な表示，包装が施す． 詳細は，＊＊＊＊＊＊＊手順書を参照．		
12	関連SOP一覧	本標準書中で引用したSOPは以下の通り． （6）＊＊＊＊＊＊＊手順書（No.＊＊＊＊＊） （7）＊＊＊＊＊＊＊手順書（No.＊＊＊＊＊） （8）＊＊＊＊＊＊＊手順書（No.＊＊＊＊＊） （9）＊＊＊＊＊＊＊手順書（No.＊＊＊＊＊） （10）＊＊＊＊＊＊＊手順書（No.＊＊＊＊＊）		

製造管理基準書
文書番号：AAA-〇〇-△△

制定：20XX 年 XX 月 XX 日

承認	作成
〇〇〇	〇〇〇

(施設名)

改訂履歴表

版番号及び 改訂番号	年月日	改訂内容	改訂理由
0	20XX/XX/XX	制定	

本項目次

1. 目的
2. 適用範囲
3. 責任体制
4. 製造区域及び必要な機器に関する事項
5. 構造設備の点検整備，計器の校正等に関する事項
6. 原料となる細胞の微生物等による汚染の防止措置に関する事項
7. 原料となる細胞の確認等（輸送の経過の確認を含む）に関する事項
8. 特定細胞加工物等及び資材の保管及び出納に関する事項
9. 特定細胞加工物等及び資材の管理項目の設定及び管理に関する事項
10. 細胞等の混同及び交差汚染の防止措置に関する事項
11. 特定細胞加工物等の微生物等による汚染の防止措置に関する事項
12. 微生物等により汚染された物品等の処置に関する事項
13. 輸送において特定細胞加工物等の品質の確保のために必要な措置等に関する事項
14. 製造工程の管理が適切に行われていることの確認及びその結果の品質部門に対する報告に関する事項
15. 重大事態発生時における措置に関する事項
16. 記録等の保管管理に関する事項

1．目　　的：
　　本製造管理基準書（以下，本基準書）は，細胞培養加工施設における特定細胞加工物等の保管，製造工程の管理その他必要な事項を定めるものである．

2．適用範囲：
　　本基準書は，細胞培養加工施設において行われる全ての製造作業に適用する．細胞等の原料及び特定細胞加工物の保管場所並びに製造作業の行われる全ての区域を適用の範囲とする．

3．責任体制：
　　本基準書は施設管理者が承認する．

4．製造区域並びに必要な機器に関する事項
【細胞培養加工従事者（着衣）が重要区域に入る場合（安全キャビネットを利用）】（例）

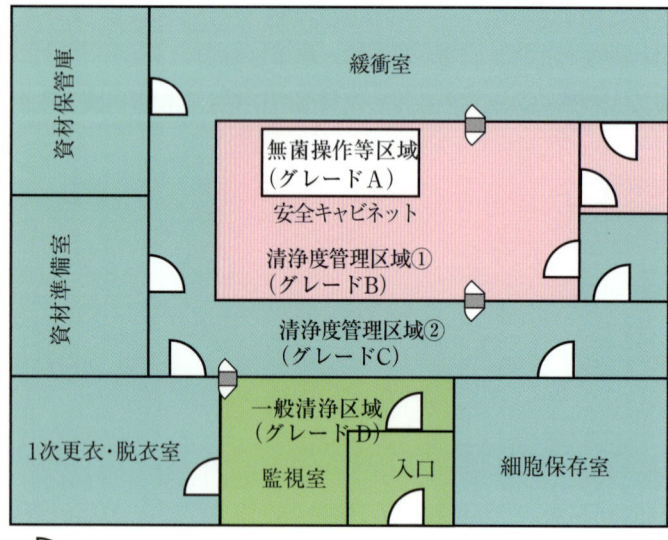

Ⅰ．無菌操作等区域：細胞培養加工室（安全キャビネット内）
Ⅱ．清浄度管理区域①：細胞培養加工室（安全キャビネット外）
Ⅲ．清浄度管理区域②：資材保管庫，1次・2次更衣室，1次・2次脱衣室，細胞保存室，資材準備室等
Ⅳ．一般清浄区域：入口，監視室

【注意】
　図に示すグレードA，B，C及びDについては基準を示すものではなく，清浄度のレベルの違いを例示しているものである．（グレードA→B→C→D：清浄度　大→小）

製造区域並びに必要な機器リスト（例）

製造区域	部屋名	保管物と作業内容	使用機器
一般清浄区域（荷捌きエリア）	入口	〈受入荷捌〉 開梱包	自動手洗装置
一般清浄区域（検収・清拭エリア）	受入室	〈検査〉 受入検査（清拭）	手指消毒器
清浄度管理区域②（保管エリア）	資材保管庫	〈原料保管〉 試薬保管 培養容器類保管 無塵衣，ゴーグル	薬用保冷庫（保管） −30℃フリーザ（保管） 手指消毒器
清浄度管理区域①	2次更衣室	〈1次保管〉 無塵衣類一時保管	手指消毒器 一時保管棚（保管）
清浄度管理区域①	細胞培養加工室（安全キャビネット外）	〈特定細胞加工物の保管〉 培養容器の保管，安全キャビネット内への移動	CO_2インキュベータ（保管）
無菌操作等区域	細胞培養加工室（安全キャビネット内）	〈特定細胞加工物の一時保管〉 細胞分離，培養	手指消毒器 バイオハザードキャビネット（製造） CO_2インキュベータ（製造） 薬用保冷庫（1次保管） 冷却遠心機（製造）
清浄度管理区域②	2次脱衣室	無塵衣脱衣	手指消毒器
清浄度管理区域②（提供エリア）	細胞保存室	＜試料保管＞ 試料保管 汚染物滅菌	超低温フリーザ（参考品保管） 高圧蒸気滅菌器

【細胞培養加工従事者（着衣）重要区域に入らない場合（アイソレータ技術の使用）】（例）

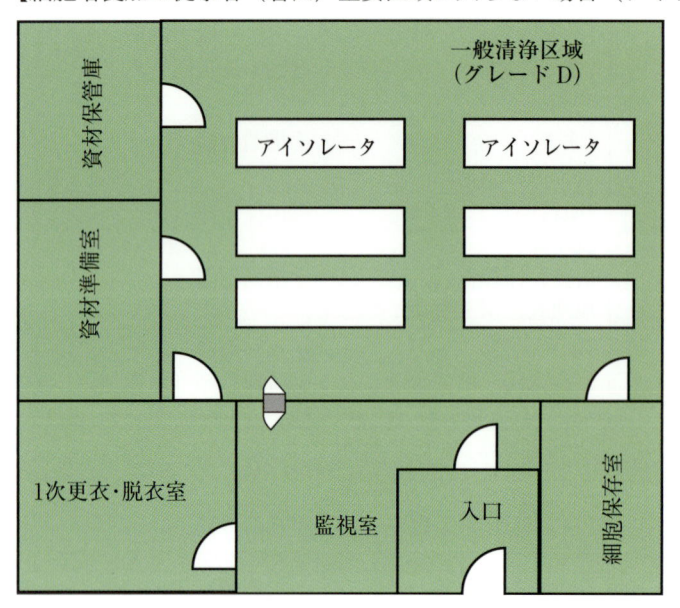

製造区域及び保管管理場所並びに必要な機器リスト（例）

製造区域	部屋名	保管物と作業内容	使用機器
一般清浄区域 （荷捌きエリア）	入口	〈受入荷捌〉 開梱包	自動手洗装置
一般清浄区域 （検収・清拭エリア）	受入室	〈検査〉 受入検査（清拭）	手指消毒器
一般清浄区域 （保管エリア）	資材保管庫	〈原料保管〉 試薬保管 培養容器類保管 無塵衣，ゴーグル	薬用保冷庫（保管） −30℃フリーザ（保管） 手指消毒器
一般清浄区域	1次更衣室・脱衣室	無塵衣脱衣	手指消毒器
一般清浄区域 （提供エリア）	細胞保存室	〈試料保管〉 試料保管 汚染物滅菌	超低温フリーザ （参考品保管） 高圧蒸気滅菌器
一般清浄区域 （アイソレータ支援エリア）	アイソレーター支援室	〈特定細胞加工物の一時保管〉 細胞分離，培養	手指消毒器 アイソレーター（製造） CO_2インキュベータ（製造） 薬用保冷庫（1次保管） 冷却遠心機（製造）

5．構造設備の点検整備，計器の校正等に関する事項

　5-1．構造設備の点検整備

　　　　製造設備の運転記録を作成する．どの部屋で何時どの様な特定細胞加工物を製造したかも記録する．

　5-2．機器・計器の点検整備

　　　　特定細胞加工物の品質に重大な影響を及ぼす可能性のある機器については適宜点検を行なう．計測機器は，総合的に管理する必要がある．全ての計測機器を校正する必要はなく，工

程の要求する精度により，その要否を決定する．また，設備及び機器の状態を示す計測機器についても適宜校正を行なう．必要に応じて再生医療等提供機関の実施責任医師の要求に応じてその実施内容を決定する．

5-3．計器の校正

計測器を標準器又は標準試料と比較し，その誤差が工程の要求する基準以内であることを確認する．

6．原料となる細胞の微生物等による汚染の防止措置に関する事項

原料となる細胞を受け入れる際，ドナーの病原体検査結果の確認及び受け入れ時検査を行う．詳細は特定細胞加工物標準書に記載する．

7．原料となる細胞の確認等（輸送の経過の確認を含む）に関する事項

原料となる細胞の輸送等はその方法を特定細胞加工物標準書に規定し，受け入れ時にこれを確認する．

8．特定細胞加工物等及び資材の保管及び出納に関する事項

8-1．特定細胞加工物の保管管理

特定細胞加工物の保管管理方法は特定細胞加工物標準書にて規定する．細胞培養加工施設内での保管管理の記録をとる．

8-2．特定細胞加工物の出納

「特定培養加工施設からの特定細胞加工物の提供の管理と取扱の決定に関する手順書」に従って再生医療等提供機関への提供が可となったことを文書で確認後，特定細胞加工物の発送を開始する．提供が不可となった特定細胞加工物については，「特定培養加工施設からの特定細胞加工物の提供の管理と取扱の決定に関する手順書」に従う．

8-3．原料及び資材の保管管理

8-3-2．保管区分・作業区分毎の保管方法，入出庫の方法

1）荷捌エリア（入口）	・外梱包（ダンボール等）は入口前にてはずす． ・受け入れ検査を終えたもののみ細胞培養加工施設内に入れる． ・エタノール清拭等による消毒は入口で行う．
2）保管エリアの確保（資材保管庫）	・試薬・消耗品は細胞培養加工室に隣接した資材保管庫で適切な温度管理のもと保管する． ・先入れ先出しを行う． ・細胞培養加工室に入庫する場合は資材保管庫より，消毒用エタノールの清拭等を行った上で入庫する．

9．特定細胞加工物等及び資材の管理項目の設定及び管理に関する事項

9-1．特定細胞加工物の管理項目の設定及び管理

各特定細胞加工物標準書にて，当該特定細胞加工物概要書及び必要に応じて当該実施責任医師の要求に基づき管理項目を規定し，適時確認するとともに記録する．

9-2．原料及び資材の管理項目の設定及び管理

① 供給者の名称，品名，ロット番号，数量，使用期限，試験成績書等を確認し，記録する．

② 汚染，損傷，開封の有無，破れなどの包装状態の異常等の外観を確認すし，記録する．
　③ 異常があれば，直ちに品質部門に連絡し，処置が決まるまで別に区分して，保管管理する．
　④ 受け入れ検査の際に不具合があった場合，誤って細胞培養加工施設内に持ち込まないような措置をとる．
　⑤ 荷捌エリア（入口）から所定の場所に入庫する．
　⑥ 在庫期限管理，先入れ先出しを行う．

10. 細胞等の混同及び交差汚染の防止措置に関する事項
　　汚染防止のため，細胞等に直接触れる器材については原則としてシングルユース製品を用いることとする．
　　混同を防止するため，同時に異なるドナーに由来する細胞等を，取り扱わない．
　　識別ラベルを用い，確実に混同を防止する．

11. 特定細胞加工物等の微生物等による汚染の防止措置に関する事項
　11-1．日常管理
　　作業終了時に安全キャビネット内，細胞培養加工室内をあらかじめ定めた手順にて清掃・消毒するとともに，その記録をとる．
　11-2．作業区域内への立ち入り制限に関する事項
　　倉庫及び作業区域内には，その作業に従事する作業者以外は立ち入り制限の規定を設け，必要に応じ物理的に侵入できないようにする．

12. 微生物等により汚染された物品等の処置に関する事項
　　微生物により汚染されたすべての物品（製造の過程において汚染されたもの）及び使用動物の死体は保険衛生上の支障が生ずる恐れのないよう施設の規定に従って処置する．

13. 輸送における特定細胞加工物等の品質の確保のために必要な措置等に関する事項
　　輸送容器，温度管理，輸送時間の限度等を特定細胞加工物標準書にて規定するとともに，輸送に関する記録を作成する．

14. 製造工程の管理が適切に行われていることの確認及びその結果の品質部門に対する報告に関する事項
　　○○○責任者は，特定細胞加工物等の製造のロット毎に製造指図書および製造記録書を確認し，製造工程の管理が適切に行われていることを確認する．○○○責任者は，その結果を品質部門に報告する．

15. 重大事態発生時における措置に関する事項
　・作業中に異常が発生した場合，直ちに品質部門及び施設管理者に報告しなければならない．
　・非作業時に異常が発生した場合，直ちに関係者と連絡をとり対応するとともに，品質部門及び施設管理者に報告しなければならない．

16. 記録等の保管管理に関する事項

特定細胞加工物に関する記録等の保管管理については「細胞培養加工施設からの特定細胞加工物の提供の管理と取扱の決定に関する手順書」に示す．その他本基準書に規定する記録は「文書及び記録の管理に関する手順書」に従って保管する．

品質管理基準書
文書番号：AAA-〇〇-△△

制定：20XX 年 XX 月 XX 日

承認	作成
〇〇〇	〇〇〇

(施設名)

改訂履歴表

版番号及び改訂番号	年月日	改訂内容	改訂理由
0	20XX/XX/XX	制定	

本項目次

1．目的
2．適用範囲
3．責任体制
4．管理事項
　　1）試験検査に関する設備及び器具の点検整備，計器の校正等に関する事項
　　2）特定細胞加工物等及び資材の試験検査における検体の採取等に関する事項
　　3）検体の識別及び区分の方法に関する事項
　　4）採取した検体の試験検査に関する事項
　　5）提供先となる再生医療等機関からの求めに応じ実施する試験検査の結果の判定等に関する事項
　　6）提供先となる再生医療等期間からの求めに応じ実施する試験検査の結果の記録の作成及び保管に関する事項
　　7）原料等の供給者管理に関する事項
　　8）製造管理に関わる確認の結果について，製造部門から報告された場合における当該結果についての取扱いに関する事項
5．記録等の保管

1．目的：
　　　本品質管理基準書（以下，本基準書）は，細胞培養加工施設における検体の採取方法，試験検査結果の判定方法その他必要な事項を規定するものである．

2．適用範囲：
　　　本基準書は，細胞培養加工施設において製造される全ての特定細胞加工物，原料等の試験検査に関わる全ての事項に適用する．

3．責任体制：
　　　本基準書は施設管理者が承認する．

4．管理事項：
　4-1．試験検査に関する設備及び器具の点検整備，計器の校正等に関する事項
　　　　試験検査設備及び機器は，設置時に設備の適格性の確認を行い，また，定期的（機器により設定する）に再点検・整備（必要と判断された場合は計測機器の校正を含む）を行って，適切に作動していることを確認しておく．点検整備に関しては機器メーカーの取扱説明書等を遵守する．
　　　　不適切な場合は，修理を行い適切な作動を確保する．
　4-2．特定細胞加工物等及び資材の試験検査における検体の採取等に関する事項
　　　　対象物毎に汚染防止のため，検体のサンプリング場所を設定したうえ，採取時期，採取量，ロットが代表されるような採取方法を採用し，その手順を各特定細胞加工物標準書に記載する．
　　　　特定細胞加工物の一部を試料として適切に保管する．保管方法に関しては特定細胞加工物標準書で規定する．
　4-3．検体の識別及び区分の方法に関する事項
　　　　混同及び交叉汚染を防止するため，ラベル貼付や保管場所の区別等によりそれぞれの検体間を混同しない様適切に区別する．
　4-4．採取した検体の試験検査に関する事項
　　　1）試験方法は，当該特定細胞加工物ごとに，必要に応じて当該実施責任医師の要求と，適用できる場合には公的な基準等に基づき，適切な方法を採用するものとする．
　　　2）外注にて実施する場合は，その方法，取扱い判定基準，及び信頼性基準のほか，相互の連絡方法，必要な技術的要件，検体の運搬時における品質管理の方法，記録等の，委託先の管理に必要な事項についてあらかじめ定める．
　4-5．提供先となる再生医療等提供機関からの求めに応じ実施する試験検査の結果の判定等に関する事項
　　　　試験検査の具体的な方法及び取扱い判定基準は，特定細胞加工物標準書に規定する．
　4-6．提供先となる再生医療等提供機関からの求めに応じ実施する試験検査の結果の記録の作成及び保管に関する事項
　　　　細胞培養加工施設から再生医療等提供機関への提供まで，再生医療等提供機関からの求めに応じて実施する試験検査の記録をとる．
　　　　検査依頼用紙及び検査結果報告書を含む試験検査の記録には，検体採取記録（検体名，ロット番号若しくは製造番号又は管理番号，検体採取年月日及び採取者の氏名），試験検査項目，

　　　　試験検査実施年月日，試験検査の実施者の氏名，試験検査の結果及び判定内容，判定者の氏名を記録，保管する．
　4-7．原料等の供給者管理に関する事項
　　　　原料等は，必要な情報をあらかじめ指定した供給者（原料等の製造業者等）から入手し必要な取り決めを行ったうえで購入する．
　4-8．製造管理に関わる確認の結果について，製造部門から報告された場合における当該結果についての取扱いに関する事項
　　　　製造管理に関わる品質部門の確認の結果はロットごとに保管する．詳細は別途手順書に記載する．

5．記録等の保管：
　　　　本基準書に規定する記録を「文書及び記録の管理に関する手順書」に従って保管する．

衛生管理基準書

文書番号：AAA-〇〇-△△

制定：20XX 年 XX 月 XX 日

承認	作成
〇〇〇	〇〇〇

(施設名)

改訂履歴表

版番号及び 改訂番号	年月日	改訂内容	改訂理由
0	20XX/XX/XX	制定	

本項目次

1．目的
2．適用範囲
3．責任体制
4．清浄を確保すべき構造設備に関する事項
　　4.1．衛生管理区域の指定
　　4.2．衛生管理区域立ち入り条件
5．衛生管理区域の清浄
　　5.1．清浄作業の頻度に関する事項
　　5.2．清浄作業の手順に関する事項
　　5.3．廃棄物処理に関する事項
6．構造設備の微生物等による汚染の防止措置に関する事項
　　6.1．浮遊菌試験（例）
　　6.2．付着菌試験（例）
　　6.3．清浄度試験（例）
　　6.4．防虫防鼠対策
7．作業員の更衣に関する事項
　　7.1．作業員の服装基準
　　7.2．清浄度管理区域①での服装
　　7.3．清浄度管理区域②での服装
　　7.4．一般清浄区域での服装
8．手洗い
　　8.1．手洗いの実施
9．作業員の健康状態の管理
　　9.1．作業員の健康状態の把握
　　9.2．作業員の健康管理
10．記録等の保管管理

１．目的：
　　　　本衛生管理基準書（以下，本基準書）は，細胞培養加工施設における構造設備の衛生管理，職員の衛生管理その他必要な事項を定めるものである．

２．適用範囲：
　　　　細胞培養加工施設における構造設備及び職員の衛生管理等に適用する．

３．責任体制：
　　　　本基準書は施設管理者が承認する．

４．清浄を確保すべき構造設備に関する事項：
【細胞培養加工従事者（着衣）が重要区域に入る場合】
（清浄度及び動線　例）

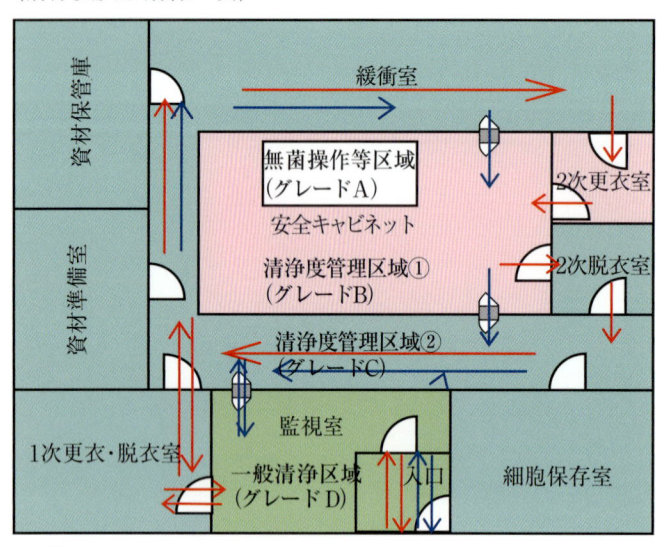

人の動線を赤色の矢印で示す．
物の動線を青色の矢印で示す．

【注意】
　図に示すグレードA,B,C及びD（次ページ）については基準を示すものではなく，清浄度のレベルの違いを例示しているものである．（グレードA→B→C→D：清浄度　大→小）

（室圧　例）

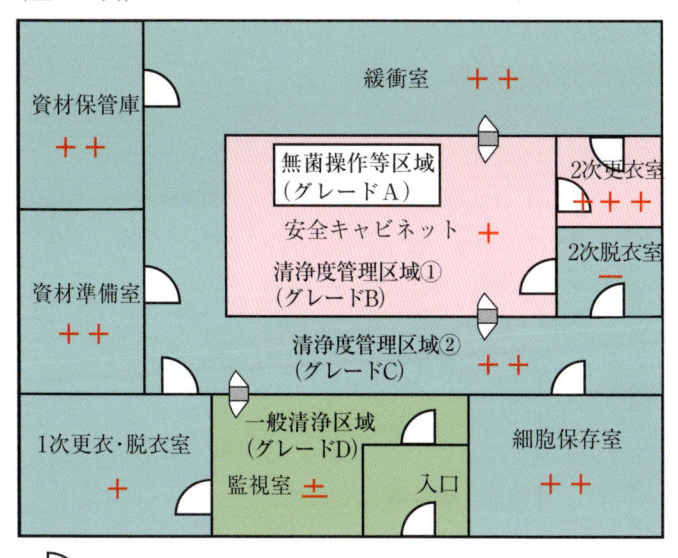

図中のラベル：
- 資材保管庫　++
- 緩衝室　++
- 無菌操作等区域（グレードA）
- 安全キャビネット
- 清浄度管理区域①（グレードB）　+
- 2次更衣室　++
- 2次脱衣室
- 資材準備室　++
- 清浄度管理区域②（グレードC）　++
- 1次更衣・脱衣室　+
- 一般清浄区域（グレードD）
- 監視室　±
- 入口
- 細胞保存室　++

ドア　　パスボックス

【注意】

表に示す室圧については基準を示すものではなく，室圧のレベルの違いを例示しているものである．（室圧　大→小：＋＋＋　→　＋＋　→　＋　→　±　→　－）

【細胞培養加工従事者（着衣）が重要区域に入らない場合】

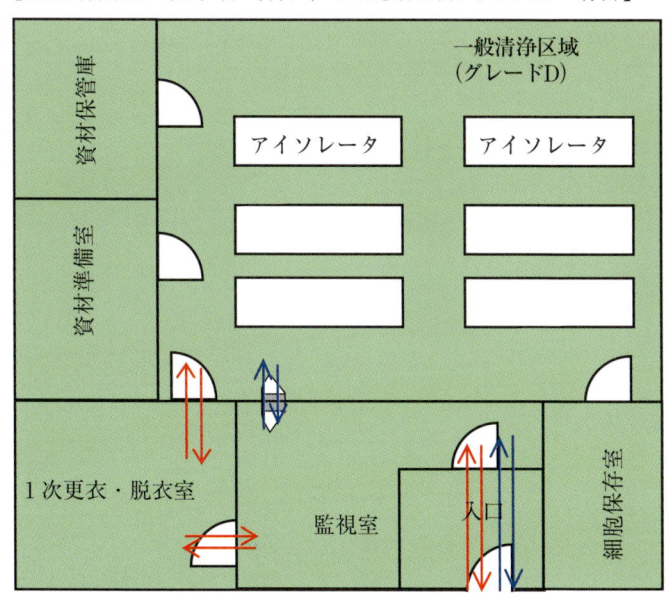

図中のラベル：
- 資材保管庫
- 一般清浄区域（グレードD）
- アイソレータ
- アイソレータ
- 資材準備室
- 1次更衣・脱衣室
- 監視室
- 入口
- 細胞保存室

人の動線を赤色の矢印で示す．
物の動線を青色の矢印で示す．

4.1. 衛生管理区域の指定

4.1.1　衛生管理を適切に行うため，特定細胞加工物の製造作業を行う場所を衛生管理区域に指定

し，作業内容に基づき無菌操作等区域，清浄度管理区域，一般清浄区域に分ける．なお，無菌操作等区域，清浄度管理区域の定義は次のとおりである．

1）無菌操作等区域：製造作業を行う場所のうち，無菌操作により取り扱う必要がある特定細胞加工物の培養加工作業を行う場所，滅菌された容器等が作業所内の空気に触れる場所，無菌試験等の無菌操作を行う場所
2）清浄度管理区域：製造作業を行う場所のうち，特定細胞加工物（無菌操作により取り扱う必要のあるものを除く．）の培養加工作業を行う場所，滅菌される前の容器等が作業所内の空気に触れる場所

衛生管理区域（室圧差）	作業内容とガウニング要求事項（例）
無菌操作等区域： ・バイオハザードキャビネットワークエリア ・アイソレーター内	清浄度：●●● ・開放系調製作業 ・完全閉鎖系調製作業
清浄度管理区域①： ・細胞培養加工室 ・2次更衣室	清浄度：●● ・閉鎖系調製作業 ・無塵衣への更衣 （ヘッドカバー，マスク，オーバーオール，手袋，オーバーシューズ）
清浄度管理区域②： ・1次更衣室 ・資材保管庫 ・脱衣室 ・アイソレーター支援室	清浄度：●● ・1次更衣（ヘアキャップ，マスク，オーバーシュー，手袋） ・資材・試薬の保管 ・無塵衣の脱衣 ・完全閉鎖系調製作業
一般清浄区域： ・細胞保存室 ・入口	・細胞や特定細胞加工物の試料の保管・廃棄物滅菌エリア ・試験検査・廃棄物滅菌エリア ・手洗・専用履物換え

4.1.2. 原則として細胞培養加工施設外で実験動物を扱った場合，あるいは実験動物施設へ立ち入った者は，別に規定する手順に従うこととする．

4.2. 衛生管理区域立ち入り条件

衛生管理区域	立入許容人数（最大人数）	立ち入り条件（例）
無菌操作等区域：		
バイオハザードキャビネットワークエリア		
アイソレーター		
清浄度管理区域①：		・教育訓練を受けた者 ・清浄度を低下させるおそれのない場合
細胞培養加工室・・	●	・施設管理者が立ち入りを認めた場合
2次更衣室・・	●	・細胞を汚染させるおそれのない場合

清浄度管理区域②：		
1次更衣室	●	・教育訓練を受けた者
資材保管庫	●	・清浄度を低下させるおそれのない場合
脱衣室	●	・施設管理者が立ち入りを認めた場合
アイソレーター支援室	広さに応じて設定	
一般清浄区域：		
細胞保管室		・教育訓練を受けた者
出荷検査室		・施設管理者が立ち入りを認めた場合
入口		

上記の条件を満たし，汚染防止，無菌操作に適した更衣をして入室する．

4.2.1. 外部者の入室について
（1）見学者は，施設管理者の許可が必要である．
（2）設備・機器類の点検及び保守の技術者は，事前に更衣方法等，実施する作業において必要な衛生管理に係る教育訓練を受け，施設管理者の許可を得て，無菌操作等区域，清浄度管理区域及び一般清浄区域は，作業員と同じ服装基準を遵守し，入室すること．
（3）修理・点検器具類の持ち込みは，消毒用アルコールを噴霧し，ふき取り等をして内部に入れること．また，搬出時にも消毒用アルコールを噴霧し，ふき取る等をして外部へ搬出すること．

4.2.2. 入退室管理
　　入退室時には，入退室記録用紙（仮称）に必要事項を記載し，保管する．

5．衛生管理区域の清浄：
　　衛生管理区域における衛生環境を保持するため，清掃場所および機械・器具，清掃間隔，清掃作業の手順，清掃後の点検方法など清掃作業全般について定める．

5.1. 清浄作業の頻度に関する事項
清掃すべき場所と清掃間隔は以下の通りとする（例）．

衛生管理区域	作業終了時清掃	日常清掃*1	全体清掃*2
無菌操作等区域： 　バイオハザードキャビネット 　アイソレーター	○	○	○
清浄度管理区域①： 　細胞培養加工室・・・ 　2次更衣室	○ （使用した作業 箇所のみ）	○	○
清浄度管理区域②： 　1次更衣室 　資材保管庫 　脱衣室 　アイソレーター支援室	なし	○	○
一般清浄区域： 　細胞保存室 　入口	なし	○	○

　＊1 日常清掃：●●の頻度で行う清掃
　＊2 全体清掃：衛生評価で不適となった場合や作業環境の衛生度が著しく低下した場合，清掃

の必要な区域について実施する清掃（ただし，●●の頻度を超えない範囲で実施する）

5.2. 清浄作業の手順に関する事項
　　清掃作業の内容や記録の作成方法など詳細は，別途手順書を定める．

5.3. 廃棄物処理に関する事項
　　廃棄物については，血液・組織の付着したものは，バイオハザードとして取り扱うこと．廃棄方法はそれぞれの規定に従う．

6．構造設備の微生物等による汚染の防止措置に関する事項：
6.1. 浮遊菌試験（例）
　6.1.1. 浮遊菌試験を行う場所と時期

場　　所	時　　期
清浄度管理区域①： ・　細胞培養加工室・・・ ・　2次更衣室	●●●
清浄度管理区域②： ・　脱衣室 ・　資材保管庫 ・　1次更衣室 ・　アイソレーター支援室	●●●
一般清浄区域： ・　細胞保存室 ・　出荷検査室 ・　入口	●●●

　6.1.2. 浮遊菌試験の方法
　　手順の詳細は●●●（あるいは別途手順書を定める）．

　6.1.3. 浮遊菌試験の判定基準（例）

区　　域	合格基準（cfu/m^3）
清浄度管理区域①	＜10
清浄度管理区域②	＜100
一般清浄区域	＜200

6.2. 付着菌試験（例）
　6.2.1. 付着菌試験を行う場所と時期

場　　所	時　　期

無菌操作等区域： ・細胞培養加工室・・・に設置の 　バイオハザードキャビネットワークエリア	●●●
清浄度管理区域①： ・細胞培養加工室・・・ ・2次更衣室	●●●
清浄度管理区域②： ・　脱衣室 ・　資材保管庫 ・　1次更衣室 ・　アイソレーター支援室	●●●
一般清浄区域： ・　細胞保存室 ・　出荷検査室 ・　入口	●●●

6.2.2. 付着菌試験の方法

　　　手順の詳細は●●●（あるいは別途手順書を定める）．

6.2.3. 付着菌試験の判定基準（例）

区　　域	合格基準（cfu/m³）
無菌操作等区域	＜1
清浄度管理区域①	＜5
清浄度管理区域②	＜25
一般清浄区域	＜50

6.3. 清浄度試験（例）

6.3.1. 清浄度試験を行う場所と時期

場　　所	時　　期
バイオハザードキャビネットワークエリア：	●●●
細胞培養加工室・・・	●●●
2次更衣室 資材保管庫 脱衣室 1次更衣室 アイソレーター支援室 （細胞保存室等）	●●●

6.3.2. 清浄度測定の方法

　　　手順の詳細は●●●（あるいは別途手順書を定める）．

6.3.3. 清浄度試験の判定基準（例）

場　所	判定基準 ($\geq 0.5\mu$ m)　(/m³)　非作業時	作業時
無菌操作等区域	3520	3,520
清浄度管理区域①	3520	352,000
清浄度管理区域②	352,000	3,520,000
一般清浄区域	3,520,000	

6.4. 防虫防鼠対策
　　昆虫や鼠の侵入及び室内で発生する昆虫からの汚染を避けるために，防虫防鼠対策を施すことが望ましい．

7．作業員の更衣に関する事項：
　7.1. 作業員の服装基準
　　　細胞の培養保管において衛生管理を行うために，衛生管理区域ごとに作業員の服装基準を定める．入室時の更衣に関しては，別途手順書を定める．

　7.2. 清浄度管理区域①での服装
　　　清浄度管理区域①においては，無塵衣への更衣（ヘッドカバー，マスク，オーバーオール，手袋，オーバーシュー）を義務づける．

　7.3. 清浄度管理区域②での服装
　　　清浄度管理区域②においては，1次更衣（ヘアキャップ，マスク，オーバーシュー，手袋）を義務づける．

　7.4. 一般清浄区域での服装
　　　細胞培養加工施設専用着衣（スクラブ）への更衣，靴下の脱衣等を義務づける．

8．手洗い：
　8.1. 手洗いの実施
　　　作業員は細胞培養加工施設に立ち入った後，入口にて手洗い消毒を実施しなくてはならない．作業前の手洗いは，衛生管理区域の汚染防止にも有効な手段となる．また，作業後の手洗いも実施する．これは作業員への感染防止に有効である．

9．作業員の健康状態の管理：
　9.1. 作業員の健康状態の把握
　　　作業員の疾病や体調不良は，作業工程のミス，作業効率の低下，事故につながることもある．そのため細胞の調製等に携わる者は日頃から自身の健康管理・維持に努めなくてはならない．

　9.2. 作業員の健康管理
　　　9.2.1. 作業員は就業規則等に準じた職員健康診断を受けなければならない．
　　　9.2.2. 作業員の健康診断記録については，「文書及び記録の管理に関する手順書」に基づいて管理

を行う．

10. 記録等の保管管理：
　　本基準書に規定する記録等は「文書及び記録の管理に関する手順書」に従って保管する．

細胞培養加工施設からの 特定細胞加工物の 提供の管理と取扱の決定に関する手順書

文書番号：AAA-〇〇-△△

制定：20XX 年 XX 月 XX 日

承認	作成
〇〇〇	〇〇〇

(施設名)

細胞培養加工施設からの特定細胞加工物の提供の管理と取扱の決定に関する手順書

改訂履歴表

版番号及び改訂番号	年月日	改訂内容	改訂理由
0	20XX/XX/XX	制定	

1．目的：
　○○細胞培養加工施設内の特定細胞加工物の提供管理，取り扱いの決定に関する手順を定める．

2．適用範囲：
　○○細胞培養加工施設内で製造された全ての特定細胞加工物について適用する．

3．責任体制：
　実施責任医師と予め取り決めた手順に従い，実施再生医療等提供機関の医師又は歯科医師が，当該特定細胞加工物の製造及び品質管理の状況を適切に把握した上で，提供の可否を決定した後に，品質部門の○○○責任者は当該特定細胞加工物の取扱いについて決定する．

4．遵守事項：
　厚生労働省令第110号（平成26年9月26日）

5．手順：
　5-1　施設管理者は，特定細胞加工物ごとに，取扱い決定に係る業務を適正かつ円滑に実施うる能力を有する○○○責任者を品質部門から任命する．
　5-2　施設管理者は，特定細胞加工物毎に，取扱い決定に係る責任体制や当該実施責任医師の提供指示手順を規定した手順書を，当該実施責任医師の承認の上であらかじめ定める．
　5-3　前項の手順書は，以下の各号に示す製造及び品質管理の結果を正確に把握できるように定めなければならない．また，当該実施責任医師が当該特定細胞加工物の提供の可否について決定した後に，○○○責任者が取扱いの決定がなされるように定めなければならない．
　　　　1）製造の結果が適切であること
　　　　　・製造の結果が適合であること
　　　　　・適切に作業されており，逸脱が発生していないこと
　　　　2）品質管理の結果が適切であること
　　　　　・試験検査の結果が適合であること
　　　　　・適切に作業されており，逸脱が発生していないこと
　5-4　○○○責任者は，上項の手順書に従い取扱い決定に係る業務を行い，当該実施責任医師の指示に基づき，特定細胞加工物を提供する．輸送方法などを含む提供方法は各特定細胞加工物標準書に従う．○○○責任者は，特定細胞加工物ごとに取扱い決定記録書を作成し，当該実施責任医師の承認の上で保管する．

6．記録等：
　・提供管理・取扱決定記録書

7．記録の保管：
　この手順書に規定する記録等を「文書及び記録の管理に関する管理手順書」に従って保管する．

| 検証又は確認に関する手順書 |

文書番号：AAA-○○-△△

制定：20XX年XX月XX日

承認	作成
○○○	○○○

(施設名)

検証又は確認に関する手順書

改訂履歴表

版番号及び改訂番号	年月日	改訂内容	改訂理由
0	20XX/XX/XX	制定	

1．目的：
　　○○細胞培養加工施設内における検証又は確認に関する手順を定める．

2．適用範囲：
　　○○細胞培養加工施設内で行われる全ての検証又は確認に適用する．

3．責任体制：
　　本手順書は施設管理者が承認する．
　　実施責任医師の指示に基づき実施する検証又は確認の実施計画書等に関しては当該実施責任医師が承認し，それ以外の実施計画書等は施設管理者が承認する．
　　検証又は確認は，○○○責任者，又は○○○責任者に指示された者が行う．また場合により指定された業者が行う．

4．遵守事項：
　　厚生労働省令第110号（平成26年9月26日）
　　特定細胞加工物標準書・製造管理基準書・衛生管理基準書・品質管理基準書

5．内容：
　　下記の場合において，細胞培養加工施設の構造設備並びに手順，工程その他の製造管理及び品質管理の方法が期待される結果を与えることを検証する．
　　1）当該細胞培養加工施設において新たに特定細胞加工物の製造を開始する場合
　　2）製造手順等に特定細胞加工物の品質に大きな影響を及ぼす変更がある場合
　　3）その他特定細胞加工物の製造管理及び品質管理を適切に行うために必要と認められる場合

6．実施担当者：
　　○○○責任者，又は○○○責任者に指示された者が行う．また場合により指定された業者が行う．

7．実施方法・手順：
　1）○○○責任者は，「5.内容」に基づき，検証又は確認が必要と認められた構造設備や工程等について，検証又は確認の実施内容を定めた「検証又は確認実施計画書」を作成する．
　2）施設責任者は，「4.遵守事項」に照らして検証又は確認実施計画書の内容を精査し，承認する．
　3）実施責任医師の指示に基づき実施する検証又は確認については，前号の施設管理者の精査の上で，当該実施責任医師が承認する．
　4）実施担当者は，実施計画書に基づき検証又は確認を実施し，その結果を記した「検証又は確認実施報告書」を作成して施設管理者へ報告する．
　5）施設管理者は，適切に実施されたかについて報告を確認の上，検証又は確認実施報告書を承認する．
　6）実施責任医師の指示に基づき実施された検証又は確認に係る検証又は確認実施報告書については，前号の確認の上で，実施責任医師の承認を得るものとする．
　7）○○○責任者は，使用された検証又は確認実施計画書，及び検証又は確認実施報告書を保管する．

8．関連文書：
   ・特定細胞加工物標準書
   ・各基準書及び手順書

9．記録書等：
   ・検証又は確認実施計画書
   ・検証又は確認実施報告書

10．記録の保管：
   「文書及び記録の管理手順書」に基づいて保管する．

品質の照査に関する手順書

文書番号：AAA-〇〇-△△

制定：20XX 年 XX 月 XX 日

承認	作成
〇〇〇	〇〇〇

(施設名)

品質の照査に関する手順書

改訂履歴表

版番号及び改訂番号	年月日	改訂内容	改訂理由
0	20XX/XX/XX	制定	

1．目的：
　　　　○○細胞培養加工施設における品質照査に関する手順を定める．

2．適用範囲：
　　　　○○細胞培養加工施設内で行われる全ての品質照査に適用する．

3．責任体制：
　　　　本手順書は施設責任者が承認する．
　　　　実施責任医師の指示に基づき実施する検証又は確認の実施計画書等に関しては当該実施責任医師が承認し，それ以外の実施計画書等は施設管理者が承認する．
　　　　特定細胞加工物の品質の照査は，○○○責任者又は○○○責任者に指示された者が行う．

4．遵守事項：
　　　　厚生労働省令第110号（平成26年9月26日）
　　　　特定細胞加工物標準書・製造管理基準書・衛生管理基準書・品質管理基準書

5．内容：
　　　　製造工程の一貫性及び特定細胞加工物等の規格の妥当性について検証することを目的として，定期的に又は随時，特定細胞加工物の品質の照査を行う．

6．実施担当者：
　　　　○○○責任者又は○○○責任者に指示された者が行う．また場合により指定された業者が行う．

7．実施方法・手順：
 8）○○○責任者は，「5.内容」に基づき，製造及び品質管理の結果や，工程から得られる適切な指標，あるいは実施責任医師からフィードバックされる情報等に基づき，品質照査の実施内容を定めた「品質照査実施計画書」を作成する．
 9）施設責任者は，「4.遵守事項」に照らして品質照査実施計画書の内容を精査し，承認する．
 10）実施責任医師の指示に基づき実施する品質照査については，前号の施設管理者の精査の上で，当該実施責任医師が承認する．
 11）実施担当者は，実施計画書に基づき品質照査を実施し，その結果を記した「品質照査実施報告書」を作成して施設管理者へ報告する．
 12）施設管理者は，適切に実施されたかについて報告を確認の上，品質照査実施報告書を承認する．
 13）実施責任医師の指示に基づき実施された品質照査実施報告書については，前号の確認の上で，実施責任医師の承認を得るものとする．
 14）施設管理者は，必要に応じて実施責任医師との同意の下で，品質照査結果に基づき変更等の処置を行う．
 15）○○○責任者は，使用された品質照査実施計画書，及び品質照査実施報告書を保管する．

8．関連文書：
　　　　・特定細胞加工物標準書

　　　　・各基準書及び手順書

9．記録書など：
　　　　・品質照査実施計画書
　　　　・品質照査実施報告書

10．記録の保管：
　　　　「文書及び記録の管理手順書」に基づいて保管する．

変更の管理に関する手順書

文書番号：AAA-〇〇-△△

制定：20XX年XX月XX日

承認	作成
〇〇〇	〇〇〇

（施設名）

変更の管理に関する手順書

改訂履歴表

版番号及び 改訂番号	年月日	改訂内容	改訂理由
0	20XX/XX/XX	制定	

1．目的：
　　○○細胞培養加工施設の構造設備並びに手順，工程その他の製造及び品質管理の方法（以下，「製造手順等」）の変更に関する手順を定める．

2．適用範囲：
　　○○細胞培養加工施設における製造手順等に関連する全ての変更について適用する．

3．責任体制：
　　この手順書は施設管理者が承認する．
　　文書の変更は，○○○責任者が行う．
　　特定細胞加工物概要書及び関連する手順書等に係る変更等，必要に応じ，実施責任医師の指示を受けて実施する．

4．遵守事項：
　　厚生労働省令第110号（平成26年9月26日）

5．手順：
　5-1．○○○は，品質照査の結果等に基づき変更が必要な場合は，変更案を作成し，○○○責任者に提出する．
　5-2．○○○責任者は，当該変更により特定細胞加工物の品質への影響を及ぼすおそれがあるか検討し，変更検討連絡書（仮称）を作成する．変更検討連絡書を品質部門に提出し，承認を受ける．必要に応じ，実施責任医師の承認を受ける．
　5-3．変更検討連絡書に沿って関連する文書の改訂，職員の教育訓練等の必要な措置を採るとともに，変更完了書（仮称）を記載し，施設管理者に報告する．
　5-4．変更完了の報告を受けた施設管理者は，当該変更内容について当該特定細胞加工物の提供先の再生医療等提供機関に対して報告する．

6．記録等：
　　・変更検討連絡書
　　・変更完了書

7．記録の保管：
　　この手順書に規定する記録等は「文書及び記録の管理に関する手順書」に従って保管する．

逸脱の管理に関する手順書

文書番号：AAA-〇〇-△△

制定：20XX 年 XX 月 XX 日

承認	作成
〇〇〇	〇〇〇

(施設名)

逸脱の管理に関する手順書

改訂履歴表

版番号及び改訂番号	年月日	改訂内容	改訂理由
0	20XX/XX/XX	制定	

1．目的：
　　○○細胞培養加工施設における構造設備並びに手順，工程その他の製造及び品質管理の方法(以下，「製造手順等」)に関して生じた逸脱を管理する手順を定める．

2．適用範囲：
　　○○細胞培養加工施設内の製造手順等からの逸脱の全てに適用する．

3．責任体制：
　　この手順書は施設管理者が承認する．
　　特定細胞加工物概要書及び関連する手順書等に係る逸脱，並びに特定細胞加工物の品質に影響を及ぼすと考えられる逸脱等，必要に応じ，実施責任医師の指示を受ける．

4．遵守事項：
　　厚生労働省令第110号（平成26年9月26日）

5．手順：
　5-1　逸脱が発生した場合は，逸脱管理連絡書（仮称）にその内容を記録し，品質部門に連絡する．
　5-2　品質部門は，特定細胞加工物の品質等への影響を評価し，所要の措置を決定しその作業を指示する．なお，処置内容の決定にあたっては，必要に応じ，実施責任医師の指示を受ける．
　5-3　品質部門は，評価結果及び措置について逸脱管理連絡書に記載する．
　5-4　品質部門は，逸脱管理連絡書を保管し，当該逸脱管理書により施設管理者に報告する．
　5-5　施設管理者は，実施責任医師の指示に基づき実施した逸脱の評価結果及び措置の結果を当該実施責任医師に報告する．

6．記録等：
　　・逸脱管理連絡書

7．記録の保管：
　　この手順書に規定する記録等は「文書及び記録の管理に関する手順書」に従って保管する．

> 品質等に関する情報及び
> 品質不良等の処理に関する手順書

文書番号：AAA-○○ - △△

制定：20XX 年 XX 月 XX 日

承認	作成
○○○	○○○

（施設名）

品質等に関する情報及び品質不良等の処理に関する手順書

改訂履歴表

版番号及び 改訂番号	年月日	改訂内容	改訂理由
0	20XX/XX/XX	制定	

1．目的：
　　○○細胞培養加工施設において製造される特定細胞加工物について，特定細胞加工物に係る品質等に関する情報及び品質不良等の情報（以下，「品質情報」）を得たとき，その原因が○○細胞培養加工施設に起因すると考えられる場合に，その原因を究明し，改善措置を講ずることを目的としてこの手順を定める．

2．適用範囲：
　　○○細胞培養加工施設において製造される特定細胞加工物に関わる全ての品質情報に適用する．

3．責任体制：
　　この手順書は施設管理者が承認する．
　　特定細胞加工物の品質情報の原因究明及び改善措置の確認は品質部門が行う．
　　必要に応じ，再生医療等提供機関の医師又は歯科医師の指示を受ける．

4．遵守事項：
　　厚生労働省令第110号（平成26年9月26日）

5．手順：
　5-1 再生医療等提供機関への特定細胞加工物の提供後に品質不良等の品質情報が報告され，○○細胞培養加工施設に起因していると考えられる場合，品質部門は，適切に実施できる担当部門に対し，品質情報の原因究明及び改善措置を原因調査依頼書（仮称）により指示する．
　5-2 担当部門は原因調査依頼書に基づき迅速に品質情報の原因を究明し，必要であれば改善措置を講じる．また，必要に応じて「変更の管理に関する手順書」に従い，関係文書の改訂等の措置を講じる．なお，原因究明及び改善措置について，必要に応じて，実施責任医師の指示を受ける．
　5-3 品質情報処理報告書（仮称）を作成し，品質部門に対して速やかに報告する．
　5-4 品質部門は，前項の報告書を承認した上で，施設管理者に報告する．
　5-5 施設管理者は，前項の報告内容について，実施責任医師に報告する．

6．記録等：
　　・原因調査依頼書
　　・品質情報処理報告書

7．記録の保管：
　　この手順書に規定する記録等は「文書及び記録の管理に関する手順書」に従って保管する．

重大事態報告等に関する手順書

文書番号：AAA-〇〇-△△

制定：20XX 年 XX 月 XX 日

承認	作成
〇〇〇	〇〇〇

（施設名）

重大事態報告等に関する手順書

改訂履歴表

版番号及び改訂番号	年月日	改訂内容	改訂理由
0	20XX/XX/XX	制定	

1．目的：
　　○○細胞培養加工施設内において製造される特定細胞加工物において，安全性の確保に重大な影響を及ぼすおそれがある事態が生じた際の，再生医療等提供機関及び厚生労働大臣への報告等の手順を定める．

2．適用範囲：
　　○○細胞培養加工施設内における特定細胞加工物の製造及び品質管理に関わる全ての事項に適用する．

3．責任体制：
　　この手順書は施設管理者が承認する．
　　省令第107条に基づく重大事態報告は施設管理者が行う．

4．遵守事項：
　　厚生労働省令第110号（平成26年9月26日）
　　医政研発1031第1号厚生労働省医政局研究開発振興課長通知（平成26年10月31日）

5．手順：
　　○○細胞培養加工施設において特定細胞加工物の安全性の確保に重大な影響を及ぼすおそれのある事態が生じた場合，品質部門は関係する部門に指示して迅速に重大事態処理報告書（仮称）にて報告を行わせ，報告に基づき施設管理者と協議の上対応を行う．

6．報告：
　　特定細胞加工物製造事業者は，重大事態報告書（課長通知の別紙様式第七）を用いて，それぞれ速やかに当該特定細胞加工物の提供先の再生医療等提供機関又は厚生労働大臣若しくは地方厚生局長に報告する．

7．特定細胞加工物の保管：
　　重大事態報告に係る特定細胞加工物を保管する場合においては，当該特定細胞加工物を他の特定細胞加工物への影響を配慮し，区分して一定期間保管した後，汚染等の拡散を避けるために適切に処理する．

8．記録等：
　　・重大事態処理報告書
　　・重大事態報告書（課長通知の別紙様式第七）

9．記録の保管：
　　この手順書に規定する記録等（重大事態報告書（再生医療等提供機関宛）及び重大事態報告書については，それらの写し）は，「文書及び記録の管理に関する手順書」に従って保管する．

自己点検に関する手順書

文書番号：AAA-〇〇-△△

制定：20XX 年 XX 月 XX 日

承認	作成
〇〇〇	〇〇〇

(施設名)

自己点検に関する手順書

改訂履歴表

版番号及び改訂番号	年月日	改訂内容	改訂理由
0	20XX/XX/XX	制定	

1．目的：
　　○○細胞培養加工施設内において行われる特定細胞加工物の製造及び品質管理について，引き続き適正な製造及び品質管理レベルを維持するための自己点検に関する手順を定める．

2．適用範囲：
　　○○細胞培養加工施設内で行われる全ての特定細胞加工物の製造及び品質管理に対する自己点検に適用する．

3．責任体制：
　　この手順書は施設管理者が承認する．
　　自己点検は，○○○責任者又は施設管理者が指定した者が行う．

4．遵守事項：
　　厚生労働省令第110号（平成26年9月26日）

5．実施担当者：
　　○○○責任者が行う．必要に応じて外部を含む品質管理業務を客観的に評価できる者を○○○責任者が指名し，複数名で行ってもよい．

6．手順：
　6-1　○○○責任者は，自己点検実施計画書／連絡書（仮称）を作成し，施設管理者の承認を得てから計画書に従い自己点検を実施する．
　6-2　自己点検責任者は，自己点検チェックリスト（仮称）の評価基準を参考に，点検事項を評価する．
　6-3　○○○責任者は，自己点検結果報告書（仮称）を作成し，施設管理者に報告する．
　6-4　施設管理者は，前項の報告を確認し，改善の必要性について検討する．
　6-5　改善が必要と判断した場合，「品質等に関する情報及び品質不良などの処理に関する手順書」等に従って所用の措置を行わせるとともに，その記録を作成する．

7．記録等：
　　・自己点検実施計画書／連絡書
　　・自己点検チェックリスト
　　・自己点検結果報告書

8．記録の保管：
　　この手順書に規定する記録等は，「文書及び記録の保管に関する手順書」に従って保管する．

教育訓練に関する手順書

文書番号：AAA-○○-△△

制定：20XX 年 XX 月 XX 日

承認	作成
○○○	○○○

(施設名)

教育訓練に関する手順書

改訂履歴表

版番号及び改訂番号	年月日	改訂内容	改訂理由
0	20XX/XX/XX	制定	

1．目的：
　　　○○細胞培養加工施設における製造及び品質管理業務に従事する職員に対する教育訓練の手順を定める．

2．適用範囲：
　　　○○細胞培養加工施設内における製造及び品質管理の業務に従事する者の教育訓練に適用する．

3．責任体制：
　　　この手順書は施設管理者が承認する．
　　　教育訓練は○○○責任者又は施設管理者が指定した者が行う．

4．遵守事項：
　　　厚生労働省令第110号（平成26年9月26日）

5．内容：
　5-1　製造管理・品質管理業務に従事する職員に対して製造及び品質管理に関する必要な教育訓練を行う．
　5-2　製造又は，試験検査に従事する職員に対して，特定細胞加工物の製造のために必要な衛生管理，微生物学，医学その他必要な教育訓練を行う．
　5-3　清浄度管理区域及び無菌操作等区域等での作業に従事する職員並びに特定細胞加工物の製造に使用する者，若しくは動物の細胞または微生物等の培養その他の加工に係る作業に従事する職員に対して，微生物等による汚染を防止するために必要な措置に関する教育訓練を行う．
　5-4　必要に応じて，実施責任医師からの指示に基づき教育訓練を行う．

6．手順：
　6-1　○○○責任者は，教育訓練計画書（仮称）を作成し，教育訓練を実施する．必要に応じて，実施責任医師からの指示に基づき教育訓練計画書を作成し教育訓練を行う．
　6-2　教育訓練を実施した場合，その都度教育訓練実施記録書（仮称）を作成し，○○○責任者に報告する．
　6-3　施設管理者は記録書を承認する．

7．記録等：
　　　・教育訓練計画書
　　　・教育訓練実施記録書
　　　・教育訓練修了者名簿

8．記録の保管：
　　　この手順書に規定する記録は，「文書及び記録の管理に関する手順書」に従って保管する．

文書及び記録の管理に関する手順書

文書番号：AAA-○○-△△

制定：20XX 年 XX 月 XX 日

承認	作成
○○○	○○○

(施設名)

文書及び記録の管理に関する手順書

改訂履歴表

版番号及び改訂番号	年月日	改訂内容	改訂理由
0	20XX/XX/XX	制定	

1．目的：
　　○○細胞培養加工施設における特定細胞加工物の製造及び品質管理に関する文書及び記録管理について定める．

2．適用範囲：
　　○○細胞培養加工施設内で行われる全ての特定細胞加工物の製造・品質管理に関する文書及び記録に適用する．

3．責任体制：
　　この手順書は，施設管理者が承認する．
　　文書の起案作成は施設管理者，又は各部門が責任を持つ．

4．遵守事項：
　　厚生労働省令第110号（平成26年9月26日）

5．文書の種類：
　　○○細胞培養加工施設内で行われる全ての特定細胞加工物に関する以下の書類
　5-1　施設毎に備えるべき文書
　　・衛生管理基準書，製造管理基準書，品質管理基準書
　　・細胞培養加工施設からの特定細胞加工物の提供の管理と取扱の決定に関する手順書
　　・検証又は確認に関する手順書
　　・特定細胞加工物の品質の照査に関する手順書
　　・変更の管理に関する手順書
　　・逸脱の管理に関する手順書
　　・品質等に関する情報及び品質不良等の処理に関する手順書
　　・重大事態報告等に関する手順書
　　・自己点検に関する手順書
　　・教育訓練に関する手順書
　　・文書及び記録の管理に関する手順書
　5-2　特定細胞加工物毎に備えるべき文書
　　・特定細胞加工物標準書
　　・その他特定細胞加工物の製造及び品質管理に必要な手順書
　5-3　記録に関する文書
　　・5-1に掲げる手順書等に規定する記録等

6．手順：
　6-1　新しく文書を起案する場合，起案作成部門は原案を○○○責任者に提出し，制定の手続を依頼する．改定の場合はその理由を添えて○○○責任者に提出する．
　6-2　○○○責任者は文書名，廃棄文書の有無，版番号，作成年月日を確認した後，文書リスト（仮称）に登録する．なお，文書番号のルールは●●とする．
　6-3　改定の場合は，○○○責任者は，マスターの文書を速やかに最新版に差し替え，旧版を旧版

　　　　保存用の保存場所に移す．配布先に速やかに差し替えと旧版の廃棄を依頼する．
　6-4　保存管理は○○○責任者が行う．
　6-5　文書の廃棄は保管期間終了後に○○○責任者がシュレッダー等により適切に行う．廃棄の際には文書リストにその記録を残す．

7．記録の保管：
　　　　記録書は特定細胞加工物に応じて，次に掲げる期間保存する．
　　① 指定再生医療等製品の原料と類似の原料からなる特定細胞加工物の製造・品質に関する記録は，提供日から起算して少なくとも30年間保管する．
　　② ①以外の特定細胞加工物の製造・品質に関する記録は，提供日から起算して少なくとも10年間保管する．
　　③ 教育訓練に関する記録は，5年間保管する．
　　※ 特定細胞加工物製造事業者の廃止などにより保管が困難になった場合はしかるべき施設に保管を委託する．

【著者一覧】

岡田　潔
〔大阪大学医学部附属病院未来医療開発部, 同大学院医学系研究科器官制御外科学（整形外科）〕

再生医療法令研究会

**実用 再生医療新法──「再生医療等の安全性の
確保等に関する法律」等の一覧と解説**　　ISBN978-4-263-20677-5

2016年3月15日　第1版第1刷発行
2016年5月15日　第1版第2刷発行

監　修　日本再生医療学会
編　者　岡田　潔
発行者　大畑秀穂
発行所　医歯薬出版株式会社

〒113-8612　東京都文京区本駒込1-7-10
TEL. (03)5395-7628(編集)・7616(販売)
FAX. (03)5395-7609(編集)・8563(販売)
http://www.ishiyaku.co.jp/
郵便振替番号 00190-5-13816

乱丁, 落丁の際はお取り替えいたします　　印刷・木元省美堂／製本・愛千製本所
Ⓒ Ishiyaku Publishers, Inc., 2016. Printed in Japan

本書の複製権・翻訳権・翻案権・上映権・譲渡権・貸与権・公衆送信権（送信可能化権を含む）・口述権は, 医歯薬出版(株)が保有します.
本書を無断で複製する行為（コピー, スキャン, デジタルデータ化など）は,「私的使用のための複製」などの著作権法上の限られた例外を除き禁じられています. また私的使用に該当する場合であっても, 請負業者等の第三者に依頼し上記の行為を行うことは違法となります.

[JCOPY]＜(社)出版者著作権管理機構　委託出版物＞
本書をコピーやスキャン等により複製される場合は, そのつど事前に(社)出版者著作権管理機構（電話 03-3513-6969, FAX 03-3513-6979, e-mail：info@jcopy.or.jp）の許諾を得てください.